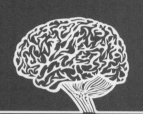

阿尔茨海默病及其他痴呆

疑难病例解析

主编 陈生弟 汤荟冬

人民卫生出版社
·北京·

图书在版编目（CIP）数据

阿尔茨海默病及其他痴呆疑难病例解析 / 陈生弟，
汤荟冬主编. — 北京：人民卫生出版社，2023.11
ISBN 978-7-117-34664-1

Ⅰ.①阿… Ⅱ.①陈… ②汤… Ⅲ.①阿尔茨海默病
－病案－分析②痴呆－病案－分析 Ⅳ.①R749.1

中国国家版本馆 CIP 数据核字（2023）第 051210 号

人卫智网	www.ipmph.com	医学教育、学术、考试、健康，购书智慧智能综合服务平台
人卫官网	www.pmph.com	人卫官方资讯发布平台

阿尔茨海默病及其他痴呆疑难病例解析
A'ercihaimo Bing ji Qita Chidai Yinan Bingli Jiexi

主　　编：陈生弟　　汤荟冬
出版发行：人民卫生出版社（中继线 010-59780011）
地　　址：北京市朝阳区潘家园南里 19 号
邮　　编：100021
E - mail：pmph@pmph.com
购书热线：010-59787592　010-59787584　010-65264830
印　　刷：北京顶佳世纪印刷有限公司
经　　销：新华书店
开　　本：787×1092　1/16　印张：19
字　　数：462 千字
版　　次：2023 年 11 月第 1 版
印　　次：2023 年 11 月第 1 次印刷
标准书号：ISBN 978-7-117-34664-1
定　　价：149.00 元

打击盗版举报电话：010-59787491　E-mail：WQ@pmph.com
质量问题联系电话：010-59787234　E-mail：zhiliang@pmph.com
数字融合服务电话：4001118166　E-mail：zengzhi@pmph.com

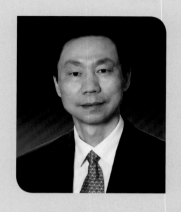

陈 生 弟

上海交通大学医学院神经病学二级教授、瑞金医院终身教授、主任医师、博士研究生导师。现任国际帕金森病及运动障碍学会执委、国际神经病学联盟帕金森病及相关疾病研究委员会委员、中国医师协会老年医学科医师分会副会长、中国老年学和老年医学学会老年病学分会副会长兼老年神经病学专业委员会主委、中华预防医学会老年病预防专业委员会副主委兼神经退行性疾病学组组长、上海市衰老与退行性疾病学会理事长。担任国际期刊 *Translational Neurodegeneration* 主编。

在瑞金医院从事神经病学医教研工作 45 年，长期从事帕金森病及阿尔茨海默病的发病机制及诊治转化研究，发表 SCI 论文 330 余篇，获得国家科学技术进步奖三等奖 1 项、教育部和上海市科技进步奖一等奖 6 项；评为 2019—2022 年度"高被引学者"；主编教科书和专著 17 部；牵头制定帕金森病及运动障碍疾病诊断标准和治疗指南 20 余部。

获得全国五一劳动奖章、国家有突出贡献中青年专家、国务院政府特殊津贴、国家人事部百千万人才工程第一、二层次人选、全国宝钢教育奖优秀教师奖、全国中青年医学科技之星、中国杰出神经内科医师、全国医德标兵、上海市领军人才、上海市十佳医师、上海市先进工作者、上海市育人奖、市启明星、市卫生系统银蛇奖、市第一、二届高校优秀青年教师、德技双馨奖、仁心医者杰出专科医师等荣誉称号。

主编简介

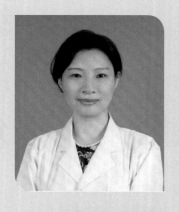

汤荟冬

上海交通大学医学院附属瑞金医院神经内科主任医师，博士研究生导师。1985年就读于上海第二医科大学（现上海交通大学医学院）临床医学系。现任中华医学会神经病学分会痴呆和认知障碍学组委员，中国医师协会神经内科医师分会认知障碍专业委员会委员，中国神经科学学会神经退行性疾病分会常委。

1998年起长期致力于认知障碍相关疾病的诊治和基础研究，是国内该领域知名教授。曾先后在美国加利福尼亚州Buck老化研究所和法国笛卡尔大学精神和神经科学研究所作为访问学者学习和工作。近10年在神经变性病临床流行病学研究，尤其是阿尔茨海默病的防治工作中作出了卓越贡献，并作为主要研究者获得教育部和上海市多项科技成果奖。目前主持国家级科研项目2项，研究成果先后在 *Alzheimer's & Dementia*、*Neurobiology of aging*、*Aging & Disease*、*Translational Neurodegeneration*、*Journal of Alzheimer's Disease* 等杂志发表。做为主要研究者参与了多个阿尔茨海默病治疗药物全球多中心的临床研究和国家级一类新药的临床研究。

阿尔茨海默病是最常见的神经退行性疾病，阿尔茨海默病及其他痴呆是神经系统疾病中一大类疾病，既有常见疾病，又有少见疾病，临床表现各式各样、错综复杂，机制不明，诊断不易，治疗困难。

上海交通大学医学院附属瑞金医院神经内科及受邀参与编撰的各单位在阿尔茨海默病及其他痴呆研究领域负有盛名，也都收治和积累了大量有价值的相关疑难病例。本书主编和编委们长期致力于在该疾病领域的临床与基础研究，积累了丰富的临床诊治经验。

本书收集和提供的 46 个病例，按照导读、病例简介、临床分析与决策、诊断、诊治过程、预后及随访、讨论、专家点评进行解析，病例均是经过基因检测、生化或影像等技术确诊的疑难病例，每一个疑难病例背后都是"一条蜿蜒的小河，一道通幽的曲径"，临床医师犹如侦探从一个个病案中"抽丝剥茧"，发现导致疾病的关键，给予患者精准治疗，具有重要的启迪和参考价值。

本书编写过程中得到了上海交通大学医学院附属瑞金医院神经内科及全国许多单位的专家的大力支持，在此深表感谢。由于编者水平所限，难免纰漏，期望专家和读者不吝赐教，以便进一步修订。

陈生弟

2023 年 4 月

目 录

阿尔茨海默病篇

额颞叶痴呆篇

路易体痴呆及后皮质萎缩篇

快速进展性痴呆篇

血管性、遗传性及免疫相关性痴呆篇

其他类型痴呆篇

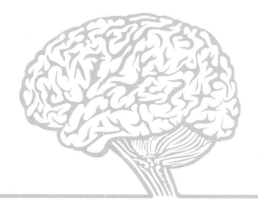

阿尔茨海默病篇

病例 1

PSEN1 基因突变的早发型阿尔茨海默病

导读 阿尔茨海默病（Alzheimer's disease，AD）是一种以进行性认知功能障碍为特征的中枢神经退行性病变，是最常见的痴呆类型。AD 根据发病年龄可分为 65 岁之前发病的早发型阿尔茨海默病（early onset Alzheimer's disease，EOAD），约占 AD 病例的 5%～10%，和 65 岁以后（含 65 岁）发病的晚发型阿尔茨海默病（late onset Alzheimer's disease，LOAD），LOAD 约占 AD 病例的 90%～95%。此外，按有无 AD 家族史，又分为散发性 AD（sporadic Alzheimer's disease，SAD）及具有明显家族遗传的家族遗传性 AD（familial Alzheimer's disease，FAD）。FAD 约占 AD 病例的 0.6%，EOAD 病例的 11%。AD 病因至今仍不清楚，除了神经系统老化外，家族遗传史是其主要危险因素，目前已经发现 200 多种基因位点的突变与 FAD 的发病相关，与 FAD 遗传有关的编码蛋白基因最常见的为：淀粉样前体蛋白（amyloid precursor protein，*APP*）基因、早老素 1（presenilin 1，*PSEN1*）基因、早老素 2（presenilin 2，*PSEN2*）基因。

【病例简介】

1. **主诉** 记忆力进行性减退 2 年。

2. **现病史** 患者男性，41 岁，小学二年级文化，蔬菜经营者。家属诉患者 2 年前开始，无明显诱因下逐渐出现记忆减退，表现为前讲后忘，反复询问相同的问题，无法找到个人物品。患者以售卖蔬菜为生，记忆下降逐渐影响正常工作，约 1 年前开始反应明显迟钝，无法独立完成进货、售卖等一系列工作，需要有人帮助或干脆休息在家。约半年前，患者行动变慢，行走欠稳，偶有跌倒，无摔伤。病程中伴有不自主流涎。家属否认患者有妄想、幻觉和不自主行为等明显精神症状。起病来，患者神志清，精神状态一般，睡眠及胃纳好。

3. **既往史** 既往体健，否认糖尿病、高血压病史，否认外伤，否认手术，否认重大脏器疾病史。

4. **个人史** 已婚，育 1 子 1 女，配偶体健。无烟酒嗜好，无冶游史。

5. **家族史** 患者的外婆、母亲、二姨、三舅及姐姐均有记忆力减退情况，且在病程中均出现记忆力减退进行性加重，并逐渐出现四肢僵硬、行动变缓，都在 40 多岁去世，家系图谱见图 1-1。

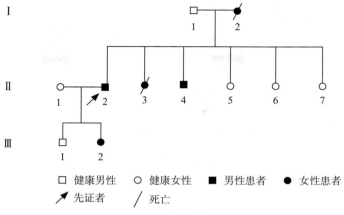

図 1-1　患者家系图谱

□ 健康男性　　○ 健康女性　　■ 男性患者　　● 女性患者
↗ 先证者　　／ 死亡

6. 查体

（1）神志清，言语欠流利，眼球活动尚可，眉心征（＋），双侧掌颔反射（＋），四肢肌力 5 级，肌张力正常，双侧轮替活动（＋），闭目难立试验（-），直线行走尚能完成。双上肢腱反射对称（＋＋），双下肢腱反射对称（＋＋＋），双侧病理征（-）。

（2）精神状态：衣饰尚整齐，被动接触，对答缓慢，内容切题。承认病史中家属反映的情况，称自己"大脑不如以前，可能是生病了""以前能卖菜，现在算不过来"。知道家里有人"病和自己差不多，死得比较早"，现在自己"快和他们一样了，走路也不行了"，诉自己现在只能待在家里。未发现思维逻辑结构障碍，未见幻觉、妄想，未见怪异行为。接触交谈显得很平静，未发现明显焦虑、抑郁情绪。表示愿意配合检查和治疗。

（3）认知：简易精神状态检查（MMSE）总分 16 分，定向力 6/10 分，即刻记忆 1/3 分，延迟回忆 3/3 分，注意力和计算力 1/5 分，语言及运用能力 4/8 分，复杂命令（画图）1/1 分。

7. 辅助检查

（1）头颅 MRI 示：双侧侧脑室体旁及额顶叶多发小缺血灶，未见明显海马萎缩（图 1-2）。

（2）脑电图示：弥漫性慢波，中度异常脑电图。

矢状位　　　　　　　　水平位　　　　　　　　冠状位

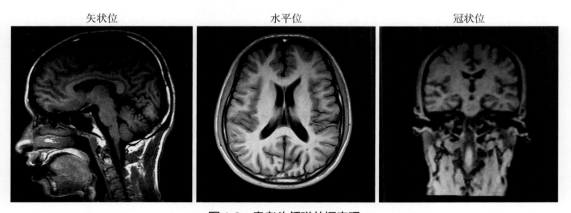

图 1-2　患者头颅磁共振表现

（3）基因检测：患者 *PSEN1* 基因存在 P284L 的杂合突变（8 号外显子，编码链错义突变，图 1-3）。载脂蛋白 E 基因（*APOE*）：ε3/ε3。对患者亲属的该基因位点进行验证发现其弟弟和女儿也存在同样的突变。

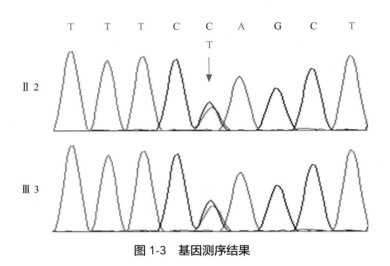

图 1-3　基因测序结果

（4）¹¹C-PiB-PET/CT 显像：未见明显淀粉样蛋白沉积（图 1-4）。

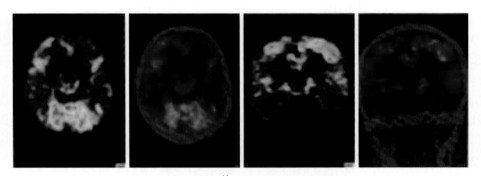

图 1-4　患者 ¹¹C-PiB-PET/CT 表现

8. 入院诊断　认知障碍查因。

【临床分析与决策】

患者中青年起病，以记忆等认知功能下降为主要表现，并进行性加重，认知障碍累及多个认知域，伴轻度运动功能下降，无明显精神行为改变，无血管性、感染性和肿瘤疾病史。主要阳性体征为：言语欠流利，眉心征（＋），双侧掌颌反射（＋），双下肢腱反射（＋＋＋）。MMSE 为 16 分（患者文化水平小学二年级）；脑电图示双侧慢波增多；头颅 MRI 示双侧侧脑室体旁及额顶叶多发小缺血灶，双侧海马无萎缩。

由于患者发病年龄早，缓慢起病，无症状波动或复发缓解等特点，头颅 MRI 未提示明确结构性病变和异常信号，故不考虑脑血管病、脱髓鞘病、中毒代谢类和肿瘤类疾病。

根据患者的发病年龄和临床表现，进入早发型痴呆的神经退行性疾病谱进行鉴别。患者以认知障碍表现首发并且相对突出，运动迟缓较轻，有上运动神经元受累，共济受累的线索，无锥体外系受累体征。因此，在痴呆相关的神经退行性疾病谱中，首先排除以帕金森病为代表的突触核蛋白病（包括帕金森病、帕金森病痴呆、路易体痴呆、多系统萎缩），需要考虑 tau 蛋白病和 β 淀粉样蛋白沉积病，且患者无进行性核上性麻痹（progressive supranuclear palsy，PSP）的运动障碍表现。

患者有明确的家族史，需首先考虑 FAD，为进一步明确诊断，除常规痴呆鉴别诊断检查外，应进行相应的分子遗传学检查，淀粉样蛋白功能影像或脑脊液（CSF）$A\beta_{42}$，tau 蛋白和 p-tau 蛋白检测。完善检查后作出如下诊断。

1. 定位诊断　患者记忆力减退，反应迟钝，记忆力、计算力、推理和判断能力，执行功能和处理复杂任务的能力均下降。MMSE 总分 16 分，小学两年级文化水平（定向力 6/10 分，即刻记忆 1/3 分，延迟回忆 3/3 分，注意力和计算力 1/5 分，语言及运用能力 4/8 分，画图 1/1 分）。可定位于海马以及额颞叶相关高级皮质功能异常。

2. 定性诊断　患者中青年起病，病程呈慢性渐进性发展。主要症状表现记忆力及其他多个认知域损害，表现为记忆减退，反应迟钝，计算力、推理和判断能力，执行功能和处理复杂任务的能力均下降，无明显精神行为症状；且患者逐渐出现行动变慢，行走欠稳。定性为神经退行性疾病，虽然患者头颅 MRI 检查未见明显海马萎缩。^{11}C-PiB-PET/CT 显像：未见明显淀粉样蛋白沉积，并不支持 AD 诊断。但患者基因二代测序结果提示 *PSEN1* 基因存在 P284L 的杂合突变（8 号外显子，编码链错义突变）。该突变在患者家系的其他亲属中得到了验证，先证者的弟弟（Ⅱ 4）及先证者的女儿（Ⅲ 2）均携带该突变。故明确诊断为：*PSEN1* 基因突变的早发型阿尔茨海默病。

3. 鉴别诊断

（1）皮质基底节变性（corticobasal degeneration，CBD）：CBD 发病通常在 60 ~ 80 岁发病，首发症状最常见在 61 ~ 64 岁。经典的 CBD 表现为进行性不对称性运动障碍，从单肢开始，出现少动、强直、局灶肌阵挛、观念运动性失用、异己手等。认知症状的表现中，注意、执行速度和认知控制缺陷类似于 AD，但不同的是，CBD 的语词记忆优于 AD，运动技能应用差于 AD，并且常常表现抑郁情绪。CBD 的其他表现包括：腱反射亢进，病理征阳性，眼球及眼睑活动障碍，构音障碍和吞咽障碍。

本患者符合 CBD 的某些症候群，如认知障碍、言语欠流利、锥体系受累表现。但 CBD 的起病年龄相对更晚，且存在突出的运动障碍，多为不对称性，进行性加重。而且，CBD 的认知障碍集中体现在失用、失语、行为改变和执行功能障碍。本患者运动障碍不明显，认知方面的 MMSE 失分点并不包括语言及行为运用方面，故暂不考虑此诊断。

（2）额颞叶痴呆（frontotemporal dementia，FTD）：FTD 是额颞叶变性（frontotemporal lobar degeneration，FTLD）的主要亚型之一。FTLD 是一组以额颞叶萎缩为主要病理表现，以进行性精神行为异常、执行功能障碍和语言损害为主要临床特征的痴呆症候群。根据临床特征，病理异常包括 tau 蛋白、TDP-43，FUS 等异常蛋白沉积，突变基因包括 *MAPT*、*GRN*、*C9ORF72* 等。目前研究发现临床表现与实际病理异常或基因突变的结果并不一一对应。就临床表现而已，本患者的起病年龄符合 FTD 常见年龄段，在 40 ~ 75 岁段，同时也有遗传相关的家族史。但患者的临床表现与典型 FTD 不同，本患者并非以精神行为异常起病，且病程中语言理解和语言运用功能障碍并不突出，影像学未提示明显额颞叶萎缩的表现，因此从临床上不考虑 FTD 诊断。

（3）脑淀粉样血管病（cerebral amyloid angiopathy，CAA）：CAA 多为散发，但也可表现为家族性综合征。CAA 血管淀粉样蛋白沉积与 AD 类似，也是 39 ~ 43 个氨基酸的 β 淀粉样多肽，但大多沉积于颅内血管，而非脑实质，且以后半球为主。常见的突变基因包括 APP 和 APOE，其中 APOE ε2 和 ε4 是风险基因，ε3 是非风险基因。CAA 患者的认知下降主要表现在速度感知能力和情景记忆，一般认为和小血管多发微出血和微梗死相关。CAA 患者由于存在小血管病变，常常合并脑血管事件，包括脑叶出血、短暂性脑缺血发作（transient ischemic attack，TIA）、微出血等。本患者有认知下降及相关家族史，需考虑 CAA，但起病年龄较常见 CAA 早（CAA 多于 60 岁以后起病，几乎没有 50 岁以下的病例报道），且在 2 年左右的病程中无明显脑血管意外发生。虽然目前临床上不支持 CAA，但由于 CAA 和 AD 可以叠加出现并导致认知症状更为严重，故需要通过磁共振磁敏感扫描、淀粉样蛋白成像和基因筛查来进一步明确。

【诊断】

PSEN1 基因突变的早发型阿尔茨海默病

【诊治过程】

患者小学二年级文化，MMSE 16 分，基本生活功能大多保留，故先给予胆碱酯酶抑制剂治疗（卡巴拉汀，起始剂量为 1.5mg，每日 2 次口服；患者服用 2 周以后对此剂量耐受良好，剂量增至 3mg，每日 2 次口服），并随访。

【预后及随访】

1 年后患者病情加重加用美金刚治疗。

2017 年对患者进行随访。患者记忆力、语言理解力、定向力均呈进行性下降，肌力、肌张力均无变化，且无癫痫、肌阵挛、痉挛性瘫痪、假性延髓性麻痹、精神症状等。复测 MMSE 量表总分 7 分（定向力 2/10 分，即刻记忆 0/3 分，延迟回忆 0/3 分，注意力和计算力 1/5 分，语言及运用能力 3/8 分，画图 1/1 分）。

2017 年复查，^{11}C-PiB-PET/CT 显像，提示双侧大脑（额叶，后扣带回，顶叶，枕叶，颞叶）皮质广泛淀粉样蛋白沉积。

2019 年随访，MMSE 7 分，淀粉样蛋白 PET/MRI 提示双侧大脑（额叶、后扣带回、顶叶、枕叶、颞叶）皮质广泛淀粉样蛋白沉积。

【讨论】

阿尔茨海默病（Alzheimer's disease，AD）是多种因素共同作用、具有较高遗传异质性的常见神经退行性疾病。遗传因素被确认在 AD 特别是在 EOAD 的发病过程中扮演了重要角色。EOAD 与 LOAD 两型均可有遗传因素参与，EOAD 通常为常染色体显性遗传，而 LOAD 以散发多见。近年来，AD 相关的遗传学和分子生物学研究取得了明显进展，目前已发现至少 200 个基因位点与 AD 的发病相关，其中最常见的是位于 14q24.3 的早老素 1（presenilin-1，PSEN1）基因、位于 lq31-42 的早老素 2（presenilin-2，PSEN2）基因和位于 21ql 1.2-22 上的淀粉样前体蛋白（amyloid precursor protein，APP）基因。占 AD 90% 的 SAD 患者，影响其发病的遗传因素多为携带 APOE4 等位基因或上述 AD 风险基因。研究表明 PSEN1、PSEN2、APP 三个致病基因与 FAD 发病密切相关。约 80% 的 EOFAD 患者中携带这三种致病基因突变。不同突变形式的 EOFAD 患者有不同的临床表型，同一种基因突变的家系里不同的个体也有不同的临床表型。

EOAD 对比 LOAD 有更显著的遗传易感性（包括常染色体显性遗传易感性，以及常见的多基因遗传易感性）。EOAD 与 LOAD（不包括 APOE）相比，前者在诊断前有较长的病程（约 1.6 年），但临床总体进展速度更快，死亡风险高于 LOAD 的患者，很多 EOAD 的患者在 40 ~ 64 岁死亡。EOFAD 患者较散发性 EOAD 患者平均发病年龄更早（约 14 年），病程更长（约 2 年）、MMSE 评分更低，可伴头痛、肌阵挛等症状，发病后 5 ~ 12 年甚至伴发癫痫，散发性 EOAD 患者更易早期出现语言功能损伤、视空间缺损、失用症、日常行为功能障碍等。

EOFAD 的患者可出现认知及精神行为外的临床征象，如：头痛、肌阵挛、癫痫、步态异常、假性延髓性麻痹和反射亢进等。广泛皮质萎缩尤其是顶叶皮质和正常海马或轻度萎缩是 EOAD 患者的影像学结构改变特征。功能磁共振成像（fMRI）检查进一步发现与 LOAD 的患者相比，EOAD 的患者与海马连接的皮质区域的功能变化较小，支持了上述结构影像学表现。

FAD 研究表明，不同的突变基因，甚至相同基因上的不同突变位点造成的细胞病理损伤并不完全相同，从而其临床表型也不同。在 FAD 家系中，PSEN1 基因突变是最常见、突变位点报道最多的基因，APP 基因突变次之，PSEN2 基因突变最少。PSEN1 基因突变的患者发病年龄较早，易出现肌阵挛、癫痫、锥体外系症状及精神行为异常，而语言功能损伤、小脑性共济失调及痉挛性下肢轻瘫则比较少见。不同 APP 基因突变类型的临床特征不尽相同，存在异质性。APP 突变的患者除表现为记忆力进行性下降以外，更频繁地表现为攻击性。APP 基因重复突变的患者可出现失用。PSEN2 基因突变患者发病年龄相对 PSEN1、APP 基因突变患者较晚，部分患者无阳性家族史，易诊断成散发型 AD，临床表现除 AD 的主要特征外，伴有其他症状如锥体系、锥体外系症状、定向障碍、帕金森症候群、肌阵挛等症状。

（陆素洁　李彬寅）

【专家点评】

讨论问题 1：哪些 AD 需要遗传学检测？常见基因异常有哪些？

从临床起病时间划分，65 岁以前起病的被称为早发型痴呆。英国 2003 年的一项流行病学调查表明，早发型痴呆中 34% 为早发型 AD（EOAD），所占比重最大（18% 为血管性痴呆，12% 为 FTD，7% 为路易体痴呆，10% 为酒精相关性痴呆，19% 是其他）。EOAD 虽然只占所有 AD 的 10%，但通常有很强的遗传背景，并且表现为常染色体显性遗传。在这些家庭中，几乎每一代都有人患病，起病年龄在 30 ~ 60 岁。值得注意的是，由于部分患病家庭成员"不明原因"早逝，这可能会影响医师对家族史的判断，因此需要仔细询问。这部分患者最需要遗传学检测，并与其他神经遗传变性疾病相鉴别。

由于基因检测昂贵，并且目前尚无针对性基因治疗，因此要严格根据临床需要选择性地进行：在 EOAD 中，60% ~ 70% 的 EOAD 与以下三个基因的致病突变有关：位于 1 号染色体的 PSEN2，14 号染色体的 PSEN1 和 21 号染色体的 APP。这些致病突变的外显率（penetrance）极高，携带者 100% 会发病，因此需要临床高度重视。在三种突变中，

PSEN1 突变的发病年龄最早，中位年龄 43 岁。

在晚发型 AD（LOAD）中，如果本人尚未发病，而其一级亲属和兄弟姐妹发生 AD，则本人发生 AD 风险较正常情况提高 10%～30%。但对如果一级亲属发生 AD 的年龄高于 85 岁，则此 AD 为遗传性的可能性几乎为零。LOAD 尚缺乏比较明确的致病基因，并且环境因素和表观遗传学因素对疾病发生发展的影响更大。目前唯一具有强循证依据，并且能够被称为 LOAD 危险因素的基因是 *APOE* ε4。

讨论问题 2： 本例中，*PSEN1* 突变类型与 AD 发病的关系是怎么样的，能否解释患者的临床症状？

PSEN1 突变所致家族性早发型 AD 呈常染色体显性遗传，其突变所致家族性早发型 AD 约占 18%～50%，目前已有超过 160 种的 *PSEN1* 的致病突变已经报道，以错义突变为主。*PSEN1* 是 γ 分泌酶复合体的重要组成部分，其突变导致 β 淀粉样蛋白 $A\beta_{42}$ 的增多，导致在 AD 患者脑组织中淀粉样斑块的沉积。

2002 年，*PSEN1* 基因 P284L 突变（8 号外显子，编码链错义突变）在日本首次报道（也是目前能查询到的唯一 1 例公开报道），其临床特点是除了表现为认知障碍外，随着疾病的进展可伴有神经系统的其他症状，如癫痫、肌阵挛、痉挛性瘫痪、假性延髓性麻痹等症状，以痉挛性瘫痪和强直最为常见。病理上以棉絮样斑（CWPs）广泛分布于整个中枢神经系统为特征，核心斑块主要见于海马和小脑，胶质炎性反应非常轻微。海马、蓝斑和黑质的神经元减少最为明显，其次是皮质和基底节。β 淀粉样蛋白沉积于血管壁及周围区域，伴许多微梗死和微出血。笔者采用电镜对棉絮样斑（CWPs）进行成分分析，发现其主要成分是突触成分中的电子致密囊泡，淀粉样纤维极少。P284L 突变与此病理改变的具体机制尚待研究。

本例患者表现认知相关高级皮质及皮质下联络纤维受累，同时伴有锥体系部分受累。同时，患者的一级家属病程中均出现四肢僵硬，行动变缓，且都在 40 多岁去世。因此，虽然目前没有获取脑活检的条件来证实患者的 *PSEN1* 突变与病理的关系，但患者的临床表现符合已知病例报道，并且家系中基因突变和临床表现基本一致。故从临床上判断患者家系中 *PSEN1* 突变导致一系列临床症状。

讨论问题 3： 如何解读此病例的 PET-PiB 结果和 MRI 结果？

碳 11 标记的匹兹堡复合物 B（PiB）是一种硫黄素 T 的放射性同位素（^{11}C-PiB），可以在 PET 扫描中显影神经组织中的 β 淀粉样蛋白（Aβ）。^{11}C-PiB 特异性地与 Aβ 纤维和含有 Aβ 的不溶性斑块结合，但不能和可溶性或非纤维 Aβ 结合（除非含量极大）。同时，PiB 也不与神经原纤维缠结（NFTs）结合。在淀粉样蛋白所致疾病 CAA 及 AD 患者中，PET-PiB 均能够显示异常 Aβ 沉积。总体而言，AD 沉积最明显，CAA 其次，健康对照最低。其中，AD 的额叶和颞叶沉积相对量高于 CAA，而 CAA 的枕叶区沉积相对量高于 AD。

本患者的 PET-PiB 结果未见异常淀粉样蛋白沉积，可能有两个原因。第一，*PSEN1* 突变增加了 Aβ 的清除率比例（fractional turnover rate，FTR），更多的 Aβ 沉积在斑块中，CSF 中的 Aβ 含量减少。*PSEN1* 动物模型证实，Aβ 不可逆的 FTR 增加在斑块形成前就已经发生，此时进行 PET-PiB 检查不能 100% 得到阳性结果。第二，目前的 PiB 分析方法默认小脑为 Aβ 阴性区域，故大多以小脑作为参考区，将大脑皮质感兴趣区的 PET 标准摄取值（SUV）与小脑的 SUV 值做比较，得到大脑皮质标准摄取值比值（SUVR）。SUVR 是评定 PET 阴性和阳性的依据。与本例相同基因突变的病理结果显示，CWP 核心斑块主要见于海马和小脑。因此，如果以小脑作为参考区计算 SUVR，可能得出假阴性的结果。

　　本患者虽然有明显的认知障碍表现，但头颅 MRI 提示双侧侧脑室体旁及额顶叶小缺血灶，双侧海马无萎缩。这与典型的 AD 又有差异。根据病例报道中的病理结果，*PSEN1* 基因 P284L 突变病理上发现 β 淀粉样蛋白沉积于血管壁及周围区域，伴许多微梗死和微出血。因此，在疾病早期，认知功能下降可能首先归结于微血管病变，而非结构性萎缩。此外，遗传型 AD 协作数据库（DIAN）曾做出统计分析结果显示，常染色体显性遗传 AD 患者的 T_2 加权像中的白质高信号是独立于微血管病变，可作为 AD 的独立核心特征。总之，结构是否萎缩并不与认知功能平行，仅仅能作为临床诊断和判断疾病程度的辅助指标之一。

（汤荟冬）

| 参考文献 |

1. SUDHIR K. Memantine Pharmacological properties and clinical Uses[J]. Neural India,2004,52(3): 1307-1309.

2. BIRD T D. Genetic aspects of Alzheimer disease[J]. Genet Med,2008,10(4)：231-239.

3. BEKRIS I M，YU C E，BIRD T D，et al. Genetics of Alzheimer disease[J]. Geriatr Psychiatry Neurol,2010,23(4)：213- 227.

4. GENIN E, HANNEQUIN D, WALLON D, et al. *APOE* and Alzheimer disease: a major gene with semidominant inheritance[J]. Molecular Psychiatry,2011, 16(9):903.

5. LAMBERT J C, IBRAHIM-VERBAAS C A, HAROLD D, et al. Meta-analysis of 74,046 individuals identifies 11 new susceptibility loci for Alzheimer's disease[J]. Nature Genetics,2013,45(12):1452-1458.

6. GERRITSEN A A, BAKKER C, VERHEY F R, et al. Prevalence of comorbidity in patients with young-onset Alzheimer disease compared with late-onset: a comparative cohort study[J]. Am Med Dir Assoc, 2016,17(4):318–323.

7. WATTMO C, WALLIN Å K. Early- versus late-onset Alzheimer's disease in clinical practice: cognitive and global outcomes over 3 years[J]. Alzheimers Res Ther,2017,9(1):70.

8. CHANG K J, HONG C H, LEE K S, et al. Mortality risk after diagnosis of early-onset Alzheimer's disease versus late-onset Alzheimer's disease: a propensity score matching analysis[J]. Alzheimers Dis, 2017,56(4):1341-1348.

9. CHEN Y, SILLAIRE A R, DALLONGEVILLE J, et al. Low prevalence and clinical effect of vascular risk factors in early-onset Alzheimer's disease[J]. Alzheimers Dis,2017,60(3):1045–1054.

10. DICKERSON B C, BRICKHOUSE M, MCGINNIS S, et al. Alzheimer's disease: the influence of age on clinical heterogeneity through the human brain connectome[J]. Alzheimers Dement (Amst),2016,6: 122–135.

11. SHEA Y F, CHU L W, CHANC A O K, et al. A systematic review of familial Alzheimer's disease:

Differences in presentation of clinical feature among three mutated genes and potential ethnic diffrences[J]. Formosan Medical association,2016,115(2):67-75.

12. GUERREIRO R J,BAQUERO M,BLESA R et al. Genetic screening of Alzheimer's disease genes in lberian and African samples yields novel mutations in presenilins and APP[J]. Neurobiol Aging, 2010,31(5):725-731.

病例2

疑似路易体痴呆的 *PSEN2* 基因突变阿尔茨海默病

 导读 阿尔茨海默病（Alzheimer's disease，AD）是一种以渐进性认知障碍为特征的神经变性疾病，根据有无 AD 家族史分为家族性 AD（familial Alzheimer's disease，FAD）和散发性 AD（sporadic Alzheimer's disease，SAD）两种类型，其中 SAD 占多数。已发现数个编码相关蛋白的基因突变与 AD 的发病有关，其中最常见的是：淀粉样前体蛋白（amyloid precursor protein，*APP*）、早老素 1（presenilin 1，*PSEN1*）、早老素 2（presenilin 2，*PSEN2*）。FAD 大多与 *PSEN1*、*APP* 基因突变有关，极少数与 *PSEN2* 基因突变有关。载脂蛋白 E 基因（*APOE*）是 SAD 和晚发性 FAD 的易感基因，*APOE* 等位基因 ε4 是 SAD 的主要风险基因。AD 的临床表现复杂多样，尤其是无明显家族遗传史的患者，在疾病早期不易被发现，易漏诊和误诊。本文介绍 1 例早期即出现视听幻觉，临床表现疑似路易体痴呆的 *PSEN2* 基因突变的 AD。

【病例简介】

1. **主诉** 记忆减退 2 年，幻听、幻视 2 个月。

2. **现病史** 患者女性，71 岁，中专文化。于 2 年前无明显诱因下出现记忆减退，以近事记忆受损为主，时好时坏，生活尚可自理，可以从事日常家务。近 2 个月来出现幻听、幻视，发作无规律，比如听见早已故去的长辈们在喊她的名字，听见老同事们在闲扯琐碎之事，甚至听见素不相识的路人在背后议论她自己，或者看到邻居家有火焰往外冒，自家亲戚病故后自觉有被害倾向，多次去居委会倾诉，且情绪易激惹、易紧张，服用舍曲林后症状稍好转。曾就诊于某精神卫生中心，予阿立哌唑治疗，效果不佳，仍有视听幻觉，夜间明显。后至笔者所在医院就诊，查头颅 MRI 示多发腔隙性脑梗死，PET/CT 示双侧额顶颞叶代谢降低，脑电图示轻中度弥漫性异常、颞区异常，给予美金刚（每日 2 次，每次 10mg 口服）治疗，但患者服用美金刚后幻觉较前加重，故减量至每日 2 次，每次 5mg 口服。2014 年 11 月为求进一步治疗患者入住笔者所在医院神经内科。

3. **既往史** 高血压病史 10 余年，血压控制可；糖尿病史 5 年，血糖控制可；右手静止性颤抖数年。

4. **个人史** 生于原籍，否认外地长期居住史，否认冶游史。否认烟酒史。

5. **家族史** 否认家族遗传病史。

6. 查体

（1）内科系统查体：体温 36.8 ℃，脉搏 80 次 /min，呼吸 20 次 /min，血压 130/85mmHg。颈软，气管居中，甲状腺无肿大；双肺呼吸音清，未闻及明显啰音。心率 80 次 /min，律齐，未闻及病理性杂音；腹平软，肝脾肋下未及，全腹无压痛及反跳痛；双下肢无水肿。

（2）神经系统查体：神志清楚，精神紧张，反应略迟钝，时间、空间定向尚可，计算力差。双侧额纹对称，双侧瞳孔等大等圆，对光反射正常，余脑神经（-），眉心征（-）。四肢肌张力正常，肌力 5 级，右手静止性震颤，双手轮替试验（-），病理征（-）。共济完成可。脑膜刺激征（-）。

7. 辅助检查

（1）2014 年 9 月 24 日头颅 MRI：双侧丘脑、左侧岛叶、双侧侧脑室旁及额顶颞叶多发腔隙性脑梗死；双侧脑室周围脑白质变性；双侧颞叶海马萎缩，老年性脑改变；筛窦炎。

（2）2014 年 9 月 25 日头颅 PET/CT 示左侧基底节区低密度灶，考虑梗死灶；双侧顶叶、颞叶、额叶代谢降低；老年脑改变；双侧筛窦黏膜增厚，副鼻窦炎。

（3）2014 年 11 月 21 日脑电图示轻中度弥漫性异常，颞区异常。

8. 入院诊断　认知障碍伴幻觉查因，高血压病 2 级，2 型糖尿病。

【临床分析与决策】

首先我们需要明确导致该患者认知障碍伴幻觉的原因，以便明确疾病诊断，因此入院后给患者完善了腰穿脑脊液、神经心理测评量表、影像学及基因检测等特殊检查。检查结果如下：

血常规、凝血四项及肿瘤标志物均无明显异常；血生化示 2 小时血糖 14.74mmol/L，糖化血红蛋白（HbA1C）7.1% ↑；甲状腺功能、维生素 B_{12}、叶酸正常范围；梅毒螺旋体、HIV（-）。

脑脊液压力 130mmH$_2$O，脑脊液蛋白定量 521.00mg/L ↑，潘氏试验弱阳性（±），余 CSF 常规、生化未见明显异常。脑脊液涂片未找见真菌、抗酸杆菌、细菌、新型隐球菌。

心电图示房性期前收缩，T 波变化。

头颅 MRI 示双侧脑室体旁、基底节区、额顶叶散在腔隙灶，脑白质变性，老年脑改变，双侧海马萎缩，MTA 3 分（图 2-1）。

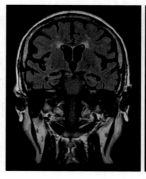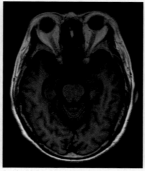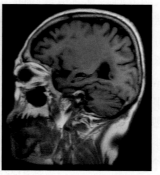

图 2-1　患者头颅 MRI 表现

神经心理测评量表（患者中专文化程度）：认知功能检查量表（Addenbrooke's cognitive examination-revised，ACE-R）：56/100 分；简易精神状态检查（MMSE）：21/30 分；连线测试 -A（trail making test A，TMT-A）：250 秒，提醒 10 次；连线测试 -B（trail making test B，TMT-B）：不能完成（难以记住自己的任务是什么，诉看不清）；数符转换：90 秒，完成 14 个（正确 9 个，错误 5 个）；Stroop 试验：诉看不清，未完成；听觉词语学习测验（auditory verbal learning test，AVLT）：10/36，5 分钟回忆 0/12，20 分钟回忆 0/12，再认 16/24。

基因检测提示 *PSEN2*（NM_000447：c.G640T，p.V214L）突变。

根据患者的发病特点、症状和体征分析如下：

1. **定位诊断**　患者记忆力减退，认知功能障碍，并伴有明显的视幻觉、听幻觉和精神行为异常，可定位于海马以及额颞叶相关高级皮质功能异常；患者右手静止性震颤可定位于锥体外系受累。

2. **定性诊断**　患者老年起病，渐进发展，主要表现为近事记忆受损，伴有幻听、幻视、妄想等精神行为症状，服用阿立哌唑、舍曲林等效果不佳，故排除精神类疾患，考虑神经变性疾病。患者头颅 MRI 未提示明确结构性病变和异常信号，脑脊液和血液学检查不支持特殊类型颅内感染、脱髓鞘或代谢性疾病所致认知障碍（包括维生素 B_{12} 缺乏、甲状腺功能异常、梅毒、HIV 感染等）。患者锥体外系轻度受累，锥体系无明确体征。因此，我们首先考虑痴呆相关的神经变性疾病，需考虑包括 tau 蛋白和 β 淀粉样蛋白沉积病，突触核蛋白病。结合头颅 PET/CT 检查和基因检测，最终诊断为伴有 *PSEN2* 突变的 AD。

3. **鉴别诊断**

（1）路易体痴呆（dementia with Lewy body，DLB）：DLB 典型的临床特点为波动性认知功能障碍、视幻觉和类似帕金森病（Parkinson's disease，PD）的运动症状，可表现为思维和推理能力的下降，一天至数天内有多次意识模糊和清醒状态的交替，类似 PD 的运动症状包括躯干的弓形姿势、平衡障碍、肌肉强直，此外还有视幻觉、妄想、处理视觉信息困难、快速眼动睡眠的梦境异常、睡眠障碍、自主神经功能异常等。DLB 静止性震颤较 PD 少见，在严重痴呆之前会有肌阵挛现象，直立性低血压在 DLB 中较为常见。结构 MRI 中 DLB 的内侧颞叶轻度萎缩，结构相对保留，而中脑、顶叶、枕叶受累更明显。fMRI 可发现视觉高级皮质的连接活性改变，SPECT/PET 显示 DLB 基底节区的多巴胺能活性显著减低。该患者头颅 MRI 示双侧海马萎缩，而中脑、顶枕叶受累不明显，不符合 DLB 影像学表现。

（2）额颞叶痴呆（frontotemporal dementia，FTD）：额颞叶痴呆是额颞叶变性（frontotemporal lobar degeneration，FTLD）的主要亚型之一。FTLD 是一组以额颞叶萎缩为主要病理表现，以进行性精神行为异常、执行功能障碍和语言损害为主要临床特征的痴呆症候群。根据临床特征，目前国际上将 FTLD 分为 3 种主要的临床亚型：行为变异型额颞叶痴呆（behavioral variant frontotemporal dementia，bvFTD）、语义性痴呆（semantic dementia，SD）和进行性非流利性失语（progressive non fluent aphasia，PNFA）。其中 SD 和 PNFA 可归为原发性进行性失语（primary progressive aphasia，PPA），本例暂不考虑。bvFTD 是一种以人格、社会行为和认知功能进行性恶化为特征的临床综合征，约占 FTLD

的 50%，表现为进行性加重的行为异常，人际沟通能力和 / 或执行能力下降，伴情感反应缺失、自主神经功能减退等。神经影像学评估 bvFTD 患者多表现为右侧额叶和颞叶非对称性萎缩。本例患者存在精神行为异常，但视听幻觉更为突出，且头颅 MRI 示双侧海马萎缩，额颞叶未见明显受累，与 bvFTD 不符。

（3）脑淀粉样血管病（cerebral amyloid angiopathy，CAA）：CAA 是临床常见的年龄相关性脑小血管病，特征性神经影像学改变包括脑微出血、脑白质高信号、扩大的血管周围间隙和皮质表面含铁血黄素沉积；此外，全脑皮质萎缩，颞叶内侧萎缩和皮质下微梗死是新近发现的 CAA 特征性影像学改变。头痛和局部神经功能缺损是 CAA 临床最为常见的症状体征。CAA 患者可出现程度不等的精神认知障碍，病情严重者则可出现记忆力、理解力、计算力下降、日常生活工作能力损害、情感性格及精神行为改变等进行性痴呆症状。根据临床和影像学资料，可以有效地辅助诊断可能和很可能的 CAA。该患者有高血压、2 型糖尿病等危险因素，但头颅 MRI 未见皮质下微梗死、脑微出血、脑白质高信号等脑小血管病相关影像学表现，且无明显局部神经功能缺损，与 CAA 不符。

【诊断】

阿尔茨海默病（*PSEN2* 基因突变）

高血压病 2 级

2 型糖尿病

【诊治过程】

患者入院后予多奈哌齐治疗，同时予口服降糖、降压药物控制血糖、血压，嘱神经内科门诊随访。

【预后及随访】

患者和家属前期定期至门诊随访配药，但患者病情迅速进展，很快出现定向障碍甚至走失，家属不得不将其送至专业医疗机构。之后患者进一步出现严重的认知退化、语言功能障碍，甚至是行走、站立、吞咽等行为功能障碍，生活完全不能自理，最终因反复感染、救治无效于 76 岁死亡。

【讨论】

AD 和 DLB 是最常见的引起痴呆的神经变性疾病，前者临床症状为进行性记忆衰退、认知功能下降、行为异常和社交功能障碍，后者临床特征为波动性认知功能障碍、视幻觉和类似 PD 的运动症状。然而临床上这两种疾病尤其在疾病早期，两者鉴别有时存在困难，以下临床症状有助于区别 AD 与 DLB：顺行性遗忘是 AD 的突出症状和体征，在疾病早期就会出现，而 DLB 顺行性遗忘并不突出。AD 在语言流利性、视知觉及执行功能方面要优于 DLB，而 DLB 在命名、短时或中时回忆、再认等认知测试中要好于 AD。DLB 患者的执行功能及视空间功能受损要比 AD 重，如 Stroop 色词测验和数字广度测验。DLB 认知功能波动，伴有觉醒和注意变化，而 AD 无上述表现。在头颅结构 MRI 中 AD 内侧颞叶萎缩较明显，尤其以海马为著，而 DLB 的内侧颞叶轻度萎缩，结构相对保留。由于 DLB 的颞叶内侧萎缩较轻，临床表现为情节记忆能力较 AD 患者好。然而 DLB 多以注意力和视空间任务受损，因此有研究认为，正因为颞叶的相对保留，使得颞叶与额叶直接相互联系的生理机制未受到明显的影响，但是 AD 患者额叶、颞叶都有明显的萎缩。

AD 的发病原因及机制尚不明确，普遍认为是多种因素共同作用的结果，已发现数个编码相关蛋白的基因突变与 AD 的发病有关，其中最常见的是 *PSEN1*、*PSEN2* 和 *APP* 三个致病基因。在 FAD 家系中，*PSEN1* 基因突变是最常见、突变位点报道最多的基因，*APP* 次之，*PSEN2* 突变最少。*PSEN1* 基因突变的患者发病年龄较早，易出现肌阵挛、癫痫、锥体外系症状及精神行为异常，而语言功能损伤、小脑性共济失调及痉挛性下肢轻瘫则比较少见。*APP* 基因突变的患者除表现为记忆力进行性下降以外，更频繁地表现为攻击性，有淀粉样前体蛋白重复突变的患者可出现失语和失用。*PSEN2* 基因突变患者发病年龄相对 *PSEN1*、*APP* 基因突变患者较晚，部分患者无阳性家族史，易诊断成散发型 AD，临床表现除 AD 的主要特征外，伴有其他症状如锥体系、锥体外系症状、定向障碍、帕金森样症状、肌阵挛等症状。

目前，AD 筛查诊断的主要方法仍然是临床评估，但人类基因研究为临床 AD 治疗提供了一个切入点。本例患者 70 岁起病，以记忆受损、视听幻觉、精神行为异常为主要表现，无阳性家族遗传史，早期诊断存在难度，很容易被误诊为 DLB 或精神类疾患。然而通过基因全外显子测序显示该患者存在 *PSEN2*（NM_000447：c.G640T，p.V214L）基因突变，为明确诊断提供了依据。

（蒋倩雯）

【专家点评】

AD 是最常见的引起痴呆的神经变性疾病，占所有类型痴呆的 50%～70%，其病理特征是 β 淀粉样蛋白（amyloid β-protein，Aβ）沉积引起老年斑和聚集的磷酸化微管相关蛋白（microtubule-associated protein tau，tau）引起神经原纤维缠结，临床表现为进行性记忆衰退、认知功能下降、行为异常和社交功能障碍。目前普遍公认的 AD 诊断标准是 2011 年美国国立老化研究所和阿尔茨海默病协会（National Institute on Aging-Alzheimer's Association，NIA-AA）发布的 NIA-AA 诊断标准和 2014 年国际工作组（International Working Group，IWG）发表的 IWG-2 标准。NIA-AA 标准将 AD 分为 3 个阶段，即 AD 临床前阶段、AD 源性轻度认知障碍和 AD 痴呆阶段。IWG-2 标准将 AD 生物标志物分为诊断标志物和进展标志物，脑脊液 Aβ 和 tau、淀粉样蛋白 PET 和 AD 致病基因携带为 AD 的诊断标志物，而 MRI 和 FDG-PET 为 AD 的进展标志物。临床 AD 诊断可依据 2011 版 NIA-AA 提出的 AD 诊断标准进行诊断，有条件进行 AD 分子影像检查和脑脊液检测时可依据 2014 版 IWG-2 诊断标准进行 AD 诊断。此外，应提高对不典型 AD（如后部变异型 AD、少词变异型 AD、额部变异型 AD 及唐氏综合征变异型 AD 和混合性 AD 等）的诊断意识。

AD 根据发病年龄分为早发型 AD（early onset Alzheimer's disease，EOAD）和晚发型 AD（late onset Alzheimer's disease，LOAD），EOAD 在所有 AD 中占 5%～10%。*PSEN1*、*PSEN2*、*APP* 是与常染色体显性遗传 EOAD 最相关的基因。遗传 - 环境相互作用导致不同的发病年龄、神经病理模式和病程变化。到目前为止，全世界已有超过 200 种突变在 *PSEN1* 中被发现，但 *PSEN2* 的突变极为罕见。类似于 *APP*，*PSEN* 基因突变可以增加 Aβ 的生成导致 AD，然而 *PSEN2* 起的作用远小于 *PSEN1*。目前已报道的 *PSEN2* 突变的数量是 *PSEN1* 的 1/5。*PSEN2* 突变的 AD 患者在发病年龄范围很广，从 40 岁到 80 岁不等，因此 *PSEN2* 突变与 EOAD 和 LOAD 均有关。大多数 *PSEN2* 突变在欧洲和非洲人群中发现，但在亚洲人群中也有 PSEN2 错义突变的报道：在中国人群中发现 Asn141Tyr 与 EOAD 相关，日本人群中发现 Gly34Ser 突变，韩国人群中报道有 Arg62Cys 和 Val214Leu 突变。然而 Jia 等通过对 404 个中国 AD 家系进行基因检测，发现只有 13.12% 的家系携带 *PSEN/APP* 错义突变，*APOE* ε4 等位基因可能是不携带 *PSEN/APP* 突变的 FAD 的主要治病基因。因此，对于 *PSEN2* 突变位点及其在 AD 致病中的作用有待于进一步研究。

AD 的治疗目前仍以改善症状、阻止痴呆的进一步发展、维持残存的脑功能、减少并发症为主要原则。明确诊断为 AD 的患者可以选用胆碱酯酶抑制剂，应用某一胆碱酯酶抑制剂治疗无效或因不良反应不能耐受时，可根据病情调换其他碱酯酶抑制剂，治疗过程中严密观察患者可能出现的不良反应。明确的中重度 AD 患者可以选用美金刚或美金刚与多奈哌齐、卡巴拉汀联合治疗，对出现明显精神行为症状的重度 AD 患者尤其推荐胆碱酯酶抑制剂与美金刚联合使用。

AD 是一种多基因多因素共同影响的老年疾病，目前 AD 的诊断仍主要依赖于患者的临床表现，人类基因组研究为 AD 的诊断和治疗提供了一个切入点，发现和识别易感基因有助于为了解 AD 的形成机制及对 AD 的防治提供新的方向。

（汤荟冬）

| 参考文献 |

1. Alzheimer's Association.2019 Alzheimer's Disease Facts and Figures[J]. Alzheimer's & Dementia, 2019,15(3):321-387.

2. BEKRIS I M，YU C E，BIRD T D，et a1. Genetics of Alzheimer disease[J]. J Geriatr Psychiatry Neurol,2010,23(4)：213-227.

3. KIM J，BASAK J，HOITZMAN D. The role of apolipoprotein E in Alzheimer's disease[J]. Neuron，2009，63(3)：287-303.

4. 中国微循环学会神经变性专业委员会 . 路易体痴呆诊治中国专家共识 [J]. 中华老年医学杂志，2015，34（4）：339-344.

5. 王姗姗，贾建军 . 路易体痴呆的神经影像学特征 [J]. 中华老年心脑血管病杂志，2015，17（9）：1006-1008.

6. 中华医学会老年医学分会老年神经病学组额颞叶变性专家 . 额颞叶变性专家共识 [J]. 中华神经科杂志 ,2014,47(5): 351-356.

7. 甄祯，郭燕军 . 脑淀粉样血管病及其相关认知功能障碍研究进展 [J]. 中国现代神经疾病杂志 ,2019, 19(24): 547-551.

8. 中国痴呆与认知障碍写作组 .2018 中国痴呆与认知障碍诊治指南：阿尔茨海默病诊治指南 [J]. 中华医学杂志，2018，98（13）：971-977.

9. BEKRIS L M，YU C E，BIRD T D，et a1. Genetics of Alzheimer disease[J]. J Geriatr Psychiatry Neurol,2010,23(4):213-227.

10. ŻEKANOWSKI C, STYCZYŃSKA M, PEPŁOŃSKA B, et al. Mutations in presenilin 1, presenilin 2 and amyloid precursor protein genes in patients with early-onset Alzheimer's disease in Poland[J]. Exp Neurol, 2003,184(2):991–996.

11. BAGYINSZKY E, YOUN Y C, AN S S, et al. The genetics of Alzheimer's disease[J]. Clin Interv Aging, 2014,9:535–551.

12. LEVY-LAHAD E, WASCO W, POORKAJ P, et al. Candidate gene for the chromosome 1 familial Alzheimer's disease locus[J]. Science,1995,269(5226):973–977.

13. LARNER A J. Presenilin-1 mutation Alzheimer's disease: a genetic epilepsy syndrome?[J].Epilepsy & Behavior,2011,21(1):20–22.

14. BIRD T D, LEVY-LAHAD E, POORKAJ P, et al. Wide range in age of onset for chromosome 1-related familial Alzheimer's disease[J]. Ann Neurol,1996,40(6):932–936.

15. ZATTI G, GHIDONI R, BARBIERO L, et al. The presenilin 2 M239I mutation associated with familial Alzheimer's disease reduces Ca^{2+} release from intracellular stores[J]. Neurobiol Dis, 2004,15(2):269–278.

16. BAI Y F, TIAN J, QUAN W X,et al. Association of mutations of presenilin-2 gene and sporadic Alzheimer's disease[J]. J Chin Med Univ,2011,40:357–363.

17. YOUN Y C, BAGYINSZKY E, KIM H, et al. Probable novel *PSEN2* Val214Leu mutation in Alzheimer's disease supported by structural prediction[J]. BMC Neurol,2014,14(1):105.

18. JIA L F,FU Y,SHEN L X. *PSEN1*,*PSEN2*,and *APP* mutations in 404 Chinese pedigree with familial Alzheimer's disease. Alzheimer's and dementia[J]. 2020,16(1):178-191.

病例 3

SORL1 基因突变的
早发型阿尔茨海默病

导读　阿尔茨海默病（AD）分为早发型和晚发型两种类型，其中早发型 AD 多与遗传相关。*APP*、*PSEN1* 和 *PSEN2* 基因突变是家族性 AD 最主要的致病基因；*APOE4* 基因是 AD 最主要的高风险基因，携带一个 *APOE4* 基因型将导致 AD 发病年龄约提前 8 年，因此通常临床遇到早发型 AD，都会考虑是否携带以上 4 个基因。但是研究发现只有 15% 左右的早发型 AD 病例归因于以上基因的异常，大部分早发型 AD 病因不明。近年来通过全外显子测序技术采用，发现一些低频基因（例如 *ABCA7*、*ABCA1*、*SORL1*、*TREM2* 和 α2 巨球蛋白基因等）突变也可以导致早发型 AD。本文报道 3 例通过全外显子测序和脑脊液 AD 标志物确诊的 *SORL1* 基因突变导致的早发型 AD 病例，以提高对本病的认识。

一、病例 3-1

【病例简介】

1. **主诉**　记忆力下降 10 年余。

2. **现病史**　患者女性，70 岁。60 岁（2010 年）时因宫颈癌中期手术及放疗治疗，半年后逐渐出现记忆力下降，家属认为是宫颈癌手术麻醉和放疗导致的，一直未在意，3 年后开始用中药治疗。2015 年（65 岁）曾因手抖、明显记忆力下降，总是询问同一个问题，交代的事情转身即忘，在深圳某市级医院考虑"帕金森病和痴呆？"，予以多奈哌齐每日 1 次 10mg，美金刚每日 1 次 10mg，普拉克索每日 3 次、每次 0.25mg，多巴丝肼每日 3 次、每次 125mg 口服治疗，手抖症状减轻。2 年前出现出门迷路，有时在家门口不会开门，不愿意外出跟朋友聚会，性格脾气无明显改变，语言缺乏逻辑性。2020 年初开始出现失眠，以前有午睡习惯，现在无午睡，晚上 11 点钟开始睡觉，凌晨 2—3 点钟起床后无法入睡。饮食正常，不伴抑郁和焦虑，无嗅觉减退，病程中有轻微的波动，但是无视幻觉和听幻觉，无夜间睡觉大声说梦话现象，无夜间手打脚踢现象。

3. **既往史**　无高血压病、糖尿病、心脏病和脑血管病病史，无便秘病史。

4. **个人史**　出生广东省，长期在深圳工作生活，年轻时一直性格脾气很好，曾担任某市养老院院长。无疫区疫水接触史，无食生鱼片史，无烟酒嗜好，无冶游史和吸毒史。

5. **家族史**　患者母亲 60 岁，患痴呆症（具体类型不详），60 余岁去世。父亲因早年经历"批斗"而精神异常，一直服用抗精神病药物，60 余岁患痴呆症（具体类型不详），长期卧床，82 岁去世，其兄弟姐妹 7 人，两个哥哥已经去世，1 个妹妹因手抖症状被诊断为"帕金森病"，一直服用多巴丝肼治疗，余 3 个妹妹均正常。患者女儿曾患双相障碍，现已经缓解，其儿子和女儿认知功能均正常。

6. **查体**　体温 36.3℃，血压 137/72mmHg，脉搏 80 次 /min，呼吸 20 次 /min，心、肺、腹无异常。脑神经未见异常，四肢肌力 5 度，肌张力正常，无静止性震颤、动作迟缓和姿势步态异常，四肢腱反射（+），双下肢 Babinski 征（-）。

7. **辅助检查**

（1）血常规、凝血功能、甲状腺功能、肝肾功能、血糖和血脂均正常。

（2）头颅 MRI：双侧额叶及颞叶萎缩（图 3-1）。

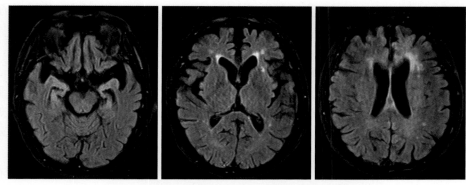

图 3-1　患者头颅磁共振显示双侧额叶及颞叶萎缩

（3）认知功能评估：MMSE 评分 7 分，MoCA 评分 1 分。

（4）脑脊液 AD 标志物：$A\beta_{42}$ 451.95pg/ml ↓，$A\beta_{40}$ 6 260.1pg/ml，$A\beta_{42}/A\beta_{40}$ 为 0.07 ↓，$p\text{-tau}_{181}$ 141.66pg/ml ↑，T-tau 772.82pg/ml ↑。

（5）全外显子基因测序：未发现 *APP*、*PSEN1* 和 *PSEN2* 基因突变，*APOE* 基因型为 ε3/ε3 型，发现 *SORL1* 基因突变位点为 47 号外显子杂合突变：c.6439A > C（腺嘌呤 > 胞嘧啶），导致氨基酸改变 p.I2147L（异亮氨酸 > 亮氨酸），人类遗传疾病突变数据库专业版（Human Gene Mutation Database- Professional，HGMDpro）报道情况：变异位点 c.6439A > C 未见报道）（图 3-2），其儿子和女儿均携带 *SORL1* 基因该突变位点（HGMDpro 数据库未见报道）。

C T C A G C A G T A T C A G G A A T A A G

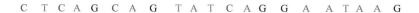
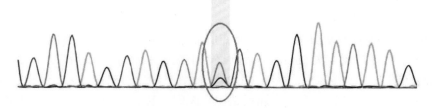

图 3-2　患者基因测序结果

8. **入院诊断**　痴呆查因：阿尔茨海默病？

【临床分析与决策】

该患者为早发型痴呆，同时父母有痴呆家族史和精神异常，但是患者记忆力下降前有宫颈癌中期手术和放疗史，家属考虑与手术过程中麻醉有关。老年人大手术麻醉后出现认知功能障碍并不少见，是目前研究的热点。该患者曾经在外院诊断为帕金森病痴呆，虽然该患者帕金森症状和体征并不明显，并且恶性肿瘤与神经退行性疾病阿尔茨海默病体现不同的细胞状态，恶性肿瘤属于细胞的过度增生，而阿尔茨海默病属于细胞过度凋亡，流行病学资料显示恶性肿瘤发病与阿尔茨海默病呈负相关，因此该患者通过脑脊液 AD 标志物检测进行确诊显得尤为必要。

1. **定位诊断**　根据患者以记忆力下降为首发症状，交代的事情转身即忘，总是询问同一个问题，出门迷路，有时不会开门，语言缺乏逻辑性，以及手抖症状，结合头颅 MRI 提示双侧海马、颞叶和额叶萎缩，定位考虑为海马、颞叶、额叶和基底节。

2. **定性诊断**　患者为老年，发病隐匿，进展缓慢，支持神经退行性疾病。

3. **鉴别诊断**　本病例需要与以下疾病相鉴别：

（1）路易体痴呆：该患者合并有手抖症状，曾被诊断为帕金森病，服用普拉克索和多巴丝肼片有效，但是该患者首发症状为记忆力减退，发病 5 年后才出现手抖锥体外系症状。路易体痴呆必须在出现帕金森病症状后 1 年内出现记忆和认知功能减退，有视幻觉和波动性认知障碍，本病例不符合。

（2）帕金森病痴呆：认知障碍应该见于典型帕金森病的病程后期，至少是出现在帕金森症状后一年，目前该患者的帕金森病症状并不明显，在笔者所在医院就诊期间停用抗帕金森病药物也没有出现手抖、动作迟缓和姿势步态异常，因此帕金森病痴呆可以排除。

（3）手术麻醉后痴呆：此类疾病患者术前往往有认知功能减退、合并心脑血管病和手术过程中血流动力学不稳定等，而且往往见于全身麻醉大手术，苏醒后近期出现记忆力下降和认知功能减退，多伴有幻觉和谵妄，可是本病例患者为术后半年后才出现记忆力下降，不符合大手术全身麻醉后痴呆。

（4）副肿瘤综合征痴呆：本例患者在记忆力下降前半年患有宫颈癌，因此副肿瘤综合征所致痴呆需要考虑，但是该患者术后及放疗治疗后，宫颈癌临床已经基本痊愈，而记忆力下降发生在术后半年，因此可能性小。

因此，我们决定进行脑脊液 AD 标志物检测，在获得 AD 确诊后，该患者的很多疑问一扫而空，下一步我们决定给患者进行全外显子测序以明确基因突变的情况。基因检测发现 *SORL1* 基因发生突变，突变位点为 47 号外显子杂合突变。

【诊断】

SORL1 杂合突变所致的早发型阿尔茨海默病。

【诊治过程】

该患者明确诊断为 *SORL1* 基因杂合突变所致阿尔茨海默病后，停用普拉克索和多巴丝肼，予以多奈哌齐每晚 1 次 5mg，美金刚每晚 1 次 5～10mg 口服治疗。

【预后及随访】

患者服药 1 个月后随访，患者家属反映患者睡眠好转，在养老机构与其他老人相处比较融洽，记忆力无明显改善。

二、病例 3-2

【病例简介】

1. **主诉**　记忆力下降 2 年，明显加重 1 周。

2. **现病史**　患者男性，44 岁。2 年前无明显诱因出现记忆力下降，偶有说完话转身就忘，家属未重视，患者病情逐渐进展。10 个月前出现约朋友吃饭不记得赴约，外出偶有找不到方向，思维缓慢、找词困难，远期记忆也有部分遗忘，无性格脾气改变，饮食睡眠正常，曾在深圳某市级医院诊断为"阿尔茨海默病"，MMSE 评分为 8 分，予以美金刚每日 2 次、每次 5mg，多奈哌齐每晚 1 次 10mg，奥拉西坦每日 3 次、每次 0.8g，甲钴胺片每日 3 次、每次 0.5mg 口服治疗。患者 1 周前症状加重，总怀疑别人从微信、银行账户转他的钱，非常不开心和烦躁，饮食和大小便正常，近 1 周睡眠差，夜间多次起床上厕所，早醒，白天精神状态不佳，近半年体重无明显变化。

3. **既往史**　既往有糖尿病数年，血糖控制良好，否认高血压病、心脏病和脑血管病，无脑外伤史，无肝炎、肺结核和胃病病史。

4. **个人史**　出生广东省梅州市，大专毕业，长期在深圳某区疾病预防控制中心工作，无疫区疫水接触史，无食生鱼片史，无烟酒嗜好，无冶游史和吸毒史。

5. **家族史**　父亲 80 余岁健在，母亲生患者产后感染死亡，3 个哥哥和 1 个姐姐均正常。

6. **查体**　体温 36.4℃，血压 110/56mmHg，呼吸 20 次 /min，心率 76 次 /min，发育正常，营养中等，心、肺、腹无异常。高级神经功能评估：神志清楚，言语、定向力、计算力、记忆力、执行能力等认知功能全面减退，脑神经未见异常，四肢肌力 5 度，肌张力正常，双下肢病理征未引出。

7. **辅助检查**

（1）免疫全套、甲状腺功能及抗体、梅毒螺旋体、HIV、癌胚抗原（CEA）、甲胎蛋白（AFP）、总前列腺特异性抗原（TPSA）相关检测均未见异常；糖化血红蛋白 6.2%。

（2）视频脑电图：轻度异常。

（3）经颅多普勒超声（TCD）未见异常。

（4）头颅 MRI：脑桥腔隙性软化灶，周围胶质反应增生；双侧额、顶白质多发小缺血灶；磁敏感加权成像（SWI）提示考虑左顶叶白质微出血灶（图 3-3）。

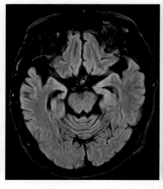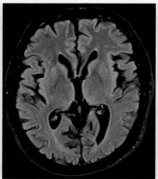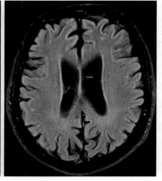

图 3-3　患者头颅磁共振表现

（5）脑脊液 AD 标志物：$A\beta_{42}$ 336.81pg/ml ↓，$A\beta_{40}$ 8 022.63pg/ml，$A\beta_{42}/A\beta_{40}$ 0.04 ↓，p-tau$_{181}$ 193.0pg/ml ↑，T-tau 708.84pg/ml ↑。

（6）全外显子基因测序：该样本在 APP 基因疑似存在全基因重复变异，建议结合其他方法（例如 qPCR）进一步确认其真实性。请结合家系及临床进一步分析。APOE 基因型为 ε3/ε3 型，发现 SORL1 基因突变位点为 9 号外显子杂合突变：c.1397A > G（腺嘌呤 > 鸟嘌呤），导致氨基酸改变 p.N466S（天冬酰胺 > 丝氨酸）（HGMDpro 数据库报道情况：变异位点 c.1397A > G 未见报道）（图 3-4），其儿子携带同一位点突变 SORL1 基因。

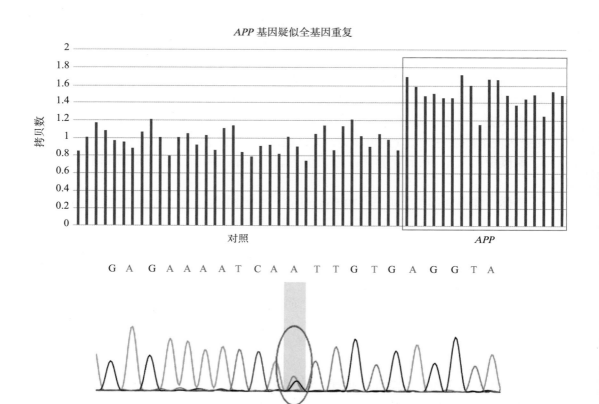

图 3-4　患者基因测序结果

8. 入院诊断　痴呆查因：早发型阿尔茨海默病？

【临床分析与决策】

本例患者早期首发症状为近期记忆力减退，思维缓慢、找词困难，远期记忆也有部分遗忘，无性格脾气改变，神经系统查体无阳性体征，因此定位为大脑皮质和海马。患者为青年男性，甲状腺功能、梅毒螺旋体和 HIV 等检测结果均阴性，结合头颅磁共振可以排除脑血管病、感染、中毒和代谢，考虑神经退行性疾病。该患者为早发型痴呆，早期临床症状为记忆障碍，没有痴呆家族史，不伴语言和性格脾气改变，不符合额颞叶痴呆的特点，并且患者病情进展快，因此通过脑脊液 AD 标志物检测明确诊断和全外显子测序明确病因尤为必要，最终，该患者基因检测发现 SORL1 基因发生杂合突变，位点为 9 号外显子。

【诊断】

SORL1 杂合突变所致的早发型阿尔茨海默病

【诊治过程】

该患者曾经服用美金刚每日 2 次、每次 5mg，多奈哌齐每晚 1 次 10mg，奥拉西坦每日 3 次、每次 0.8g，甲钴胺片每日 3 次、每次 0.5mg 口服治疗，无明显疗效，在笔者所在医院确诊后改为利斯的明透皮贴每日 1 次 9.5mg 外贴，美金刚每日 1 次 10mg 口服。

【预后及随访】

9 个月后随访，患者认知功能保持稳定，但是情绪有时不稳定，容易急躁，发脾气。

三、病例 3-3

【病例简介】

1. **主诉** 认知功能下降 3 年余。

2. **现病史** 患者女性，64 岁。于 2017 年初患者出现记忆力下降，去接孙子迷路，找不到幼儿园，后出现煮饭忘记开电源，脾气暴躁，不认识镜子中的自己，以为别人，把墙上的画当作真人，总是担心有人跟踪她害她。2017 年 2 月家人带其到深圳市某市级医院就诊，考虑 "阿尔茨海默病"，予以美金刚每日 2 次，每次 10mg 口服，利斯的明透皮贴每日 1 次 9.5mg 外贴治疗，无明显疗效。目前患者不认识儿子，除了自己能够进食，其余生活不能自理，分不清白天和黑夜，晚上睡眠尚可，入院前治疗方案：喹硫平每晚 1 次 12.5mg，美金刚每晚 1 次 10mg 口服。

3. **既往史** 有高血压病史 10 余年，无糖尿病、心脏病和脑血管病史，无脑外伤史，无肝炎和肺结核病史。

4. **个人史** 出生湖南，文盲，农民，近 8 年来在深圳与儿子生活。

5. **家族史** 患者姑姑 70 余岁时脑出血后痴呆，其母亲仍健在，其父亲 60 余岁去世，死因不明，其 4 个弟弟和妹妹均正常。

6. **查体** 血压 157/84mmHg，发育正常，营养中等，卧床，心、肺、腹无异常，双下肢无水肿。神志清楚，基本无法交流，脑神经检查无法理解配合，四肢肌力 5 级，四肢肌张力增高，眉间反射阴性，吸吮反射阴性，四肢腱反射正常，双下肢 Babinski 征阴性。

7. **辅助检查**

（1）血常规、肝肾功能、心肌酶、血糖和糖化血红蛋白均正常，血脂：LDL-C 4.05mmol/L，同型半胱氨酸 14.8mmoL/L（2018-07-31）；甲状腺功能及抗体：甲状腺功能正常，anti-Tg 69.4IU/ml（2018-03-13）。

（2）脑电图轻度异常（2018-03-13）。

（3）MMSE 评分 4 分，余认知功能未测评（2019-12-20）。

（4）头颅影像：头颅 CT（2017-02-25）示轻度老年脑改变，余未见异常；头颅 CT（2018-10-21）示皮质下动脉硬化性脑病（双侧基底节区顶叶深部多发腔隙性脑梗死、脑白质病和脑萎缩）。头颅 MRI（2018-03-13）示右侧颞顶叶萎缩为主，右侧侧脑室扩大；头颅 MRI（2019-12-20）示双侧颞叶和海马萎缩（右侧明显），伴右侧侧脑室前后角脑白质变性和萎缩，右侧侧脑室扩大（图 3-5）。

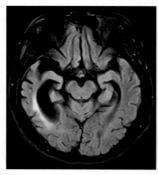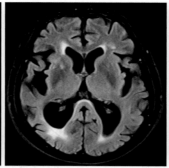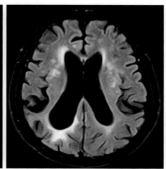

图 3-5　患者头颅磁共振表现

（5）脑脊液 AD 标志物（2019-12-21）：$A\beta_{42}$ 336.81pg/ml ↓，$A\beta_{40}$ 8 022.63pg/ml，$A\beta_{42}/A\beta_{40}$ 为 0.04 ↓，p-tau$_{181}$ 193.0pg/ml ↑，T-tau 708.84pg/ml ↑。

（6）全外显子基因测序（2019-12-21）：未发现 *APP*、*PSEN1* 和 *PSEN2* 基因突变，*APOE* 基因型为 ε3/ε3 型，发现 *SORL1* 基因突变位点为 4 号外显子杂合突变：c.579C > G（胞嘧啶 > 鸟嘌呤），导致氨基酸改变 p.F193L（苯丙氨酸 > 亮氨酸）（HGMDpro 数据库报道情况：变异位点 c.579C > G 未见报道）（图 3-6）。

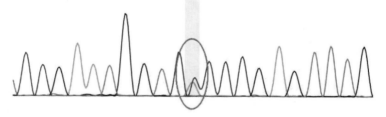

C C G A A T G G T C C C C C G A G T T T G

图 3-6　患者基因测序结果

8. 入院诊断　早发型痴呆查因：阿尔茨海默病？

【临床分析与决策】

该患者首发症状为记忆力下降，同时合并四肢肌张力增高，生活不能自理，结合头颅 MRI 双侧颞叶和海马萎缩，脑白质变性，定位于皮质、海马和皮质下。患者老年女性，定性诊断考虑阿尔茨海默病。

本病例需要与血管性痴呆相鉴别。血管性痴呆患者既往有高血压病病史，病情进展快，头颅 MRI 发现右侧侧脑室旁脑白质变性和萎缩，因此脑小血管病不能排除，但是该患者头颅 MRI 未发现双侧颞极及双侧外囊异常信号，既往无痴呆家族史和头痛病史，临床不符合伴皮质下梗死和白质脑病的常染色体显性遗传性脑动脉病（cerebral autosomal dominant arteriopathy with subcortical infarcts and leukoencephalopathy，CADASIL）典型特征，进一步可以通过基因检测进行鉴别。

患者为早发型痴呆，病情发展迅速，2 年时间就生活基本不能自理，同时伴有四肢肌张力增高，要考虑 *PSEN1* 基因突变导致的早发型阿尔茨海默病，但是患者无痴呆家族史，其母亲死于产褥热，痴呆发病情况不详，因此尽快完善脑脊液阿尔茨海默病标志物检测和通过全外显子测序技术明确致病基因非常重要。最终，该患者基因检测发现 *SORL1* 基因发生杂合突变，位于 *SORL1* 4 号外显子。

【诊断】

SORL1 杂合突变所致的早发型阿尔茨海默病

【诊治过程】

患者最初被诊断为阿尔茨海默病，予以利斯的明透皮贴和美金刚治疗，无明显疗效，并出现情绪暴躁、幻觉和错觉，考虑胆碱酯酶抑制剂可能具有兴奋性，停用利斯的明透皮贴，单用美金刚每日 2 次、每次 10mg 和喹硫平每日 1 次 12.5mg 口服，患者情绪暴躁较前减轻，2020 年 1 月开始加服甘露特钠胶囊每日 2 次 450mg。

【预后及随访】

半年后随访，患者目前口服美金刚每日 2 次、每次 10mg，甘露特钠胶囊每日 2 次、每次 450mg（已 6 个月），目前除了能够自己吃饭，生活完全不能自理，情绪较前稳定，不认识家人。

四、讨论

笔者自 2018 年 9 月开始，对 21 名早发型痴呆患者进行全外显子测序，只发现 2 例患者为 *PSEN1* 基因杂合突变，但是发现 5 例早发型 AD 患者均为 *SORL1* 基因杂合突变，并且有 2 例合并锥体外系症状，有 1 例合并严重精神行为症状。最近国内报道 1 例 63 岁以精神病性症状为首发的早发型阿尔茨海默病患者，该患者同时伴有帕金森综合征症状，最后基因检测为 *SORL1* 基因突变。

2004 年发现 *SORL1* 基因是 AD 的候选基因，*SORL1* 基因在 AD 发病机制中的作用越来越受到重视，SORL1 不但属于 APOE 的低密度脂蛋白受体（low-density lipoprotein receptor，LDLR）家族成员，也是液泡蛋白分选 10（vacuolar protein sorting 10，VPS10）结构域受体成员。*SORL1* 基因与早发型 AD、晚发型 AD 和晚发型家族性 AD 均相关，但是 *SORL1* 基因在阿尔茨海默病发病机制中的作用目前并不完全清楚。研究发现 *SORL1* 基因在大脑有丰富表达，在一些散发性 AD 患者脑中，SORL1 表达减少 2.5 倍，尤其在海马和皮质的神经元。SORL1 对 APP 蛋白的运输和剪切都发挥重要作用，并且 SORL1 还可以俘获新产生的 Aβ 并引导到溶酶体进行降解，SORL1 的过表达可以减少 Aβ 产生，而 *SORL1* 基因敲除导致 Aβ 产生增加，并且 SORL1 还介导含 APOE 丰富脂蛋白的摄取。

国内贾建军教授团队曾报道在 55 例散发性 AD 病例中发现 8 例患者携带不同位点的 *SORL1* 基因突变，其发生概率为 14.5%，提示 *SORL1* 基因罕见突变可能在早发型 AD 中并不少见，随着全外显子测序在早发型 AD 的广泛应用，可能 *SORL1* 基因突变的 AD 病例报道可能越来越多。我们报道这 3 例早发型 AD 患者均为携带 *SORL1* 基因的新突变位点，其部分子女携带 *SORL1* 基因同一突变位点，给患者的子女带来较严重的心理负担。目前关于 *SORL1* 基因不同突变位点对 AD 的致病性到底如何，是高风险基因还是致病基因，尚不完全清楚。因此，加强 *SORL1* 基因在 AD 发病机制中的作用和早期干预措施研究，具有非常重要的意义。

五、总结

本文提供了 3 例确诊的与 *SORL1* 基因杂合突变相关的早发型阿尔茨海默病，此 3 例患者临床首发表现都是记忆力下降，除了第一例患者发病 10 年，病情进展较慢，认知功能尚保留较好，临床疗效也较好，其余两例患者病情进展非常快，临床疗效不佳。此 3 例患者同时伴有精神行为症状或锥体外系症状，其中第 2 例患者还有 *APP* 的全基因的重复变异，提示该患者 *APP* 基因拷贝数为 3 个，病因可能为父亲的精子或母亲的卵子发生 *APP* 基因发生重组交换，与唐氏综合征（21- 三体综合征）类似，因此该患者发病更早，病情进展更快。尽管 *SORL1* 基因突变在人群携带率很低，约为 0.000 096 9，但是早发型痴呆患者中，笔者发现 *SORL1* 基因突变携带者发生率很高，超过了 *PSEN1* 基因杂合突变，因此对于早发型 AD 患者，*SORL1* 基因的杂合突变应该予以高度重视。另外 *SORL1* 基因杂合突变可以导致早发型 AD、晚发型 AD 和家族性 AD，不同 *SORL1* 基因突变位点对 AD 致病力的影响需要进一步研究，可以为患者后代提供遗传学咨询，也有利于后代的优生优育。

（朱飞奇）

| 参考文献 |

1. LI X, XIONG Z, LIU Y, et al. Case report of first-episode psychotic symptoms in a patient with early-onset Alzheimer's disease [J]. BMC Psychiatry，2020，20(1):128.

2. SCHERZER C R, OFFE K, GEARING M, et al. Loss of apolipoprotein E receptor LR11 in Alzheimer disease[J].Arch Neurol,2004,61(8):1200-1205.

3. POTTIER C, HANNEQUIN D, COUTANT S, et al. High frequency of potentially pathogenic *SORL1* mutations in autosomal dominant early-onset Alzheimer disease[J]. Mol Psychiatry,2012,17(9):875-879.

4. ROGAEVA E, MENG Y, LEE J H, et al. The neuronal sortilin-related receptor SORL1 is genetically associated with Alzheimer disease [J]. Nat Genet,2007,39(2):168-177.

5. FERNÁNDEZ M V, BLACK K, CARRELL D, et al. *SORL1* variants across Alzheimer's disease European American cohorts [J]. Eur J Hum Genet, 2016,24(12):1828-1830.

6. GÓMEZ-TORTOSA E, RUGGIERO M, SAINZ M J, et al. *SORL1* Variants in Familial Alzheimer's Disease [J]. J Alzheimers Dis, 2018,61(4):1275-1281.

7. VERHEIJEN J, VAN DEN BOSSCHE T, VAN DER ZEE J, et al. A comprehensive study of the genetic impact of rare variants in *SORL1* in European early-onset Alzheimer's disease [J]. Acta Neuropathol, 2016,132(2):213-224.

8. YIN R H, YU J T, TAN L. The Role of *SORL1* in Alzheimer's Disease [J]. Mol Neurobiol,2015;51(3): 909-918.

9. ANDERSEN O M, RUDOLPH I M, WILLNOW T E. Risk factor *SORL1*: from genetic association to functional validation in Alzheimer's disease [J]. Acta Neuropathol,2016,132(5):653-665.

10. 蔡晓平 , 贾建军 , 高丽 , 等 . 阿尔茨海默病患者分拣蛋白相关受体 L1 基因突变与 mRNA 水平的相关性分析 [J]. 中华老年心脑血管病杂志 ,2012,14(3):233-235.

病例 4

早期出现精神行为异常的
早发型阿尔茨海默病

 导读 阿尔茨海默病（Alzheimer's disease，AD）是最常见的神经退行性疾病，是最常见的痴呆类型。65 岁以后（含 65 岁）发病的称为晚发型 AD；早于 65 岁发病的 AD，称为早发型 AD，比较少见。早发型 AD 的临床表现复杂多样，尤其是无明显家族遗传史的患者，在疾病早期不易被发现，易漏诊和误诊。本文介绍一例早期出现精神行为症状，无明显皮质萎缩的早发型 AD，以提高对不典型 AD 的识别率。

【病例简介】

1. **主诉** 记忆力减退两年，伴明显精神行为改变一年。

2. **现病史** 患者女性，50 岁，家庭主妇，文盲。患者于 2016 年起无明显诱因出现轻度记忆力减退，表现为近事遗忘，如有时忘记做过的事、说过的话等，逐渐出现性格改变，常常无端猜忌、指责，无故发火等，生活自理不受影响，家属未予重视。2017 年 8月左右，患者症状进行性加重并出现妄想，如要求老公去车站接父母和姐姐（父母已去世，姐姐在老家并没有过来），无幻听、幻视，脾气愈加暴躁。2017 年 10 月，MRI 提示双侧额顶叶少许缺血灶，无明显脑萎缩，但未继续就诊。2017 年 11 月就诊于老家医院并接受住院治疗，拟诊断为阿尔茨海默病，出院后给予多奈哌齐每晚 1 次 5mg、奥氮平每晚1 次 5mg 口服治疗，家属诉效果不佳，未遵医嘱用药。2018 年 5 月再次就诊某市专科医院，头颅 MRI 未见明显异常，脑电图检查示低幅 α 波为主要活动背景，间有阵发性中幅θ、δ 波。脑地形图示 θ、δ 频域功率增高，α 频域功率减弱。给予奥氮平每晚 1 次 5mg 治疗，妄想症状消失，性格转变为寡言少语，表情冷漠，行动略迟钝，其余症状未见改善。奥氮平每晚 1 次 5mg，用药约 2 个月后，家属诉患者症状明显加重，并出现生活不能自理，如穿衣穿鞋正反不分，不能洗衣、洗菜、洗碗，不注意个人卫生等，偶尔想不起要说的话，但言语尚清晰。复诊加用度洛西汀每晚 1 次 60mg 治疗，家属诉效果不佳。遂于2018 年 12 月至笔者所在医院就诊，入院时呈"沉默不语"状态，停用奥氮平后症状较前好转，言语、表情较前丰富。

3. **既往史** 颈部淋巴结核病史。

4. **个人史** 否认疫水疫区接触史。否认吸烟、饮酒史。

5. **家族史** 无家族遗传病史。

6. 查体

（1）内科系统查体：血压 130/88mmHg，心率 80 次 /min，体温正常。查体欠合作，颈软，气管居中，甲状腺无肿大；双肺呼吸音清，未闻及明显干湿啰音。心律齐，未闻及病理性杂音；腹平软，肝脾肋下未及，全腹无明显压痛及反跳痛；双下肢无水肿。

（2）神经专科查体：神志清楚，表情冷漠，问话不答；记忆力、计算力、时间空间定向力不配合。双侧额纹对称，双侧瞳孔等大等圆，对光反射正常，余脑神经（-）。眉心征（-），四肢肌力正常，左侧上肢和双下肢肌张力稍增高，四肢腱反射正常，双侧病理征阴性。面部及四肢浅感觉正常。颈部无抵抗，克氏征阴性，布氏征阴性。简易精神状态检查（mini-mental state examination，MMSE）、蒙特利尔认知评估（Montreal cognitive assessment，MoCA）评估不合作。

7. 辅助检查

（1）血常规、凝血四项及肿瘤标志物均无明显异常；血生化示总胆固醇 5.44mmol/L ↑，低密度脂蛋白 3.49mmol/L ↑，载脂蛋白 E 7.88mg/dl ↑；自身免疫抗体：抗核抗体（IFA）（+）、抗 SSA 抗体（+）、抗增殖细胞核抗原抗体（+）；甲状腺功能：TSH ↑、TGAb ↑、TPOAb ↑，甲状腺球蛋白↓；*APOE* 基因分型：ε3/ε4（+）；叶酸及维生素 B_{12} 水平未见异常。

（2）脑电图 / 视频脑地形图：弥漫性慢波活动，前半球显著。

（3）头颅 MRI：双侧基底节区腔隙灶，轻度脑萎缩，轻度海马萎缩 MTA 1～2 级（图 4-1）。

（4）脑脊液检查：腰穿压力、CSF 常规、生化未见明显异常；病原学检查阴性；$A\beta_{42}$ 水平正常（正常值范围：792pg/ml ± 182pg/ml），T-tau 1 086pg/ml ↑（正常值范围：136pg/ml ± 89pg/ml）、P-tau 109.36pg/ml ↑（正常值范围：35.84～66.26pg/ml）。

（5）^{18}F-FDG-PET/CT 葡萄糖代谢显像：双侧颞叶、顶叶 FDG 代谢弥漫性减低（图 4-2）。

（6）^{18}F-AV45-PET/CT β 淀粉样蛋白显像：双侧额叶、顶叶、颞叶、后扣带回皮质淀粉样蛋白异常沉积（图 4-3）。

（7）^{18}F-PM-PBB3-PET/CT tau 蛋白显像：大脑皮质 tau 蛋白缠结异常沉积；脑萎缩，小脑明显（图 4-4）。

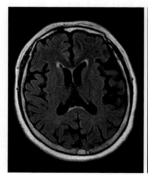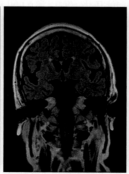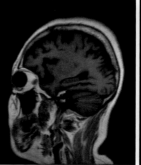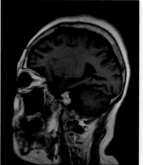

图 4-1　患者头颅 MRI 表现

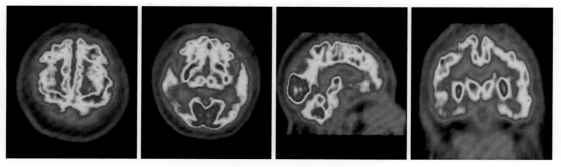

图 4-2　患者头颅 ^{18}F-FDG-PET/CT 表现

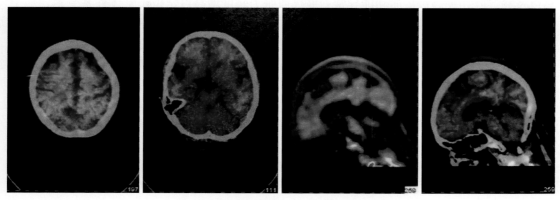

图 4-3　患者头颅 ^{18}F-AV45-PET/CT 表现

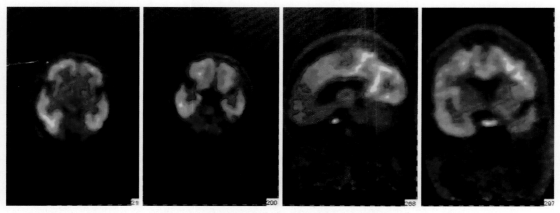

图 4-4　患者头颅 ^{18}F-PM-PBB3-PET/CT 表现

8. 入院诊断　认知障碍查因。

【临床分析与决策】

本例患者为中年女性，缓慢起病，早期以妄想和性格改变等为突出表现，认知障碍较轻，极易误诊为精神类疾患或心因性疾病，外院接诊给予奥氮平等进行治疗；病程后期患者精神行为症状消失，认知障碍症状迅速加重，出现思维、运动迟缓，逐渐生活不能自理；其运动症状的出现为诊断增加了难度，但也进一步排除了精神疾病的可能。患者否认家族遗传病史，后期伴有显著的认知障碍表现使我们更倾向神经变性疾病、特殊神经系统感染、代谢性疾病引起的认知障碍等。患者收治入院后进行了系统的排查，拟进行血液学检测、脑脊液常规检查、脑电图和头颅MRI首先排除了神经梅毒、感染和脱髓鞘类疾病，进一步考虑痴呆相关的疾病谱。患者病程中出现失语和性格改变等症状，需要考虑是否符合额颞叶痴呆的诊断标准；其运动障碍等表现可能与服用抗精神病类药物相关，但仍需与基底节变性引起的认知障碍进行鉴别；之后患者脑脊液 AD 生物标志物检查并未支持 AD 诊断，最后我们给予患者 ^{18}F-FDG-PET/CT、^{18}F-AV45-PET/CT、^{18}F-PM-PBB3-PET/CT 相关检测，结合患者的临床病史，作出如下诊断。

1. 定位诊断　患者记忆力减退，认知功能障碍，并伴有精神行为异常，可定位于海马以及额颞叶相关高级皮质功能异常；肢体肌张力轻度增高可定位于锥体外系受累。

2. 定性诊断　患者中年起病，病程呈慢性渐进性发展。主要症状表现为记忆力和推理、判断及处理复杂任务等执行功能受损，伴有性格改变，生活逐渐不能自理。患者病程中出现妄想，无幻听、幻视，无晨轻暮重，无焦虑抑郁，早期误诊为更年期综合征和精神类疾病，服用奥氮平等疗效不佳，故现排除精神类疾患，首先考虑神经变性疾病。患者缓慢起病，无症状波动或复发缓解等特点，头颅 MRI 未提示明确结构性病变和异常信号，脑脊液检查和血液学检查故不考虑特殊类型颅内感染、脱髓鞘病或代谢性疾病所致认知障碍等；患者以认知障碍表现首发并且相对突出，锥体外系轻度受累，锥体系无明确体征。此外，患者的运动症状（运动迟缓、肌张力增高等）可能与服用抗精神病类药物相关，停用新型抗精神病药物后运动症状明显好转。因此，首先考虑痴呆相关的神经变性疾病谱，并且可以排除以帕金森病为代表的突触核蛋白病（包括帕金森、帕金森病痴呆、路易体痴呆、多系统萎缩等），需要考虑的包括 tau 蛋白病和 β 淀粉样蛋白沉积病。结合脑脊液和头颅 PET/CT 检查，提示患者脑内淀粉样蛋白异常沉积和 tau 蛋白纤维异常缠结，为 AD 的典型表现，故最终诊断为 AD。

3. 鉴别诊断

（1）额颞叶痴呆（frontotemporal dementia，FTD）：额颞叶痴呆是额颞叶变性（frontotemporal lobar degeneration，FTLD）的主要亚型之一。FTLD 是一组以额颞叶萎缩为主要病理表现，以进行性精神行为异常、执行功能障碍和语言损害为主要临床特征的痴呆症候群。根据临床特征，目前国际上将 FTLD 分为 3 种主要的临床亚型：行为变异型额颞叶痴呆（behavioral variant frontotemporal dementia，bvFTD）、语义性痴呆（semantic dementia，SD）和进行性非流利性失语（progressive non fluent aphasia，PNFA）。其中 SD 和 PNFA 可归为原发性进行性失语（primary progressive aphasia，PPA），本例暂不考虑。bvFTD 是一种以人格、社会行为和认知功能进行性恶化为特征的临床综合征，约占 FTLD 的 50%，需要与本例患者进行鉴别。bvFTD 临床表现为进行性加重的行为异常，人际沟通能力和 / 或执行能力下降，伴情感反应缺失、自主神经功能减退等。其中，行为异常最为显著，由于早期的退行性变发生在腹内侧前额叶皮质（ventromedial prefrontal cortex，VMPFC）、前扣带回皮质（anterior cingulate cortex，ACC）以及岛叶前部等边缘叶结构，因此早期的症状包括社会脱抑制、动力缺失、强迫性行为、仪式性行为、刻板运动和口欲亢进等。bvFTD 的表现型变化多样，不同患者的临床表现差异较大。神经影像学评估

bvFTD 患者多表现为右侧额叶和颞叶非对称性萎缩，但缺乏上述表现并不能排查 bvFTD，还应结合临床病史和认知领域评估来进一步支持诊断。

（2）脑淀粉样血管病（cerebral amyloid angiopathy，CAA）：CAA 是临床常见的年龄相关性脑小血管病，其病理改变表现为 β 淀粉样蛋白（Aβ）沉积于软脑膜和皮质小血管壁。特征性神经影像学改变包括脑微出血、脑白质高信号、扩大的血管周围间隙和皮质表面含铁血黄素沉积。此外，全脑皮质萎缩，颞叶内侧萎缩和皮质下微梗死是新近发现的 CAA 特征性影像学改变。头痛和局部神经功能缺损是 CAA 临床最为常见的症状体征。CAA 患者可出现程度不等的精神认知障碍，病情严重者则可出现记忆力、理解力、计算力下降、日常生活工作能力损害、情感性格及精神行为改变等进行性痴呆症状，一般认为和小血管多发微出血和微梗死等相关。组织病理活检目前仍是诊断 CAA 的金标准。临床和影像学资料可以有效地辅助诊断可能和很可能的 CAA。

（3）麻痹性痴呆（general paresis of insane，GPI）：GPI 是由梅毒螺旋体侵犯大脑实质而引起慢性脑膜脑炎，是神经梅毒最严重的一种。通常于初期感染后 2～30 年发病，男性多于女性，多数隐袭起病，以神经麻痹、进行性痴呆及人格障碍为特点。GPI 临床症状多样化，无特异性临床表现，早期可表现为注意力不集中、易激惹、睡眠障碍、思维迟缓和近事记忆减退等。其主要病理变化在大脑实质，同时可涉及神经系统其他部分，并引起躯体功能衰退，最后导致日益加重的智能减退及个性变化。目前，GPI 诊断并无金标准，主要依靠询问病史、临床症状、血清学及脑脊液检查等综合判断。

【诊断】

早发型阿尔茨海默病

【诊治过程】

患者诊断明确后予以多奈哌齐每晚 1 次 5mg 口服，美金刚（起始剂量每日 1 次 5mg 口服，逐渐加量），以艾司西肽普兰每日 1 次 10mg 口服对症治疗，病情尚稳定后出院回当地随访。因患者伴有类风湿关节炎和甲状腺功能亢进亦予以相应治疗。目前尚无改善 AD 的有效治疗方法。给予患者利斯的明皮贴 5cm^2 外用，甲钴胺片、左甲状腺素钠片、阿托伐他汀钙片、琥珀酸亚铁片、硫酸羟氯喹片、复合维生素 B 片、维生素 C 片等口服对症治疗。嘱患者每 3 个月至神经内科门诊随访。

【预后及随访】

患者及其家属未遵医嘱定期至门诊随访，后期电话随访示患者病情稳定，与出院时相比无明显变化，言语清晰，可主动与人交流但常常答非所问，仍有运动迟缓、记忆力差，日常生活大部分不能自理。出院后家属仍坚持给予患者奥氮平服用，故患者运动症状仍然突出，有待门诊随访进一步评估调整。

【讨论】

阿尔茨海默病（Alzheimer's disease，AD）是最常见的神经退行性疾病，也是最常见的痴呆类型，其临床表现为以情景记忆受损为主的进行性痴呆，病理学特征在脑中 β 淀粉样蛋白（amyloid β-protein，Aβ）斑块沉积和微管相关蛋白 tau（microtubule-associated protein tau）形成的神经原纤维缠结。年龄、*APOE* ε4/ε4 等位基因和家族病史是 AD 的最大风险因素。大多数 AD 患者多在 65 岁以后发病，属于晚发型 AD（late onset Alzheimer's disease，LOAD）；而早于 65 岁发生的 AD 约占 5%，称为早发型 AD（early onset Alzheimer's disease，EOAD）。EOAD 和 LOAD 呈现相同的病理改变，但 EOAD 患者更常表现出非典型的早期临床过程，在执行功能、视觉空间功能和运动功能方面受到更大的影响，而记忆力下降相对不明显，这无疑增加了确诊难度。本例 50 岁起病，以情绪障碍、记忆力减退和幻觉为主要表现，早期很易被误诊为精神类疾患，患者服用奥氮平后出现运动迟缓和失语等表现，更为诊断带来了巨大挑战。

目前，AD 筛查的主要方法仍然是临床评估，包括对患者和家属的临床访谈和认知评估。国际工作组（International Working Group，IWG）及美国国家老龄问题研究所——阿尔茨海默病协会于 2014 年修订了新的 IWG 诊断标准，存在早期及显著的情景记忆障碍（孤立或伴随有其他认知和行为改变）为典型 AD 的临床核心标准，包括：①患者或知情者诉有超过 6 个月的逐渐进展的记忆能力下降；②存在海马型遗忘综合征的客观证据。据报道，在演变为新发 AD 痴呆的有记忆主诉的社区个体和转诊到记忆门诊的符合宽泛的轻度认知功能障碍（mild cognitive impairment，MCI）诊断标准且 AD 病理 CSF 阳性的个体者中，自由和线索选择性回忆测试（free and cue selective recall test，FCSRT）比韦氏记忆测验（Wechsler memory scale，WMS）在逻辑记忆即刻回忆方面具有更好的预测效度。恰当的记忆测试可以量化年龄相关的认知缺陷模式及严重程度，在结合多个生物标志物后将具有更高的诊断精确度。CSF 生物标志物和淀粉样蛋白 PET 是确定个体处于连续 AD 谱中的最特异的生物标志物，即使是在临床发病前数年。IWG-2 标准中将 AD 生物标志物分为诊断标志物和进展标志物。CSF 生物标志物和淀粉样蛋白 PET/CT 扫描以及携带 AD 致病基因定为 AD 的诊断标志物，而脑 MRI 评估和 FDG-PET 为 AD 的进展标志物。考虑到 CSF 的检测存在不同实验室和技术的广泛变异以及缺乏一致的划界值，CSF 生物标志物不应作为独立的测试，而应该同时考虑到临床中各种广泛的混杂因素才能得到解读，本例患者就是很好的实例。综上，依据于 AD 特点的临床表型结合 AD 病理的在体证据，IWG-2 的诊断流程加深了我们对 AD 作为一种临床生物学整体的理解，推动了在疾病前驱期的尽早干预并有利于临床前期 AD 二级预防的研究，最终将建立一套能够真正探查 AD 存在的通用标准。

（宋晓璇）

【专家点评】

早发型 AD（EOAD）被定义为发病年龄小于 65 岁的 AD，是早发型神经退行性痴呆最常见的原因。然而 EOAD 较少见而常被忽视，认识到 EOAD 与 LOAD 之间的差异对临床医师来说是很重要的。相比 LOAD，EOAD 患者早期记忆再认和语义记忆能力相对保留，但在注意力、语言、执行功能、思维习惯和视觉空间能力等方面受累明显，亦伴有非典型的临床特征，如头痛、肌阵挛、癫痫、步态异常、假性延髓性麻痹等。EOAD 的临床表型多变，logopenic 失语、后皮质萎缩、额叶变异型 AD 等亚型更多见于 EOAD。影像学研究表明，EOAD 患者的皮质萎缩范围更广，尤其是顶叶皮质，而 LOAD 患者的萎缩范围更局限于颞区。此外，EOAD 患者更可能有创伤性脑损伤的危险因素病史而血管危险因素相对少。

大部分 EOAD 为散发，无明确家族遗传史，大约 1/10 的患者为常染色体显性遗传性 AD（致病基因包括 *PSEN1*、*PSEN2*、*APP*）。50 项针对 EOAD 患者进行基因筛查，发现携带 *APP* 突变患者的患病率为 0.8%，*PSEN1* 突变的患病率为 1.1%，*PSEN2* 的潜在病原体变异的患病率高达 13%。此外，存在易感基因 *APOE* ε4 等位基因约占 EOAD 的 9.12%。

　　相比于 LOAD，EOAD 患者的病情总体恶化速度更快，并伴有多种表型变异，为早期诊断增加了难度。患者在确诊前的病程较长，可能与漏诊或延迟诊断相关。近年来淀粉样蛋白 PET 和 tau 蛋白 PET 分子影像的应用有助于诊断 EOAD。

　　EOAD 患者的治疗基本与 LOAD 的治疗相同。胆碱酯酶抑制剂常用于治疗 EOAD 患者，如多奈哌齐、加兰他敏和利斯的明，但偶见使用后精神行为症状加重，应密切随访观察。此外，更重要的是对 EOAD 患者提供与年龄相符的心理社会支持。与 LOAD 相比，EOAD 患者往往存在严重的社会心理问题，更多地伴有中年生活的失意、对未来预期的压力以及工作、经济和家庭责任的困难等。EOAD 患者通常具有更高的疾病意识和早期全身焦虑，将有可能增加自杀风险，因而更应该强调对于这类患者的心理社会支持和健康教育。

（汤荟冬）

| 参考文献 |

1. TELLECHEA P, PUJOL N, ESTEVE-BELLOCH P et al. Early- and late-onset Alzheimer disease: Are they the same entity?[J]. Neurología (English Edition),2018,33(4): 244-253.

2. DUBOIS B, FELDMAN H H, JACOVA C, et al. Advancing research diagnostic criteria for Alzheimer's disease: the IWG-2 criteria[J]. Lancet Neurol,2014,13(6): 614-629.

3. 陈刚，曹雯炜，俞羚，等 . 最新 AD 研究用诊断标准 :IWG-2 标准 [J]. 神经病学与神经康复学杂志 ,2014,11(3): 133-143.

4. DE SOUZA L C, LAMARI F, BELLIARD S, et al. Cerebrospinal fluid biomarkers in the differential diagnosis of Alzheimer's disease from other cortical dementias[J]. J Neurol Neurosurg Psychiatry,2011,82(3): 240-246.

5. CLARK C M, SCHNEIDER J A, BEDELL B J, et al. Use of florbetapir-PET for imaging beta-amyloid pathology[J].Jama,2011,305(3): 275-283.

6. VERWEY N A, VAN DER FLIER W M, BLENNOW K, et al. A worldwide multicentre comparison of assays for cerebrospinal fluid biomarkers in Alzheimer's disease[J]. Ann Clin Biochem,2009,46(pt3): 235-240.

7. JOUBERT S, GOUR N, GUEDJ E, et al. Early-onset and late-onset Alzheimer's disease are associated with distinct patterns of memory impairment[J]. Cortex,2016,74: 217-232.

8. GERRITSEN A A, BAKKER C, VERHEY F R, et al. Prevalence of Comorbidity in Patients With Young-Onset Alzheimer Disease Compared With Late-Onset: A Comparative Cohort Study[J]. J Am Med Dir Assoc,2016,17(4): 318-323.

9. AZIZ A L, GIUSIANO B, JOUBERT S, et al. Difference in imaging biomarkers of neurodegeneration between early and late-onset amnestic Alzheimer's disease[J]. Neurobiol Aging,2017,54: 22-30.

10. MENDEZ M F. Early-onset Alzheimer Disease and Its Variants[J]. Continuum (Minneap Minn),2019,25(1): 34-51.

病例 5
以帕金森样症状为
突出表现的早发型阿尔茨海默病

导读 本文呈现一个以帕金森样症状为突出表现，最终经 AV45-PET 和基因检测确诊为 *PSEN1* de novo 突变的早发型阿尔茨海默病的病例。阿尔茨海默病多以认知功能障碍为主要表现，很少以帕金森综合征为突出表现，本病例丰富了对 *PSEN1* 突变所致阿尔茨海默病的临床表现的认识。

【病例简介】

1. **主诉** 因"记忆力下降 5 年，行动迟缓 2 年"入院。

2. **现病史** 患者男性，30 岁，大专文化，入院前 5 年无明显诱因出现记忆力减退，表现为不记得早上吃过的饭，不记得和女朋友的约会，但不明显影响日常工作和生活。2 年前开始出现行动迟缓，面部表情减少，自觉右侧肢体僵硬、活动不灵活，言语不清，曾先后就诊于多家医院，不规律单用或联用多巴丝肼、恩他卡朋、金刚烷胺、美金刚等药物治疗，最初肢体僵硬有所好转，后效果减弱。近 1 年自觉记忆力下降进行性加重，偶尔出现迷路现象，颈部前屈，不能抬头，肢体活动障碍持续加重且药物疗效减退，目前不能独立行走，遂就诊于笔者所在医院。

3. **既往史** 4~5 岁时曾 2 次出现癫痫发作，表现为双眼上翻，牙关紧闭，双上肢屈曲，呼之不应，无大小便失禁，两次发作间隔半年左右，脑电图监测未见明显异常，未予以特殊治疗。否认高血压病、糖尿病、冠心病等病史。否认肝炎、结核等传染病病史。否认手术外伤史。否认药物、食物过敏史。否认输血史。

4. **个人史** 吸烟史 5 支 /d，持续 8 年，否认饮酒史。否认冶游史，否认疫区久居史，否认放射性物质及化学毒物接触史。

5. **家族史** 否认家族性遗传病史及类似疾病史。父母及姐姐体健。有一位叔叔 30 多岁时患癫痫，目前服用抗癫痫药物控制，否认认知障碍和运动障碍。

6. **查体** 神经系统查体：卧立位血压均为 120/70mmHg，意识清楚，构音障碍，近记忆力减退，远记忆力正常，时间定向力下降，地点、人物定向力正常，计算力基本正常，面部表情减少，瞬目减少，余脑神经检查正常，四肢肌力 5 级，四肢肌张力增高，右侧更明显，双上肢腱反射（+++），双下肢腱反射（+++），双侧 Babinski 征阳性，深浅感觉正常，双侧轮替运动笨拙，双侧指鼻试验、跟膝胫试验稳准，一字步行走不能。

7. **辅助检查** 血常规、尿常规、粪便常规、叶酸、维生素 B_{12}、凝血功能、甲状腺功能、肿瘤标志物、风湿免疫、抗中性粒细胞胞浆抗体谱、抗核抗体谱、血和尿有机酸代谢相关检测均基本正常。生化全项：甘油三酯 5.24mmol/L ↑，肝肾功能、空腹血糖、电解质均正常。

腰椎穿刺脑脊液压力、常规、生化、免疫、病毒全项未见明显异常。

神经心理学评估：发病 4 年后评估结果示 MMSE 评分 24 分，MoCA 评分 19 分；发病 5 年后评估结果示 MMSE 评分 21 分，MoCA 评分 18 分，临床痴呆分级量表（CDR）为 1 分。

影像学检查（发病 3 年后）：头颅 MRI 示未见明显异常。FDG-PET 示双侧顶叶，颞叶（右侧明显）代谢减低。DAT-PET 示双侧壳核前部及后部多巴胺转运体分布减少，以左侧明显（图 5-1）。

脑电图：异常脑电图，左侧颞、前中颞区慢波，未见典型癫痫样放电。

基因检测：在患者的 *PSEN1* 基因外显子区域发现一处杂合突变点：c.697A > G（腺嘌呤 > 鸟嘌呤），导致氨基酸改变 p.M233V（甲硫氨酸 > 缬氨酸），根据 2015 年美国医学遗传学与基因组学学会（ACMG）发布的《序列变异解读标准和指南》，此突变位点为致病的突变。

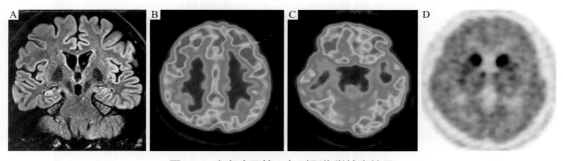

图 5-1　患者病程第 3 年时影像学检查结果

A. 头颅 MRI 示未见明显异常；B、C.FDG-PET 示双侧顶叶，颞叶（右侧明显）代谢减低；
D.DAT-PET 示双侧壳核前部及后部多巴胺转运体分布减少，以左侧明显。

8. **入院诊断**　认知障碍、帕金森综合征。

【临床分析与决策】

患者以认知障碍起病，帕金森样症状为突出表现，表现为记忆力下降，动作迟缓，肢体僵硬、活动不灵活，姿势异常，查体可见近记忆力减退，时间定向力下降，面部表情减少，四肢肌张力增高，双侧腱反射活跃，双侧 Babinski 征阳性，双侧轮替运动笨拙等，故定位诊断考虑为高级皮质、锥体外系、锥体束及小脑损害。

该患发病年龄小于 30 岁，隐匿起病，缓慢进展，症状持续 5 年，否认遗传史和类似疾病家族史，以记忆力下降为首发症状，基因检测发现在 *PSEN1* 基因外显子区域存在致病的突变，结合神经心理学评估及影像学，考虑为早发型阿尔茨海默病的可能性大。但患者在病程中出现突出的运动功能障碍，表现为帕金森样症状，如行动迟缓，肢体僵硬，肌张力增高，姿势异常，无静止性震颤，DAT-PET 示双侧壳核前部及后部多巴胺转运体分布减少，支持帕金森综合征诊断。此患者的临床表现、认知障碍与帕金森样症状出现的先后关系均不支持帕金森病痴呆及路易体痴呆的诊断，而阿尔茨海默病主要表现为认知功能障碍、日常生活能力下降及精神行为异常等，较少在病程的早期出现帕金森样症状，此患者的认知障碍和帕金森综合征是否可用一元论解释？我们考虑进一步完善患者父母的基因检测寻找致病基因的来源，行 AV45-PET 检查明确诊断。

【诊断】

PSEN1 新生突变（de novo mutation）的早发型阿尔茨海默病

【诊治过程】

入院后行头颅 MRI 检查示双侧海马轻度对称性萎缩，FDG-PET 示双侧后顶部、右中颞部 FDG 代谢减低，AV45-PET 示双侧额叶、后扣带回、尾状核、壳核及丘脑 AV45 弥漫性异常沉积（图 5-2），其父母的基因检测结果示 *PSEN1* 基因外显子区域没有携带相同的突变，故诊断为 *PSEN1* 新生突变（de novo mutation）的早发型阿尔茨海默病。

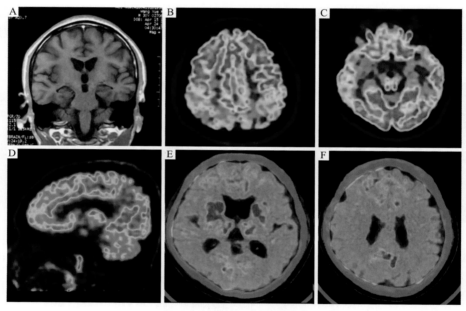

图 5-2　患者头颅 MRI 表现

A. 双侧海马轻度对称性萎缩；B ~ D.FDG-PET 示双侧后顶部、右中颞部 FDG 代谢减低；

E、F.AV45-PET 示双侧额叶、后扣带回、尾状核、壳核及丘脑 AV45 弥漫性异常沉积。

治疗上给予多巴丝肼 0.125g，每日 3 次口服，口服 1 小时后运动症状较前明显缓解，但药效持续时间短，且有明显的开关现象，予以加用恩他卡朋 0.1g，每日 3 次口服后症状改善。同时，予以多奈哌齐 5mg 每日 1 次口服。

【预后及随访】

出院后患者运动和认知症状逐渐加重，口服多巴丝肼、恩他卡朋及多奈哌齐治疗无效，遂自行停用。出院后 1 年开始行走及翻身困难，认知功能进行性下降，加用美金刚每日 1 次 20mg 口服，出院后 2 年时患者行走不能，卧床，言语不能，不认识家人。

【讨论】

阿尔茨海默病（Alzheimer's disease，AD）以 65 岁为界，可以分为早发型阿尔茨海默病（early onset Alzheimer's disease，EOAD）和晚发型阿尔茨海默病，其中约 62% 的早发型阿尔茨海默病有家族史，大部分以常染色体显性方式遗传。目前已知 *APP*、*PSEN1*、*PSEN2* 三个基因突变可导致早发型阿尔茨海默病，其中最常见的为 *PSEN1* 突变引起。*PSEN1* 基因突变导致的 EOAD 首发症状常常为记忆力减退，并逐渐表现出典型 AD 的相关症状，如时间及空间定向力减退，理解、计算、判断、语言能力减退、性格改变及精神症状如幻觉、错觉等。但不同的 *PSEN1* 基因突变位点，可伴有不同的临床表现，如帕金森样症状、语言障碍、肌阵挛、异常步态、腱反射异常及癫痫发作等。

PSEN1 基因的 233 号密码子为突变热点，除了本患者的 M233V 突变外，尚有 M233L、M233T、M233I 突变的报道，且均被证实为致病突变。233 号密码子突变的患者起病年龄均较早，发病年龄为 27 ~ 46 岁，且病程进展均较快。临床表现除了逐渐加重的记忆障碍、性格和行为改变、语言障碍等认知功能减退外，还容易有构音障碍、步态异常、癫痫等晚发 AD 相对少见的神经系统表现。目前，*PSEN1* 基因 M233V 突变所致家族性 AD 共被报道 2 次，患者多有明显的锥体外系症状、共济失调及癫痫。M233V 突变主要通过改变 PSEN1 蛋白的第 5 跨膜区结构引起蛋白质、γ 分泌酶功能异常，导致 β 淀粉样蛋白在体内异常升高，进而因 Aβ 的神经毒性作用及异常聚集，引起神经元损害而致痴呆。

该患为青年男性，隐袭起病，无明确家族遗传史，以记忆力下降为首发症状，症状进行性加重，在病程的第 3 年出现面部表情减少，四肢肌张力增高，颈部前屈，双侧腱反射活跃，病理征阳性等体征。由于存在认知障碍和帕金森综合征，首先考虑为帕金森病痴呆，但其除有锥体外系受累外，尚有双侧锥体束征、共济失调，后期对左旋多巴效果不佳，因此，并非单纯的原发性帕金森病，且认知障碍发生在帕金森样症状出现之前，故不支持帕金森病痴呆的诊断。路易体痴呆（DLB）的患者认知障碍可发生在帕金森样症状出现之前或之后 1 年内，但其认知功能障碍均以执行功能和视空间能力障碍为突出表现，且该患者不具备 DLB 的症状波动性、视幻觉及快速眼球运动睡眠期行为障碍等症状，FDG-PET 未见枕叶葡萄糖低代谢，故不考虑为路易体痴呆。此外，多系统萎缩（MSA）及进行性核上性麻痹（PSP）均可出现锥体外系受累、锥体束征、小脑受损及认知障碍，但 MSA 和 PSP 认知功能障碍程度较轻，且该患尚无 PSP 必备的垂直性核上性眼肌麻痹的表现，无 MSA 常见的自主神经功能障碍，FDG-PET 在壳核、中脑、脑桥、丘脑和小脑区域未表现有葡萄糖代谢减低，故可排除 MSA 和 PSP 的可能性。此患者的 *PSEN1* 基因上存在致病性的错义突变 c.697A > G（p.M233V），其症状与目前已报道的 M233V 突变所致家族性 AD 的临床表现相似，所以我们考虑为 *PSEN1* 基因突变所致的早发型阿尔茨海默病，但在患者父母 *PSEN1* 基因的同一位点上未发现相同的致病突变，故诊断为 *PSEN1* 新生突变（de novo mutation）的早发型阿尔茨海默病。

de novo 突变是遗传的一种极端方式，是指父母亲并不具有的，继承自父母亲生殖细胞在减数分裂时发生的随机突变，突变在精子和卵子形成受精卵的过程中产生，是一种胚系突变。de novo 突变在散发性疾病中起着十分重要的作用，该患者的家系中无阿尔茨海默病及相关疾病的家族史，揭示此患者系散发病例，而非家族性患者。*PSEN1* 基因检测结果示，患者双亲的 *PSEN1* 基因的第 233 位密码子均正常，说明患者携带的突变为 de novo 突变。该病例提醒我们在临床工作中遇到发病年龄早，无明确家族史，非典型 AD 表现的患者，在诊断时一定要谨慎，尽管 de novo 突变较少见，但散发的零星病例要注意想到此可能性，以免误诊。

（刘丽）

【专家点评】

阿尔茨海默病多以认知障碍起病，逐渐出现日常生活能力下降和精神行为异常，较少在病程的早期出现帕金森综合征的表现，本病例系以帕金森样症状为突出表现，最终经 AV45-PET 和基因检测确诊为 *PSEN1* de novo 突变的早发型阿尔茨海默病。*PSEN1* 突变的 AD 患者临床表型具有明显的异质性，很多患者在疾病发展过程中，甚至早期即可出现肌阵挛、癫痫发作、锥体外系受累、锥体束征、共济失调、精神症状、失语症、视觉失认、卒中样发作等表现，易与额颞叶痴呆、帕金森病、路易体痴呆、多系统萎缩、进行性核上性麻痹、克-雅病、进行性痉挛性截瘫、隐性遗传性共济失调等疾病相混淆，为 AD 的早期诊断带来了一定困难，所以对于此类发病年龄早，症状不典型且无阳性家族史的患者，需完善 PiB-PET 或 AV45-PET、基因检测等检查，以助于鉴别。

目前大多数阴性家族史的早发型阿尔茨海默病患者为散发性病例，但部分患者的基因检测结果揭示存在致病突变，可能与不完全外显、de novo 突变有关。de novo 突变是原发性突变，亲代没有，但可遗传直至子代。所以对于此类 EOAD 患者需积极进行相关基因检测，明确早发型阿尔茨海默病的诊断，为家系成员进行准确的遗传咨询，为下一代的产前诊断提供依据，以降低早发型阿尔茨海默病患儿的出生率。

（武力勇）

│ 参考文献 │

1. HOULDEN H, CROOK R, DOLAN R J, et al. A novel presenilin mutation (M233V) causing very early onset Alzheimer's disease with Lewy bodies[J]. Neurosci Lett,2001,313(1-2): 93-95.

2. APPEL-CRESSWELL S, GUELLA I, LEHMAN A, et al. PSEN1 p.Met233Val in a Complex Neurodegenerative Movement and Neuropsychiatric Disorder[J]. J Mov Disord, 2018,11(1): 45-48.

3. LIU J, WANG Q, JING D, et al. Diagnostic Approach of Early-Onset Dementia with Negative Family History: Implications from Two Cases of Early-Onset Alzheimer's Disease with De Novo *PSEN1* Mutation[J]. J Alzheimers Dis,2019,68(2):551-558.

4. CARECCHIO M, PICILLO M, VALLETTA L, et al. Rare causes of early-onset dystonia-parkinsonism with cognitive impairment: a de novo *PSEN-1* mutation[J]. Neurogenetics,2017,18(3):175-178.

5. LOU F, LUO X, LI M, et al. Very early-onset sporadic Alzheimer's disease with a de novo mutation in the *PSEN1* gene[J]. Neurobiol Aging, 2017,53:193.e1-193.e5.

病例 6

与正常颅压脑积水共病的阿尔茨海默病

 导读 痴呆可由多种疾病所引起，其中阿尔茨海默病是最常见类型，影像学上主要提示有脑萎缩和脑室扩大，但是遇到有明显脑室扩大时需要注意与正常颅压脑积水的鉴别。需要指出的是，鉴别脑萎缩引起的侧脑室扩大和正常颅压脑积水引起的侧脑室扩大是临床的一个难点，本病例从临床角度剖析这一问题的诊疗思路。

【病例简介】

1. **主诉** 记忆力下降、反应迟钝 4 年余。

2. **现病史** 患者男性，64 岁，浙江诸暨人。4 年前无诱因出现记忆力下降，近记忆下降为主，主要为容易忘事，熟人名字叫不出，对答时反应变慢，不会算钱，原来熟悉的地方搞不清楚方向，无迷路现象，生活尚能自理，2015 年 11 月于中国香港某医院就诊，考虑阿尔茨海默病（AD），予美金刚 10mg，每日 1 次，口服；卡巴拉汀贴剂 9.5mg 每日 1 次，外用治疗，持续至今。症状逐渐加重，2017 年起方向感进一步变差，出门不知道回家的路，上厕所要带他去，否则找不到厕所；经常怀疑有小偷，脾气变差，睡眠差；生活不能自理，衣裤不分，言语越来越少，行走变慢，近来偶有小便急迫、失禁，无饮水呛咳及吞咽障碍。曾在中国香港某医院分别于 4 年前和 2 年前检查头颅 MRI，现为进一步诊治来笔者所在医院门诊就诊，门诊拟"记忆力下降待查"收住入院。

患者自病以来，神志清楚，精神可，胃纳可，睡眠欠佳，体重无明显变化。

3. **既往史** 高血压病 10 余年，入院前用药厄贝沙坦片 0.15g 每日 1 次，硝苯地平控释片 30mg 每日 1 次，肠溶阿司匹林 0.1g 每日 1 次，瑞舒伐他汀 10mg 每日 1 次，美托洛尔缓释片 47.5mg 每日 1 次。2012 年经历车祸（所坐的车子打转一圈），否认意识丧失，否认颅内出血。

4. **个人史** 否认烟酒嗜好。企业高管已退休，初中文化。

5. **家族史** 否认家族史。

6. **查体** 呼吸 18 次 /min；体温（口）37.3 度；脉搏 64 次 /min；血压 125/74mmHg。神志清楚，精神软，脑膜刺激征阴性；双侧瞳孔等大等圆，直径 3mm，对光反射灵敏，眼球运动到位，未及眼震；双侧额纹存在，双侧鼻唇沟对称，口角无歪斜，伸舌居中。四肢肌力 5 级，肌张力正常，指鼻试验、闭目难立征、直线行走阴性；双侧浅反射正常，双侧腱反射（++），双侧 Babinski 征未引出。粗测计算力、记忆力、定向力下降。

7. 辅助检查　头颅 MRI（2017-10-18）：双侧脑白质从额部到枕部可见多个 T_2 高信号灶，与慢性微血管缺血相适应。中央脑桥梗死可能。脑萎缩伴脑室扩大，与 2015-11-06 影像片相仿。

8. 入院诊断　重度痴呆：阿尔茨海默病可能；合并正常颅压脑积水可能。

【临床分析与决策】

亟须解决的临床问题是患者存在明显的多认知域的认知功能障碍，对生活已经造成影响，痴呆诊断成立，下一步需要分析痴呆的病因。患者记忆力下降为主，有视空间定向的下降，通过进一步评估排除代谢、梅毒、血管性痴呆等因素，考虑神经变性病，结合患者年龄、认知功能下降的主要初发临床表现，无不对称肢体运动障碍，无明显的性格改变行为异常等表现，首先考虑是阿尔茨海默病性痴呆，后出现显著言语减少，行走变慢，小便失禁等皮质下痴呆的表现，这些表现无法用单纯神经变性病来解释，结合影像学侧脑室扩大，需考虑脑积水可能，未发现脑脊液循环中的梗阻，无头痛，需要考虑正常颅压脑积水（normal pressure hydroencephalus，NPH）。然患者以记忆力下降，视空间下降为初发表现，痴呆症状重，步态异常和小便失禁相对轻，也无法用单纯脑积水来解释患者的发病和发展过程。神经变性病和 NPH，两者的治疗方案是不同的，预后也是不同的，因此需要进一步评估以明确诊断，再确定治疗方案，是否需要进行分流手术。

从医师的视角，如果是神经变性病，目前主要是促智药的使用和认知训练，如果给神经变性病进行了分流术，术后效果不好，家属不好接受，有医疗纠纷的可能。在不是进行科研项目和临床试验的前提下，手术不可取，所以需要临床区分是否合并脑积水。但如果患者存在脑积水而没有识别出来，会错过给患者分流改善病情的机会，是很可惜的，也存在纠纷的风险。

如果患者是 NPH，可考虑分流手术缓解症状，向患者家属充分告知手术风险、费用、术后并发症的可能，以及术后患者的病情能在多大范围内得到减轻，在知情同意的前提下建议分流手术并根据各中心神经外科的临床操作经验进行术式的选择。

如果患者存在神经变性病和 NPH 的共病，患者总的病程是进行性加重的，是否需要进行分流手术依赖于脑积水和变性病在患者的疾病中的权重、神经变性病的类型、患者身体状况如心肺状况、有无合并肿瘤、患者年龄和预期存活年限等因素，这些因素都可能给手术和术后的恢复带来影响。需要权衡手术带来的益处和风险，评估给患者带来多大净益处，结合家属对治疗效果的预期和对整个病程的长期加重的理解做决定。神经变性病和 NPH 都会引起病情的进行性加重，但分流在一定程度上会逆转脑积水的病情，如果患者同时存在脑积水和神经变性病，分流手术可能在术后带来患者病情的好转，但是这种好转主要是脑积水的病情缓解带来的，而神经变性病还是存在的，所以是部分好转，这是需要家属知道的第一点，第二点是神经变性病的存在会导致这种病情的好转主要是步态和尿便障碍方面，认知改善是部分、暂时的，随着神经变性病的进展，患者的认知长期来讲还是会进行性加重。所以医师一方面需要分析 NPH 对患者的病情的贡献是多少，分流术后患者哪些症状可能改善，哪些症状可能不会改善，术后患者可能恢复到什么程度，另一方面，还要告知家属手术的费用和风险。让患者及家属充分知情，明白病情，以及不同的选择带来的生活质量的差异，做出对患者和家属合适的选择并对今后病情的可能状况做好准备。

　　在本病例的治疗方案思考中，延长患者寿命和提高患者的生活质量，提高患者家属的生活质量都是重要的考虑因素。

　　目前脑积水的药物治疗效果总体来说非常有限，促智药对脑积水的认知和生活能力的影响也作用有限。不考虑分流手术而单纯考虑神经变性病的对症治疗可能导致失去逆转疾病、延长患者生命和提高患者、家属生活质量的机会。

　　可选择的治疗方案：

　　1. AD 的对症治疗　如胆碱酯酶抑制剂、N-甲基-D-天冬氨酸（N-methyl-D-aspartate，NMDA）受体拮抗剂及其他促智药。

　　2. 尝试脑室腹腔分流手术　手术效果可能欠佳，有发生感染等并发症的风险。

【诊断】

重度痴呆

很可能阿尔茨海默病

临床可疑正常颅压脑积水

【诊治过程】

　　入院后进一步评估：血常规、生化、同型半胱氨酸、糖化血红蛋白、甲状腺功能、血维生素 B_{12}、叶酸水平、RPR、免疫、肿瘤指标（包括 CEA、AFP、CA125、CA199）相关检测结果均正常范围。

　　头颅 MRI（2019-03-29）提示侧脑室明显扩大，颞角扩大，侧脑室壁局部膨隆，侧脑室前后角旁白质水肿表现，Evan's 指数 > 0.3，胼胝体角 < 90°（图 6-1）。

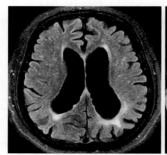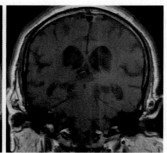

图 6-1　患者头颅磁共振表现（2019-03-29）

　　脑葡萄糖代谢显像（2019-03-27）提示全脑葡萄糖代谢减低。

　　脑血流灌注显像（2019-04-04）提示双侧额叶、左侧颞叶、左侧枕叶及双侧基底节血流灌注减低，请结合临床。

　　EEG（2019-04-02）示轻～中度异常。MMSE 评分 1 分，MOCA 评分 2 分。

　　腰穿放液试验及步态分析：无明显改善，尿急迫略好转，患者家属拒绝持续腰穿放液试验。

　　脑脊液：压力 190mmH$_2$O，无色透明，红细胞 86.0/μl，隐血阴性，考虑穿刺损伤；白细胞 2.0/μl，脑脊液葡萄糖 4.47mmol/L，脑脊液氯化物 120mmol/L，脑脊液微量蛋白 421.0mg/L。脑脊液 Aβ$_{42}$ 409pg/ml ↓，p-tau 50.66pg/ml（在正常范围），T-tau 469pg/ml ↑。

患者有主观主诉和客观证实的认知功能下降，明显影响工作和生活能力，符合 1984 卒中研究所 - 老年性痴呆及相关疾病学会（NINCDS-ADRDA）痴呆诊断标准，根据患者症状和辅助检查以及脑脊液结果，患者符合国际工作组最新版 AD 诊断标准很可能 AD，根据中国特发性正常颅压性脑积水诊治专家共识，符合临床可疑 NPH。

因患者以认知下降为主，步态和尿便障碍较轻，腰穿放液试验无明显改善，与家属沟通病情，告知存在阿尔茨海默病，合并 NPH 可能，告知分流手术及药物治疗的不同选择，以及患者选择不同治疗方案可能的病情转归，患者家属选择不手术，继续药物治疗。建议密切随访，如果病情加重及时复诊评估，尽早分流手术。

【预后及随访】

患者目前没有诊疗并发症，需要随访，如果患者的病情进一步加重，尤其是步态和大小便障碍加重，建议患者及时就诊，复查头颅 MRI，患者病情的加重会促使患者家属重新权衡手术的获益，接受分流手术治疗。虽然说对于脑积水，尽早手术会更好改善预后，但是对于家属来讲和对于医患沟通来讲，药物治疗和随访是目前双方都能接受的选择。

【讨论】

NPH 和神经变性病的鉴别诊断和共病问题，目前受到越来越多的关注。一方面，NPH 和神经变性病因为临床表现的部分重叠，临床鉴别存在困难；另一方面，大量研究表明，NPH 患者中神经变性病如 AD 的患病率明显高于一般人群。Savolainen 早在 1999 年发表的文章中就提出，在拟诊 NPH 并进行分流手术的皮质活检标本中 31%~50% 存在 AD 病理；Golomb 在 2000 年发表的研究也在 NPH 患者进行分流手术的皮质活检标本中发现 75% 存在 AD 病理；Cabral 于 2011 年提供的数据是 89%（8/9）；Pomeraniec 于 2018 年发表的数据为 19%（27/142）；一项对 77 例 iNPH、691 例 AD 和 638 例年龄匹配的对照人群中进行 *ApoE* 基因型的检测，发现 *APOE* ε4 基因型的比率在 NPH 和正常对照组中没有差异，提示 AD 和 NPH 的共病不是由于基因的作用。还有研究显示，AD 和 NPH 患者的脑脊液产生速度均比正常对照有明显下降，基于此，Silverberg 等认为 AD 和 NPH 两种疾病都与脑脊液动力学的改变有关。如果脑脊液生成减少，毒性淀粉样蛋白沉积产生 AD；如果脑脊液流出受阻，会导致 NPH；AD 患者中如果淀粉样蛋白沉积于蛛网膜颗粒，或者 NPH 中脑内淀粉样蛋白沉积增多，会导致 AD 和 NPH 的共病。

脑脊液中 $A\beta_{42}$ 被用于 AD 的诊断已列入指南，对超过 1 000 例 NPH 患者经过活检或者尸检证实的痴呆进行 AD 生物标志物的检测，用 $A\beta_{42}$/ 总 tau 指数（$A\beta_{42}$/total tau index，ATI）=1 作为界值对 AD 诊断的灵敏度是 0.83，特异度是 0.72。脑脊液中 $A\beta_{42}$ 水平在 NPH 中的检测已有多篇文献报道，Chen 等荟萃分析了 NPH 患者的脑脊液生物标志物测定，发现 NPH 患者的脑脊液 T-tau 和 p-tau 水平明显低于 AD 患者和正常对照，$A\beta_{42}$ 水平低于正常对照，高于 AD 患者。该文献中的 NPH 没有排除合并 AD 的患者，由于 NPH 与 AD 的高共病率，对 $A\beta_{42}$ 在 AD 和 NPH 的鉴别以及共病鉴别中的价值需要更细的分组去进一步证实。

本病例中患者临床有痴呆、步态异常和小便障碍三联征，影像学有侧脑室明显扩大，颞角扩大，侧脑室壁局部膨隆，侧脑室前后角旁白质水肿表现，Evan's 指数 > 0.3，胼胝体角 < 90° 等表现，符合脑积水影像学表现，但是腰穿放液试验（tap test，TT）改善不明显，一方面与 AD 的共病可能导致认知的多因素影响，另一方面 TT 的阳性预测值达 88%

但阴性预测值只有 18%，预测准确率只有 53%，TT 阴性不能排除引流手术有效。对于 TT 阴性患者可以进一步做腰穿外引流（external lumbar drainage，ELD），但目前没有高质量证据支持认为 ELD 有反应就能够预测引流术的效果。这给 NPH 的诊断和治疗带来困难。

所以在临床中遇到痴呆患者合并步态和 / 或尿便障碍，有侧脑室的明显扩大及其他 NPH 的影像学征象，需注意神经变性病与脑积水的鉴别和共病的可能。

（卢佩琳）

【专家点评】
这是一例首先出现渐进性发展的视空间能力减退和明显的精神症状，之后出现走路变慢、小便失禁症状的患者，外院诊断为 AD，但没关注到认知精神症状与逐渐出现的行走变慢、小便失禁症状，以及头颅 MRI 脑室明显扩大之间的联系。医师敏锐地观察到两者之间可能存在共病的关系，并从文献复习、伦理、治疗等多方面进行思考，显示了良好的临床思维能力。

如何理解认知障碍、行走慢、小便失禁与脑室扩大（本例主要考虑为 NPH 还是脑萎缩所致）之间的关系，是本例诊断的关键。现有的文献已提示，AD 共病 NPH 不少见，但两者的鉴别诊断较困难。脑脊液中的 Aβ、p-tau 的结果并不能鉴别 AD 与 NPH。从影像学角度看，AD 的脑室扩大往往因为脑萎缩所致，但无脑室周围低密度戴帽征，这一点与 NPH 不同。有研究认为不同脑室周围和深部白质区的平均表观扩散系数（apparent diffusion coefficient，ADC）的差异可以鉴别 AD 与 NPH。通常 NPH 的临床表现为认知障碍、步态异常和小便障碍三联征，但步态和平衡障碍是主要表现，典型表现为缓慢的曳步、双下肢上抬困难、步基宽；而认知减退和尿失禁随着疾病的进展出现，尤其是尿失禁的发生比例相对低。本例患者行走缓慢较明显，排除帕金森相关疾病后，要考虑存在 NPH。与 AD 患者比较，NPH 认知障碍主要是额叶功能受损为主，特征是执行功能障碍、精神运动缓慢和情绪症状尤其是淡漠，而记忆功能和方向感则保存得更好。Walchenbach 等认为 NPH 的记忆缺失模式是额叶型的，在额叶型中，回忆对识别的影响不成比例，识别记忆相对保持，而 AD 患者的回忆和识别都受到损害。本例患者首先表现出近记忆下降，方向感障碍，符合 AD 临床特点；但对答时反应变慢，提示其精神运动缓慢，结合脑室扩大，不能除外 NPH。

脑室腹腔分流手术是目前 NPH 治疗最重要的方法，疗效较好；但对于与 AD 共病的 NPH 患者，可能只有 18% 有效。有研究发现腰穿放液试验在 NPH 队列中有 44.6% 的患者症状得到改善，但在 NPH+AD 患者中只有 18.2% 有效。本例采用了腰穿放液试验，疗效不明显，由于观察时间短，暂不能判断腰穿放液试验是否有效。虽然早期治疗可能对预后带来一些好处，鉴于目前患者 NPH 相关的症状不严重，在家属不同意的情况下，暂缓脑室腹腔分流手术治疗是明智的选择。

（陈炜）

| 参 考 文 献 |

1. HALPERIN J J, KURLAN R, SCHWALB J M, et al. Practice guideline: Idiopathic normal pressure hydrocephalus: Response to shunting and predictors of response: Report of the Guideline Development, Dissemination, and Implementation Subcommittee of the American Academy of Neurology[J]. Neurology, 2015, 85(23):2063-2071.

2. SAVOLAINEN S, PALJARVI L, VAPALAHTI M. Prevalence of Alzheimer's disease in patients investigated for presumed normal pressure hydrocephalus: a clinical and neuropathological study[J].Acta Neurochir (Wien), 1999, 141(8):849-853.

3. GOLOMB J, WISOFF J, MILLER D C, et al. Alzheimer's disease comorbidity in normal pressure hydrocephalus: prevalence and shunt response[J]. J Neurol Neurosurg Psychiatry, 2000, 68(6):778-781.

4. CABRAL D, BEACH T G, VEDDERS L, et al. Frequency of Alzheimer's disease pathology at autopsy in patients with clinical normal pressure hydrocephalus[J]. Alzheimers Dement, 2011, 7(5):509-513.

5. POMERANIEC I J, TAYLOR D G, BOND A E, et al. Concurrent Alzheimer's pathology in patients with clinical normal pressure hydrocephalus[J]. J Neurosurg Sci, 2020, 64(2):130-132.

6. SILVERBERG G D, MAYO M, SAUL T, et al. Alzheimer's disease, normal-pressure hydrocephalus, and senescent changes in CSF circulatory physiology: a hypothesis[J]. Lancet Neurol, 2003, 2(8):506-511.

7. CHEN Z, LIU C, ZHANG J, et al. Cerebrospinal fluid Abeta42, t-tau, and p-tau levels in the differential diagnosis of idiopathic normal-pressure hydrocephalus: a systematic review and meta-analysis[J]. Fluids Barriers CNS, 2017, 14(1):13.

8. PANAGIOTOPOULOS V, KONSTANTINOU D, KALOGEROPOULOS A, et al. The predictive value of external continuous lumbar drainage, with cerebrospinal fluid outflow controlled by medium pressure valve, in normal pressure hydrocephalus[J]. Acta Neurochir (Wien), 2005, 147(9):953-958.

9. GRAFF-RADFORD N R. Alzheimer CSF biomarkers may be misleading in normal-pressure hydrocephalus[J]. Neurology, 2014, 83(17):1573-1575.

10. WILLIAMS M A, RELKIN N R. Diagnosis and management of idiopathic normal-pressure hydrocephalus[J]. Neurol Clin Pract, 2013, 3(5):375-385.

11. WALCHENBACH R, GEIGER E, THOMEER R T,et al. The value of temporary external lumbar CSF drainage in predicting the outcome of shunting on normal pressure hydrocephalus[J]. J Neurol Neurosurg Psychiatry, 2002, 72(4):503-506.

额颞叶痴呆篇

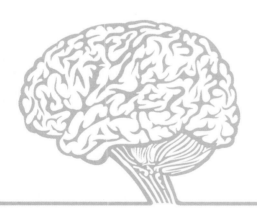

病例 7

以帕金森综合征为
首发症状的额颞叶痴呆

 导读 本文呈现一个以帕金森综合征为首发症状，最终经基因检测确诊为 17 号染色体相关的额颞叶痴呆合并帕金森综合征（FTDP-17）的病例。FTDP-17 作为额颞叶变性（FTLD）的特殊类型，目前国内报道很少，其临床表现具有明显的异质性，易于误诊、漏诊。

【病例简介】

1. **主诉** 因"头晕 10 个月，进行性行动迟缓 7 个月，加重 1 个月，认知功能下降半个月"入院。

2. **现病史** 患者男性，40 岁，小学文化。于入院前 10 个月无明显诱因出现间断头晕，无视物旋转及恶心、呕吐，测血压正常，未经治疗头晕自行缓解。约 7 个月前患者出现行动迟缓，主要表现为抬胳膊、走路等动作变慢，伴面部表情减少及眼球活动减慢，无肢体震颤，症状进行性加重。1 个月前上述症状加重，出现行走时起步困难，躯干前倾，步伐快，步距小，双臂摆动减少，止步困难，伴肢体僵硬感；半个月前患者出现反应迟钝，重复言语，性格改变（社交退缩、淡漠、对家人漠不关心），不注意个人卫生，偶有脾气暴躁及冲动行为，生活不能自理。

3. **既往史** 平素健康状况良好，否认高血压病、糖尿病、冠心病等病史。否认肝炎、结核等传染病病史。否认手术外伤史。否认药物、食物过敏史。否认输血史。

4. **个人史** 吸烟史 40 支 /d，持续 20 年，否认饮酒史。否认冶游史，否认疫区久居史，否认放射性物质及化学毒物接触史。已婚，配偶健康状况良好，育有 1 子 1 女，子女体健。

5. **家族史** 患者外婆、外婆的弟弟、母亲、一姨、一舅及一表妹有行动迟缓、认知障碍、性格及行为异常等类似病史。患者姐姐，48 岁，3 年前出现与患者相似症状，同样首发症状为头晕，约 3 个月后出现进行性行动迟缓、肢体僵硬，约 1 年多后出现认知功能下降。

6. **查体** 神经系统查体：卧立位血压均为 130/80mmHg，意识清楚，语言流利，记忆力、计算力、定向力等高级皮质功能基本正常，面部表情减少，瞬目减少，双眼上视稍不充分，其余各方向运动可，余脑神经检查正常。四肢肌力 5 级，肌张力稍高，双上肢腱反射（+++），双下肢腱反射（++++），双侧 Babinski 征阳性，双侧轮替运动灵活，双侧指鼻试验、跟膝胫试验稳准，深浅感觉正常，Romberg 征阴性。行走时躯干前倾，小碎步，摆臂减少。

7. 辅助检查　血常规、尿常规、粪便常规、叶酸、维生素 B_{12}、凝血功能、甲状腺功能、肿瘤标志物、风湿免疫、抗中性粒细胞胞浆抗体谱、抗核抗体谱、生化全项均基本正常；生化：甘油三酯 2.97mmol/L ↑，肝肾功能、空腹血糖、电解质均正常。

脑脊液：腰椎穿刺压力 185mmH₂O，脑脊液常规、生化、免疫、病毒全项未见明显异常。

神经心理学评估：MMSE 评分 24 分，MoCA 评分 24 分。

神经影像学：头颅 CT 未见明显异常。头颅 MRI 未见明显异常。SPECT 显示右侧额叶、顶叶、颞叶、枕叶皮质葡萄糖代谢较对侧减低；双侧基底节、丘脑葡萄糖代谢减低，以右侧为著；左侧小脑半球葡萄糖代谢较对侧减低（图 7-1）。多巴胺转运体 PET 显示：双侧基底节区各神经核团代谢不均匀减低，以右侧为著（图 7-2）。

多导睡眠图（PSG）：睡眠效率降低，睡眠潜伏期延长；睡眠结构紊乱，Ⅰ期睡眠比例增多，Ⅱ期睡眠比例减少，深睡眠比例正常，REM 期比例减少，REM 期潜伏期延长；可见周期性腿动事件。

8. 入院诊断　帕金森叠加综合征。

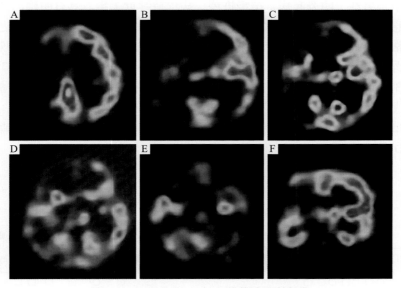

图 7-1　患者头颅 SPECT 葡萄糖代谢显像

A～C. 右侧额叶、顶叶、颞叶、枕叶皮质葡萄糖代谢较对侧减低；D. 双侧基底节、丘脑葡萄糖代谢减低，以右侧为著；E. 左侧小脑半球葡萄糖代谢较对侧减低；F. 右侧大脑半球皮质葡萄糖代谢较右侧减低。

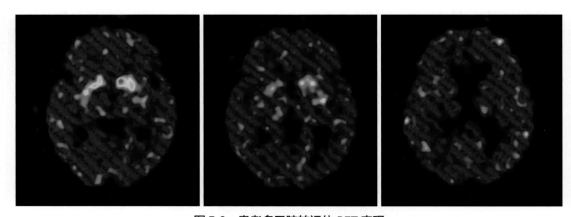

图 7-2　患者多巴胺转运体 PET 表现

可见双侧壳核和尾状核放射性分布不均匀减低，右侧摄取率低于左侧。

【临床分析与决策】

该患首发症状为帕金森病症状，表现为动作迟缓、强直，姿势异常，眼动异常，查体可见面部表情减少，四肢肌张力略增高，行走时躯干前倾，双侧腱反射活跃、亢进，双侧 Babinski 征阳性等，故定位诊断考虑为锥体外系和锥体束损害。

患者为中年男性，隐袭起病，缓慢进展，病程持续近 1 年。具有明确的家族史，详细采集相关信息，发现此家系 5 代共 15 例患者（图 7-3），症状多表现为行动迟缓、认知障碍、性格异常及语言损害等，符合常染色体显性遗传规律，且存在遗传早现现象。患者在家系图中编号Ⅳ -4，第二代发病年龄均为 40 ～ 60 岁，发病至死亡时间 6 ～ 7 年。第三代发病年龄为 37 ～ 50 余岁，发病至死亡时间 3 ～ 7 年，其中Ⅲ -5 50 岁发病，目前已发病 2 ～ 3 年。第四代发病年龄为 23 ～ 40 岁，其中Ⅳ -22 的父母为家族内近亲结婚，23 岁发病，突发失明、口吃，1 年多后去世；Ⅳ -23 40 岁发病，广州某医院诊断为帕金森病，行脑深部电刺激（DBS）手术治疗后好转。第五代尚未发病，年龄 4 ～ 25 岁。

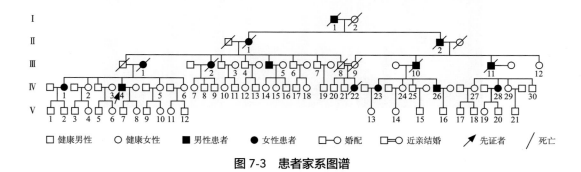

图 7-3　患者家系图谱

患者的症状、体征及辅助检查支持帕金森综合征的诊断，但其除有锥体外系受累外，尚有双侧锥体束征，因此，并非单纯的帕金森病而为帕金森叠加综合征。结合明确的家族史及家系中患者的临床表现，考虑可能为额颞叶变性（frontotemporal lobar degeneration，FTLD）的特殊类型——17 号染色体相关的额颞叶痴呆合并帕金森综合征（frontotemporal dementia with parkinsonism linked to chromosome 17，FTDP-17），故进一步进行 FTLD 相关的基因检测明确诊断。

【诊断】

17 号染色体相关的额颞叶痴呆合并帕金森综合征（FTDP-17）

【诊治过程】

予多巴丝肼 0.125g，每日 3 次口服治疗，治疗有效，患者诉肢体僵硬感稍减轻，面部表情较前增多。

基因检测结果回报：在患者和其姐姐的 *MAPT* 基因外显子区域均发现一处杂合突变点：c.1788T > G（胸腺嘧啶 > 鸟嘌呤），导致氨基酸突变（天冬酰胺 > 赖氨酸）（图 7-4）。根据 HGMDpro 数据库报道情况，此突变位点报道为致病突变，明确了家族性 FTDP 的诊断。

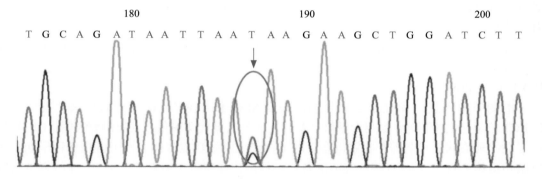

图 7-4　患者基因检测结果

患者 *MAPT* 基因第 11 外显子存在杂合突变 c.1788T > G（胸腺嘧啶 > 鸟嘌呤）。

【预后及随访】

出院后 1 年患者症状加重，将多巴丝肼剂量调整至 0.25g，每日 3 次治疗后仍然无效，患者症状进行性加重，并出现严重认知功能下降，不与人交流，淡漠，行动困难，开始卧床，出院后 2 年患者去世。

【讨论】

17 号染色体相关的额颞叶痴呆合并帕金森综合征（FTDP-17）是额颞叶变性（FTLD）的一个特殊类型，为一种家族性 tau 蛋白病，呈常染色体显性遗传，由 17 号染色体上的 *MAPT* 基因突变所致。目前已经发现了 100 多个家系，广泛分布于北美、南美、欧洲、澳大利亚和亚洲，涉及 *MAPT* 基因的 50 多个突变位点。不同突变的部位和类型可使 FTDP-17 患者表现为不同的临床症状，但有时在不同家系或同一家系，即使突变类型相同时也会出现不同的临床表现。

FTDP-17 主要有两种临床类型：一种以痴呆为主要临床表现，此型更为常见。一种以帕金森综合征为主要临床表现，多由 *MAPT* 基因第 10 号染色体的 N279K 突变导致。N279K 突变所致 FTDP-17 的最典型的临床症状是帕金森样症状，主要表现为运动迟缓、强直和姿势异常，静止性震颤少见，即使出现也是暂时性的。部分患者对左旋多巴反应灵敏，但是这种现象只出现在疾病的早期，且维持时间短。多伴有人格改变、认知能力下降、锥体束征、进行性核上性眼肌麻痹和肌张力障碍等。

该患中年男性，隐袭起病，以帕金森样症状为首发症状，症状进行性加重，早期应用抗帕金森病药物有效。有明确家族遗传史，符合常染色体显性遗传规律。存在面部表情减少，四肢肌张力增高，行走时躯干前倾，考虑为帕金森综合征。由于有家族史，首先考虑为家族性帕金森病，但其除有锥体外系受累外，尚有双侧锥体束征，且病情进展迅速，后期对左旋多巴无效，因此，并非原发性帕金森病。而且家族性帕金森病一般呈常染色体隐性遗传，显性遗传少见，如此大的家系也少见，故不支持家族性帕金森病的诊断。此外，多系统萎缩（MSA-P 型）、进行性核上性麻痹（PSP），均可出现锥体外系、锥体束征受损，尤其是 PSP 可表现为该患的双眼上视欠充分，但 MSA 和 PSP 一般为散发，无法解释该例明确的家族聚集现象。后期患者出现认知障碍、性格改变及行为异常，考虑额颞叶痴呆。FTLD 是一组以进行性精神行为异常、执行功能障碍和语言损害为主要特征的痴呆症候群，可出现运动症状（帕金森综合征或肌萎缩侧索硬化综合征），20%～40% 的患者具有家族史，呈常染色体显性遗传。虽然此患者仅表现为帕金森样症状，但其家系内成员存在认知障碍、性格改变及语言障碍等临床表现，故我们考虑该患诊断为 FTLD 的可能性大，随后进行 FTLD 相关的基因检测，结果为 *MAPT* 基因 N279K 突变，明确了家族性 FTDP-17 的诊断。

本例患者入院时尚处于疾病早期，头颅 MRI 未出现 FTLD 典型的额颞叶萎缩，但 SPECT 已显示右侧额叶、顶叶、颞叶、枕叶皮质葡萄糖代谢减低。目前研究表明，FTDP-17 患者在出现临床症状前即存在脑内多巴胺能神经元突触功能障碍，此患者在病程早期，多巴胺转运体 PET 即显示双侧基底节区各神经核团代谢减低（以右侧为著），亦解释了其以帕金森样症状为首发且主要症状的原因。

"帕金森样症状"是神经科常见的临床表现，对其鉴别是对医师专业知识和经验的巨大挑战，尤其在疾病早期，多种神经变性病的临床表现具有很大的重叠性，因此在临床诊疗过程中，对于此类症状需考虑到 FTDP-17 的可能性，重视家族史的详细调查，避免痴呆的家族史因似乎无关而被忽略，必要时进行基因检测明确诊断。

（褚敏）

【专家点评】

17 号染色体相关的额颞叶痴呆合并帕金森综合征（FTDP-17）是一种重要的家族性 FTLD 的亚型，由 *MAPT* 基因突变所致，起病隐袭，临床表现为行为、运动和认知功能障碍。患者的临床特点及其严重程度各异，帕金森样症状可以是该病早期突出的临床表现，先于痴呆出现，如本病例早期仅表现为帕金森综合征，后期才出现明显的额颞叶痴呆表现，极易被误诊为多系统萎缩或进行性核上性麻痹。

FTDP-17 的众多临床表现对临床医师是一种挑战，易与 FTDP-17 相混淆的疾病包括家族性阿尔茨海默病、帕金森病、家族性克-雅病、原发性进行性失语、散发性额颞叶痴呆、路易体痴呆、进行性核上性麻痹、运动神经元病等。神经心理学测试、头部 MRI 有助于鉴别诊断，FDG-PET 和多巴胺转运体 PET 可用于疾病的早期诊断。家族史对确立 FTDP-17 的诊断是至关重要，同一家系的症状往往相似，但也可有所区别。患者亲属可能有痴呆、帕金森病、肌萎缩、精神异常等许多似乎不同于先证者的诊断，均应予以关注和重视，有条件的可以进行基因检测明确诊断。

（武力勇）

| 参考文献 |

1. BOEVE B F, HUTTON M. Refining frontotemporal dementia with parkinsonism linked to chromosome 17: introducing FTDP-17 (MAPT) and FTDP-17 (PGRN)[J]. Arch Neurol,2008,65(4):460-464.

2. IKEDA A, SHIMADA H, NISHIOKA K, et al. Clinical heterogeneity of frontotemporal dementia and Parkinsonism linked to chromosome 17 caused by *MAPT* N279K mutation in relation to tau positron emission tomography features[J]. Mov Disord,2019,34(4):568-574.

3. STRANG K H, GOLDE T E, GIASSON B I. *MAPT* mutations, tauopathy, and mechanisms of neurodegeneration[J]. Lab Invest,2019,99(7):912-928.

4. WU L, LIU J, FENG X, et al. ^{11}C-CFT-PET in presymptomatic FTDP-17: a potential biomarker predicting onset[J]. J Alzheimers Dis,2018, 61(2):613–618.

5. TSUBOI Y, BAKER M, HUTTON M L, et al. Clinical and genetic studies of families with the tau N279K mutation (FTDP-17)[J]. Neurology, 2002,59(11):1791-1793.

6. NAN H, TAKAKI R, SHIMOZONO K, et al. Clinical and Genetic Study of the First Japanese FTDP-17 Patient with a Mutation of +3 in Intron 10 in the *MAPT* Gene[J]. Intern Med,2019,58(16):2397-2400.

病例 8
伴帕金森综合征的额颞叶痴呆

导读　不同的神经退行性疾病发病年龄、症状和疾病进展特点不尽相同，但是在疾病的早期阶段经常出现相类似的症状。发病机制复杂多样，基因突变和环境因素共同导致神经退行性疾病的发生和发展。常见的神经退行性疾病相关的基因突变导致蛋白质错误折叠，沉积在大脑皮质、基底神经节、小脑、脑干等的神经细胞内蛋白质聚集和包涵体形成。伴帕金森综合征的额颞叶痴呆是一种由编码微管相关蛋白 tau（microtubule-associated protein tau）基因突变，从而引起 tau 的结合或 tau 异构体的构成发生改变，进而产生以帕金森综合征、进行性痴呆等为主要表现的病。

【病例简介】

1. **主诉**　行动迟缓 3 年，言语行为异常 1 年，加重 3 个月。

2. **现病史**　患者女性，69 岁，文盲，于 2011 年 7 月无明显诱因逐渐出现行动迟缓，身体僵硬，动作笨拙，步行前倾前屈，走路易跌倒，表情减少，与人交流减少，无明显记忆力减退及定向力障碍，当地医院诊断为"帕金森病"，之后开始服用多巴丝肼每日 3 次，每次 125mg 口服，症状好转。2012 年上半年开始出现行为异常，表现为吃饭时突然起身去拿别的物品或者弯身去拾取地上的杂物，家属未在意。2013 年 4 月上述运动症状进行性加重，前往复旦大学附属华山医院就诊，多巴丝肼用量调整为 250mg 每日 3 次口服，加用普拉克索 0.25mg 每日 3 次口服，症状有缓解，无明显异动症。2013 年 11 月，患者出现言语较多，表现为重复他人话语或自言自语，无明显幻觉，但行为异常逐渐加重，表现为到处捡垃圾，饮食不知饥饱，后予多巴丝肼为 125mg 每日 2 次口服，加用美金刚 10mg 每日 1 次口服，减药后患者的言语行为异常减轻，但药物调整以后，患者出现精神萎靡，全身乏力，坐立不稳。2014 年 2 月 24 日住院治疗，MMSE 评分 17 分，调整药物剂量为多巴丝肼 125mg 每日 3 次口服，普拉克索 0.5mg 每日 3 次口服，症状有所缓解后出院，出院后精神行为异常症状又较前加重，重新出现骂人、用手抓饭、吃饭时口角流涎、随地吐痰等症状。2014 年 10 月起患者家属发觉患者行动笨拙加重，走路易摔倒，床上翻身困难，言语行为异常加重，自觉寿命将尽，哭笑无常，语无伦次，自言自语，重复语言，情绪不稳定，易伤心流泪，稍有不顺即发脾气，睡眠欠佳，大便失禁，生活不能自理。

3. **既往史**　患者 2013 年左眼白内障手术史；高血压病史 4 年，最高血压 150/90mmHg，间断服用苯磺酸氨氯地平 5mg 每日 1 次口服治疗，血压控制良好。患者

2000 年曾出现精神障碍，表现为睡眠减少，大约每日 2～3 小时，曾就诊于心理科，拟诊"抑郁症"，服用文拉法辛及舒必利，半年停药，症状基本恢复。

4. 个人史　否认疫水疫区接触史。否认吸烟、饮酒史。

5. 家族史　无家族遗传病史。

6. 查体

（1）内科系统体检：体温 36.5 ℃，脉搏 70 次 /min，呼吸 18 次 /min，血压 136/73mmHg，全身浅表淋巴结未触及肿大，双肺呼吸音清，两下肺未闻及干湿啰音，心界不大，心率 70 次 /min，律齐，未闻及杂音。腹软，无压痛及反跳痛，无移动性浊音，肾区无叩痛，双下肢无水肿。

（2）神经系统体检：神志清楚，言语清晰，重复性的少量言语，反应迟钝，记忆力尚可，计算力、定向力检测不合作，左眼睁眼失用，眉心征（-），双眼各向活动度尚可，右侧瞳孔直径 3mm，对光反射灵敏。左侧瞳孔不规则，对光反射消失。双侧额纹和鼻唇沟对称，伸舌居中，悬雍垂居中，咽反射正常。鼓腮、露齿、吹哨动作正常。颈部肌张力高。四肢肌张力稍高，左侧增高明显，四肢肌力正常，双侧腱反射对称（++），双侧 Babinski 征阴性，双侧掌颌反射阴性，脑膜刺激征阴性。深浅感觉检查不合作。跟膝胫试验、轮替试验笨拙，闭目难立征阴性。直线行走时步态基本正常，后拉试验阳性。

（3）认知检查：简易精神状态检查（mini-mental state examination，MMSE）：11/30 分，时间定向 1/5 分，地点定向 3/5 分，即刻记忆 2/3 分，计算 0/5 分（患者回答"94-95-？（不知道 / 未回答）"），再回忆 3/3 分，命名 2/2 分，重复 0/1 分，指令 0/3 分，阅读理解 0/1 分（文盲），写作 0/1 分（文盲），画图 0/1 分（胡乱的圆圈）。

蒙特利尔认知评估（Montreal cognitive assessment，MoCA）：5/30 分，视空间 0/5 分（胡乱的圆圈），命名（马，牛，牛）1/3 分，即刻记忆不计分（重复说红旗），注意 1/6 分（数字顺背得 1 分），重复 0/2 分，流利性 0/1 分（患者回答"鸡，兔，小白兔"），抽象 0/2 分，延迟回忆 0/5 分，定向 3/6 分（患者回答"农历九月""瑞金医院""上海"）。

7. 辅助检查

（1）头颅 MRI：额顶叶及右侧颞叶轻度萎缩（图 8-1）。

（2）SPECT 多巴胺转运体显像（DAT-SPECT）：双侧尾状核及双侧壳核多巴胺转运体分布减少（图 8-2）。

（3）FDG-PET：右侧颞叶代谢较左侧降低，双侧基底节代谢略低（图 8-3）。

（4）疾病相关基因检测：患者本人及其子检测到 *MAPT* 基因序列 chr17-44060859 位置有碱基 A > G（互补链 T > C）的杂合突变，未见临床致病性报道，请结合患者临床表现及其他检测结果分析。

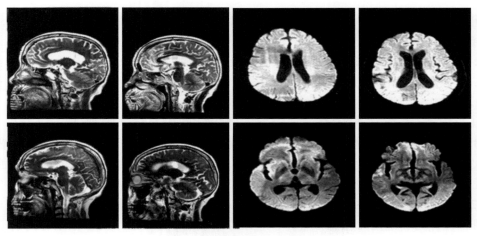

图 8-1   患者头颅 MRI 表现

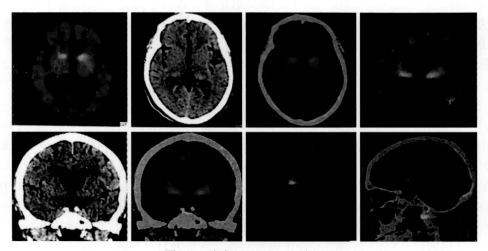

图 8-2   患者 DAT-SPECT 表现

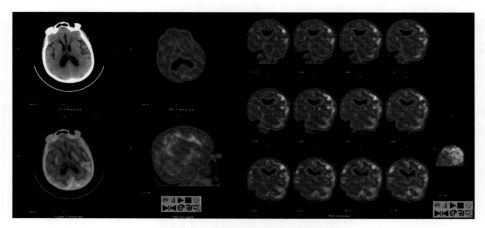

图 8-3   患者 FDG-PET 表现

8. **入院诊断**　帕金森叠加痴呆查因。

【临床分析与决策】

1. **定位诊断**　患者首发运动症状，步态姿势不稳，四肢及颈项肌张力增高，运动迟缓，定位于锥体外系；言语功能受累为突出表现的认知障碍，伴精神情感行为异常，定位于额顶颞叶相关高级皮质。

2. **定性诊断**　患者老年女性，慢性起病，早期表现为运动迟缓、肌张力障碍及姿势反射异常等帕金森病样症状，后期出现以语言受累为突出的认知功能障碍，伴精神情感行为异常，进行性加重，首先联想到以帕金森综合征叠加痴呆为代表的 α- 突触核蛋白病（包括帕金森病痴呆、路易体痴呆、多系统萎缩等），但是患者认知功能受损主要表现为失语、失用等语言功能受累明显的皮质性痴呆，无明显执行功能障碍伴早期焦虑抑郁等皮质下痴呆表现，此与帕金森病痴呆、路易体痴呆等 α- 突触核蛋白病皮质下痴呆表现不符。结合患者头颅 MRI 检查示额顶叶及右侧颞叶轻度萎缩改变，FDG-PET 检查示右侧颞叶低代谢表现，考虑帕金森综合征合并阿尔茨海默病（影像学表现为以海马严重萎缩伴全脑萎缩）可能性较小。最后我们更倾向 tau 蛋白病，尤以 FTDP-17（常染色体 17 相关的帕金森征群的额颞叶痴呆）为代表的可能性较大。

【诊断】

伴帕金森综合征的额颞叶痴呆

【诊治过程】

尚无有效治疗方法。主要给予艾斯能改善认知，美多芭改善运动症状，喹硫平改善精神症状，阿司匹林抗血小板聚集，氨氯地平降压等治疗。

【预后及随访】

患者运动症状及认知言语损害进行性加重，并且出现明显的锥体系损害，2017 年起出现明显吞咽困难，予以鼻饲流质，2019 年初病故。

【讨论】

tau 蛋白是一种微管相关蛋白（microtubule-associated protein，MAP），广泛存在于神经细胞内，而神经原纤维缠结则系过度磷酸化的异常 tau 蛋白在神经元胞质内的大量聚集，因此破坏了神经细胞内微管系统的正常结构及调控功能，进而导致了神经元的退行性变。异常磷酸化 tau 蛋白沉积在神经组织不同部位的神经元或胶质细胞内形成含有异常 tau 蛋白的包涵体，见于进行性核上性麻痹（progressive supranuclear palsy，PSP）的脑干色素细胞以及星形胶质细胞内包涵体，皮质基底节变性（corticobasal degeneration，CBD）脑内的"气球样细胞"和"星形胶质细胞斑"，皮克病（Pick disease）中的"Pick 小体"，以及 FTDP-17 部分病例的神经原纤维缠结和胶质细胞包涵体中。上述疾病共同特点为脑内均有 tau 蛋白的异常磷酸化和基因缺陷，统称为 tau 蛋白病。

α- 突触核蛋白（α-synuclein）是一种由 SNCA 基因编码，140 个氨基酸构成的蛋白。当机体存在 SCNA 基因突变或重复时，可形成大量 α- 突触核蛋白寡聚体堆积在神经细胞中，产生细胞毒性，损害突触功能，并导致神经细胞凋亡。它构成的病理性包涵体常见于帕金森病（Parkinson's disease，PD）、路易体痴呆（dementia with Lewy body，DLB）、多系统萎缩（multiple system atrophy，MSA）以及一些罕见疾病，统称为 α- 突触核蛋白病。

Bradly 等（2007）报道以异常蛋白沉积对进行性痴呆为表现的中枢神经变性疾病进行

分类，详见表 8-1。帕金森综合征合并和叠加痴呆（包括严重认知障碍）的中枢变性疾病主要有下列几种：帕金森病痴呆、路易体痴呆、皮质基底节综合征、进行性核上性麻痹、多系统萎缩、常染色体 17 相关的额颞痴呆伴帕金森综合征、唐氏（Down）综合征。因此，我们同样以异常蛋白沉积（主要以 tau 蛋白沉积及 α- 突触核蛋白沉积）来对上述帕金森综合征叠加痴呆的中枢神经变性疾病进行归纳，见表 8-2。

　　该患者早期临床表现为帕金森综合征，多巴替代治疗疗效可，极易诊断为 PD 相关的 α- 突触核蛋白病，随着疾病进展，患者出现进行性加重的皮质相关认知功能障碍，结合影像学表现，更倾向于以 FTDP-17 为代表的 tau 蛋白病可能。其中 FTDP-17 按基因突变分类有三个亚型，分别为 FTDP-17 MAPT 型、FTDP-17 PGRN 型及 FTLD-17 U 型，其中较多见的亚型为 FTDP-17 MAPT 型，占遗传型 FTDP-17 的 0 ~ 18%。隐匿起病，家族遗传性发病，早期可以精神行为异常起病；也可以一侧或双侧肢体少动、强直、动作徐缓和震颤等帕金森征群起病，L 左旋多巴无效；同时伴学习记忆障碍、注意力和执行力功能减退、语言功能和视觉功能减退。MRI 示额区和颞区两侧对称性或不对称性萎缩，脑室扩大，额颞区脑室周围白质高信号。FDG-PET 显像额颞顶区葡萄糖低代谢。本例患者行相关基因检测结果显示患者及其子检测到 *MAPT* 基因有 1 个杂合突变，但该突变相关临床致病性未见报道，此突变意义不明确，若需进一步确诊有赖于神经病理活检。

表 8-1　以异常蛋白沉积的进行性痴呆分类表

淀粉样蛋白沉积的淀粉样蛋白病（amyloidopathies）	1. 有锥体外系体征的 Alzheimer 病 2. 有帕金森症候群的 Down 综合征
tau 蛋白沉积的 tau 蛋白病（taupathies）	1. Pick 病 2. 皮质基底节变性 3. 进行性核上性麻痹 4. 嗜银颗粒病（argyrophilic grain disease） 5. 多系统 Tau 病（multisystem tauopathy） 6. FTDP-17 MAPT 7. 阿尔茨海默病
α- 突触核蛋白（α-synuclein）沉积的突触核蛋白病（synucleinopathies）	1. Lewy 体病包含：帕金森综合征、Lewy 痴呆、帕金森病痴呆 2. 多系统萎缩
Huntingtin 沉积病	Huntington 病
α-infernexin 沉积病	1. 神经丝包涵体痴呆（neurofilament inclusion body dementia） 2. 神经元介导丝状包涵体病
泛素化疾病蛋白（ubiquitinated disease protein）沉积，或泛素化 TDP-43 蛋白（ubiquitinated TAR DNA-binding protein-43）沉积的疾病	1. 额颞痴呆 （1）泛素阳性包涵体和额颞变性（FTLD-U） （2）泛素阳性、tau 和突触核蛋白阴性包涵体的额颞叶变性 （3）伴运动神经元病的额颞叶变性——包涵体型 （4）运动神经元病——包涵体痴呆 2. FTDP-17 PGRN

表 8-2   以异常蛋白沉积对帕金森综合征叠加痴呆的中枢变性疾病分类表

tau 蛋白病	1. 皮质基底节变性 2. 进行性核上性麻痹 3. FTDP-17
α- 突触核蛋白病	1. 帕金森病痴呆 2. 路易体痴呆 3. 多系统萎缩

（高媛妍）

【专家点评】

该病例临床表现以帕金森综合征叠加进行性痴呆为主，结合影像学表现及基因检测，倾向于考虑 tau 蛋白病中伴帕金森综合征的额颞叶变性，为明确诊断需依赖神经病理活检。

30%～50% 的额颞叶痴呆有家族遗传性，为常染色体显性遗传，家族遗传性中的某些患者是 FTDP-17。本病的早期可有多种多样的症状，患者常因异常行为而被误诊为精神病，或因运动异常而误诊为锥体外系疾病。FTDP-17 诊断标准的核心诊断特征包括：①临床特征：行为异常和人格改变、认知功能障碍以及运动功能障碍（典型的帕金森症候）。②阳性的家族史。③基因检测：与家族性 FTDP-17 相关的致病性基因主要有 *MAPT*（*tau*）基因和 *PGRN* 基因，两者均定位于 17 号染色体。以痴呆症状为临床表型 FTDP-17 的基因突变位点多位于 *MAPT* 基因的第 1、9、11、12、13 和 10 号外显子；以帕金森综合征症状为临床表型 FTDP-17 的基因突变位点多见于 *MAPT* 基因第 10 号外显子及其内含子区域。疑似 FTDP-17 的患者，若发病年龄较早，应首先考虑检测有无 *MAPT* 基因突变；若发病年龄较晚，则应考虑检测有无 *PGRN* 基因突变。④病理活检：FTDP-17 均有额叶、颞叶的皮质严重萎缩，镜检示神经元大量脱失或 Pick 体、星形细胞呈斑片、少突胶质细胞包涵体，组织染色若发现神经元中有 tau 包涵体，则为 FTDP-17 MAPT 型；若发现泛素（ubiquitin）的包涵体，则为 FTDP-17 U 型；若免疫组化对颗粒蛋白前体（progranulin，PGRN）呈阳性，则为 FTDP-17 PGRN 型。

（汤荟冬）

| 参考文献 |

1. TAYLOR J P,HARDY J,FISCHBECK K H.Biomedicine-toxic proteins in neurode-generative disease[J]. Science,2002,296(5575):1991-1995.

2. GOEDERT M, SPILLANTINI M G. Pathogenesis of the tauopathies [J]. J Mol Neurosci, 2011, 45(3): 425-431.

3. IQBAL K, LIU F, GONG C X, et al. Tau in Alzheimer disease and related tauopathies[J]. Curr Alzheimer Res, 2010,7(8):656-664.

4. JELLINGER K A.Neuropathological aspects of Alzheimer disease, Parkinsondisease and frontotemporal dementia [J] . Neuro- degener Dis, 2008，5(3-4):118-121.

5. BALLATORE C, LEE V M, TROJANOWSKI J Q.tau-mediated neuro- degeneration inAlzheimer's disease and related disorders[J].Nat Rev Neurosci,2007,8(9):663-672.

6. KALIA L V,KALIA S K. Alpha-Synuclein and Lewy pathology in Parkinson's disease[J]. Curr Opin Neurol,2015,28(4):375-381.

7. DIAS V,JUNN E,MOURADIAN M M. The role of oxidative stress in Parkinson's disease[J]. J Parkinsons Dis,2013,3(4):461-491.

8. FUJIOKA S,WSZOLEK Z K.Clinical aspects of familial forms of frontotemporal dementia associated with parkinsonism[J].J Mol Neurosci,2011,45(3):359-365.

病例 9

以帕金森综合征为
主要表现的额颞叶痴呆

 导读 本文报道了以帕金森综合征为首发症状，后逐渐出现核上性凝视麻痹、性格改变、认知障碍的常染色体显性遗传家系病例。通过基因检测，明确该家系中 5 位患者均携带 *MAPT* 基因 c.837T > G，p.N279K 突变，故诊断为 17 号染色体相关的额颞叶痴呆合并帕金森综合征（frontotemporal dementia and parkinsonism linked to chromosome 17，FTDP-17）。该 FTDP-17 家系的报道有助于提高临床医师对少见病例的认识，增强对帕金森综合征合并认知障碍鉴别诊断的分析能力。

【病例简介】

1. **主诉**　渐起肢体抖动、行动迟缓 4 年，上下视障碍、性格改变 2 年余。

2. **现病史**　患者 44 岁，女性，于 4 年前无明显诱因渐起左下肢轻微抖动，静止时明显，活动时减轻，睡眠时消失，后逐渐累及右下肢；渐出现动作缓慢，伴肢体僵硬感，面部表情减少；3 年前在当地医院诊断为 "帕金森综合征"，予吡贝地尔 50mg 每日 1 次口服、盐酸苯海索 2mg 每日 3 次口服，下肢抖动可完全缓解，2 个月后感药效减退，加用多巴丝肼 62.5mg 每日 3 次口服，肢体抖动及动作迟缓较前改善。近 2 年来逐渐出现上视、下视障碍，性格改变，不愿主动说话，不愿与人交流接触，反应迟钝，自感记忆力下降。将多巴丝肼加量至 125mg 每日 3 次口服，出现双下肢肌张力障碍、双足内翻，有痛性痉挛发作，从几天一次进展至一天数次，每次持续数分钟至半小时，为求进一步诊治，遂来笔者所在医院。起病以来音量渐小，无明显构音障碍，偶有流涎。饮食睡眠正常，无梦魇，大便秘结，小便正常，体重无明显改变。无体位改变时黑矇、晕厥、头晕等病史，无明显行走不稳、反复跌倒等病史。

3. **既往史**　无特殊。

4. **个人史**　无特殊。

5. **家族史**　患者家族中有多位成员有类似病史，呈常染色体显性遗传，均为 37 ~ 48 岁间起病，表现为僵直、反应迟钝，可合并肢体震颤，部分患者对左旋多巴治疗早期有效，部分患者出现精神症状，总病程 4 ~ 9 年。家系图见图 9-1。家系中目前在世的 5 位患者临床症状总结见表 9-1。

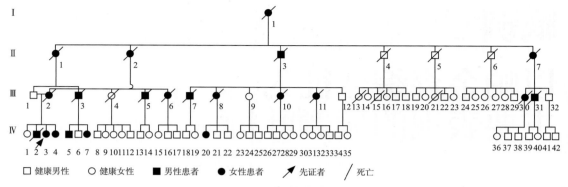

图 9-1　患者家系图谱

表 9-1　家系中 5 位患者的临床表现总结

特征 / 临床表现	IV 3（先证者）	IV 4	IV 5	IV 7	IV 20
性别	女	女	男	女	女
就诊年龄 / 岁	44	42	44	42	47
发病年龄 / 岁	39	41	42	40	45
病程 / 年	5	1.5	2	2	2
起始症状	震颤	震颤	僵硬	僵硬	运动迟缓
帕金森综合征症状					
运动迟缓 [a]	+	+	+	±	++
僵硬 [a]	+	±	++	++	++
震颤 [a]	+	+	+	-	+
姿势不稳 [a]	++	+	++	+	+
左旋多巴治疗反应 [a]	++	++	-	-	+
人格改变 [a]	++	++	+	+	++
痴呆 [a]	++	+	ND	-	++
垂直眼球运动障碍 [a]	++	+	++	-	-
视物模糊 [a]	++	+	++	+	-
眼球震颤 [a]	+	-	-	-	-
构音障碍 [a]	+	±	++	±	++
缄默 [a]	++	-	+	-	++

续表

特征 / 临床表现	Ⅳ 3 （先证者）	Ⅳ 4	Ⅳ 5	Ⅳ 7	Ⅳ 20
流涎 [a]	+	±	+	-	+
肌张力障碍 [a]	+	+	-	-	-
癫痫 [a]	-	-	-	-	-
踝部水肿 [a]	-	-	-	-	++
小便失禁 [a]	-	-	-	-	+
腱反射 [a]	N	↑下肢	↑上肢	↑上肢	N
Babinski 征 [b]	+	±	-	±	+
额叶释放症状 [b]	+	+	+	+	+
小脑症状 [b]	-	-	-	-	-
UPDRS 评分运动部分 / 分	16	23	NA	13	54
帕金森病韦氏评分量 表 / 分	7	10	NA	4	21
MMSE 评分 / 分	29/30	30/30	NA	30/30	16/30
韦氏成人智力量表 （WAIS-RC）	总智力超过 5% 人群	总智力超过 20% 人群	NA	ND	ND

注：[a] 临床体征分级如下：- 无，± 轻微，+ 轻微，++ 中度，+++ 严重，↑ 增强，N 正常，D 缺陷；ND 无痴呆；UPDRS，帕金森病统一评定量表；MMSE，简易智力状态检查；[b] 病理征等如下：- 阴性；± 可能阳性；+ 阳性；++ 强阳性；ND 无痴呆；NA 未获得。

6. 查体　卧立位血压均为 120/80mmHg，神志清楚，语声低，言语稍缓慢，近记忆力下降，计算力、定向力粗测正常，面具脸，双眼垂直运动受限，可见不持续细小水平眼震，余脑神经检查（-）。四肢肌力 5 级，肌张力齿轮样增高，双足踝部肌张力障碍，呈足内翻，四肢腱反射（+++），左侧 Babinski 征（+）。可见双下肢静止性震颤，行走时身体前倾，步态稍缓慢，转身困难，联带运动存在，后拉试验（+）。指鼻试验、跟膝胫试验阴性，Romberg 征阴性。深、浅感觉检查正常。

7. 辅助检查

（1）量表评分：①统一帕金森病评定量表（UPDRS）运动评分（Ⅲ）：16 分；②总体认知评估：简易精神状态检查（MMSE）29/30 分，中国修订韦氏成人智力量表（WAIS-RC）低于 5%。

（2）影像学检查：Ⅳ 3（先证者）和 Ⅳ 20 颅脑 MRI 均可见不同程度的脑萎缩，以额颞叶萎缩明显，海马相对保留（图 9-2）。

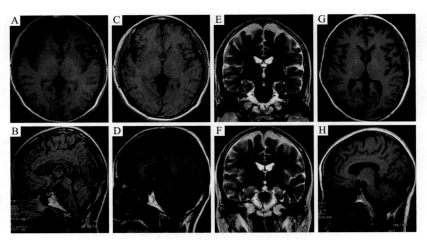

图 9-2　家系中两位患者的颅脑 MRI

A、B. 先证者 42 岁时的颅脑 MRI；C～F. 先证者 44 岁时的颅脑 MRI；G、H. 家系中患者（Ⅳ 20）46 岁时的颅脑 MRI。两位患者均可见不同程度的脑萎缩，额颞叶萎缩较明显，而先证者的海马相对保留。

8. 入院诊断　运动迟缓、反应迟钝查因：

（1）进行性核上性麻痹？

（2）额颞叶变性？

（3）遗传性帕金森综合征？

【临床分析与决策】

患者入院后亟待解决的问题是：已有的帕金森综合征的临床诊断是否正确？患者为 44 岁中年女性，缓慢起病，临床症状首先表现为运动迟缓、静止性震颤、肌强直，神经系统查体提示锥体外系体征，早期应用抗帕金森病药物有效。根据《中国帕金森病的诊断标准》（2016 版），可诊断为帕金森综合征。但随病情进展，患者出现垂直性核上性凝视麻痹，属于帕金森病的绝对排除标准。因此帕金森病、帕金森病痴呆的诊断可以排除。

对于帕金森综合征合并认知功能障碍患者，还需考虑帕金森叠加综合征、路易体痴呆（dementia with Lewy body，DLB）、额颞叶痴呆（frontotemporal dementia，FTD）等疾病可能。帕金森叠加综合征中，多系统萎缩（multiple system atrophy，MSA）-P 型、进行性核上性麻痹（progressive supranuclear palsy，PSP）及皮质基底节变性（corticobasal degeneration，CBD）均可出现锥体外系 + 锥体束征 + 认知功能障碍。患者无直立性低血压、尿失禁等自主神经功能障碍，无共济失调，MSA 诊断依据不足。患者无皮质感觉缺失、失用、异己肢等皮质症状，且存在阳性家族史，不支持 CBD 的诊断。而患者存在垂直性核上性凝视麻痹，根据《中国进行性核上性麻痹临床诊断标准》（2016），患者符合可能的 PSP 诊断。但 PSP 一般为散发，阳性家族史少见，且患者影像学未见明显中脑萎缩，PSP 的诊断难以完全解释。DLB 中，痴呆常在帕金森综合征之前或与之同时出现。除帕金森综合征外，DLB 的核心症状包括波动性认知功能障碍、反复出现的视幻觉和快速眼动睡眠行为障碍。且患者的认知障碍出现于帕金森综合征症状 1 年以后，DLB 诊断可排除。此外，患者存在额颞叶的萎缩，需考 FTD 可能。FTD 是一组痴呆症候群，主要表现为进行性精神行为异常、执行功能障碍和语言功能障碍，可合并帕金森综合征或肌萎缩侧索硬化症等运动障碍，部分可呈常染色体显性遗传。对患者及其家系成员进行进一步检查及基因检测有助于明确诊断。

【诊断】

17号染色体相关的额颞叶痴呆合并帕金森综合征（FTDP-17）

【诊治过程】

1. **实验室检查**　血常规、尿常规、粪便常规、肝肾功能、血脂、血糖、电解质、糖化血红蛋白、贫血四项、甲状腺功能、梅毒抗体、HIV抗体、血铜蓝蛋白等均无异常。

2. **神经心理评估**　①精神行为评估：神经精神量表（NPI）8分；②语言评估：波士顿命名27分；③额叶功能评定表（FAB）7分。

3. **PET/CT**　对家系中未发病成员Ⅳ1和两位患者Ⅳ3和Ⅳ20进行^{11}C-CFT PET显像，在基底节区Ⅳ3和Ⅳ20的^{11}C-CFT摄取量远远低于Ⅳ1，提示患者黑质纹状体的多巴胺转运体明显减少（图9-3）。对家系中未发病成员Ⅳ1和患者Ⅳ3完善^{18}F-FDG-PET，提示与正常对照相比，患者呈现广泛前额叶区域低代谢，而壳核、苍白球、小脑和感觉运动皮质高代谢。患者的脑糖代谢过度活跃区域与帕金森病相关脑葡萄糖代谢模式（PDRP）基本相符（图9-4）。

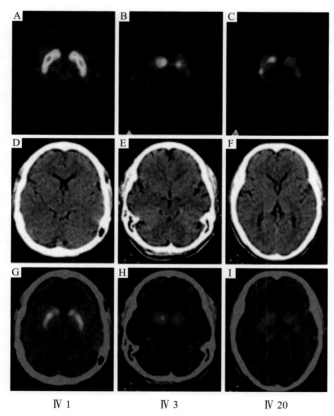

Ⅳ1　　　　　Ⅳ3　　　　　Ⅳ20

图9-3　家系成员的^{11}C-CFT PET表现

A～C. Ⅳ1、Ⅳ3、Ⅳ20的^{11}C-CFT摄取后的轴向正电子发射层析成像；D～F. Ⅳ1、Ⅳ3、Ⅳ20的横断面头部CT；G～I. Ⅳ1、Ⅳ3、Ⅳ20的轴向正电子发射层析成像和横断面头部CT合并成像。信号强度最高的区域表示该区域多巴胺转运体对^{11}C-CFT进行摄入。

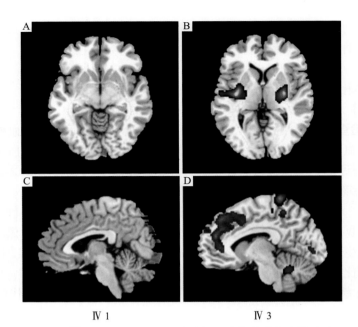

Ⅳ1   Ⅳ3

图 9-4   家系成员的 ¹⁸F-FDG-PET 及帕金森病相关脑葡萄糖代谢模式（PDRP）分析

通过对两个家系成员的 ¹⁸F-FDG-PET 扫描进行网络分析后得出帕金森病相关模式（PDRP），患者Ⅳ3 与非患者Ⅳ1 配对。A、B. Ⅳ1 和Ⅳ3 ¹⁸F-FDG-PET 扫描的轴向 PDRP；C、D. Ⅳ1 和Ⅳ3 ¹⁸F-FDG-PET 扫描的矢状位 PDRP；红色信号代表糖代谢活跃，分布在硬膜（B）、苍白球（B）、小脑（D）和感觉运动皮质（D）；蓝色信号代表糖代谢降低，分布在广泛的前额叶区域（D）。

4. 基因诊断   利用全外显子测序技术对家系中两位患者（Ⅳ3 和Ⅳ4）行 DNA 序列分析，通过与 dbSNP129、HapMap8 及千人基因计划的 SNP 数据库进行比对筛选、PolyPhen 功能预测等，最终找到 7 个可疑的致病变异；利用 Sanger 测序对家系成员进行 7 个可疑致病变异的家系共分离分析，发现家系中 5 位患者均携带 MAPT 基因 c.837T > G，p.N279K 突变，而其他 45 岁以上无表型同胞对或未发病者均未携带该突变（图 9-5）。MAPT 基因 c.837T > G，p.N279K 突变为 17 号染色体相关的额颞叶痴呆合并帕金森综合征（FTDP-17）的已知致病突变。

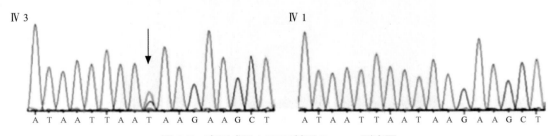

图 9-5   家系成员 MAPT 基因 Sanger 测序图

Ⅳ3、Ⅳ4 及Ⅳ20 均为患者，携带 MAPT c.837T > G，p.N279K 突变（箭头所指），Ⅳ1、Ⅳ6、Ⅳ21、Ⅲ9 及Ⅲ32 为家系中正常对照，均不携带该突变。

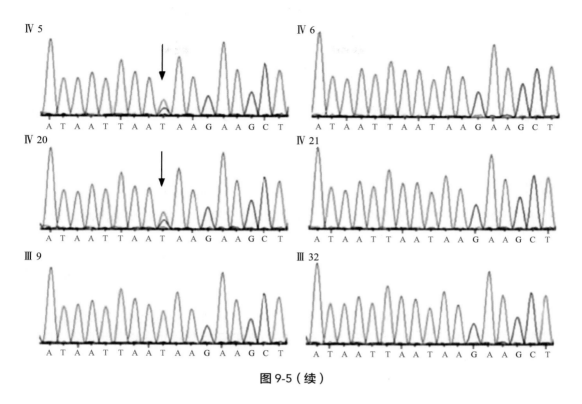

图 9-5（续）

【预后及随访】

该家系中多位患者早期对左旋多巴治疗反应良好，至少 2 位患者服用左旋多巴 1 年以上仍有部分疗效。但随着疾病进展，左旋多巴药效逐渐减退、作用维持时间逐渐变短，且易出现运动并发症。先证者在发病 4 年后疾病进展加快，左旋多巴 125mg 每日 3 次口服期间出现双下肢痛性痉挛、面肌搐颤等运动并发症，将左旋多巴剂量调整至 62.5mg 每日 4 ~ 5 次，加用普拉克索 0.25mg 每日 3 次口服，患者运动并发症较前稍缓解，但药效及持续时间逐渐变短，每次服药后 30 ~ 60 分钟自觉起效，震颤及僵硬稍缓解，从药效维持 2 小时减少至几十分钟直至失效，半年后停用抗帕金森病药物，1 年后复测 UPDRS 评分运动部分为 42 分。调整左旋多巴剂量的同期试用美金刚联合多奈哌齐治疗（美金刚 10mg 每日 2 次口服，多奈哌齐 5mg 每日 1 次口服），患者认知障碍仍逐渐进展，2 个月后自行停药，1 年后复测 MMSE 25/30 分，NPI 12 分，波士顿命名 27 分，FAB 11 分。

【讨论】

FTDP-17 是一种常染色体显性遗传的神经退行性疾病，1996 年 10 月美国 Ann Arbor 举行的国际协调会议上命名。FTDP-17 与 17 号染色体上的 *MAPT* 基因和 *GRN* 基因的突变密切相关，突变的部位和类型不同，可导致不同的临床表型，甚至同一家系内的患者也可出现不同的表型。FTDP-17 具有三大临床特点：行为及人格改变、认知障碍、运动症状。根据首发的临床症状及疾病进程中的临床特点，可将 FTDP-17 的临床类型分为两型：一种以帕金森综合征为主要表现，另一种以痴呆为主要表现。第一种类型的 FTDP-17 患者

常表现为少动 - 强直综合征，但在一些病例中，患者早期可表现为典型的帕金森病，以及类似进行性核上性麻痹或皮质基底节变性的帕金森综合征。本例家系患者在疾病早期以帕金森综合征的临床表现为主，且先证者及家系中部分患者对左旋多巴等抗帕金森病药物早期反应良好。但随着疾病进展，左旋多巴的疗效减退，且较易出现运动并发症。而患者也逐渐出现精神症状及人格改变、锥体束征和认知障碍等。

目前，已发现 *MAPT* 基因的 40 余个突变与 FTDP-17 相关。N279K 错义突变为 FTDP-17 的第三大致病突变。现有的文献报道，该突变导致的 FTDP-17 患者平均发病年龄为 40～50 岁，平均病程为 6～10 年。帕金森综合征为该突变所致 FTDP-17 的早期及主要临床表现，而随着疾病进展，患者可出现痴呆、锥体束征、核上性凝视麻痹、人格改变、言语障碍或缄默，甚至肌阵挛。近年来，也有学者从神经病理的角度提出，*MAPT* 基因突变导致的 FTDP-17 应被视为额颞叶变性 -tau 亚型（FTLD-tau）的遗传型，而主张废除 FTDP-17 这一称谓。

FTDP-17 的临床表现复杂，具有临床异质性，易被误诊。遇到具有家族史的额颞叶痴呆患者或者对左旋多巴反应差的早发型帕金森综合征患者，应想到 FTDP-17 的可能。家族史及基因诊断对 FTDP-17 的确诊至关重要。与之前的报道不同的是，本家系中至少有 2 位患者对左旋多巴的治疗反应较好，并持续一年以上。此外，3 位患者表现出典型的静止性震颤。本家系患者的 ^{11}C-CFT-PET 显像和 ^{18}F-FDG-PET 显像提示多巴胺转运体（DAT）的下降以及帕金森病样的脑葡萄糖代谢模式，更增加了早期诊断的难度。

（翁翎　郭纪锋）

【专家点评】

帕金森综合征合并认知障碍临床上并不少见，其病因较多，需在帕金森病痴呆、帕金森叠加综合征、DLB、FTD 等疾病中进行鉴别。

对左旋多巴治疗反应欠佳的帕金森综合征患者，应及时调整诊断思路。阳性家族史具有重要的诊断提示意义，基因检测对这一类型患者往往可以提供重要的诊断信息。遇到具有家族史的额颞叶痴呆患者或者对左旋多巴反应差的早发型帕金森综合征患者，应想到 FTDP-17 的可能。

（唐北沙　沈璐）

┃参考文献┃

1. LASHLEY T, ROHRER J D, MEAD S, et al. An update on clinical, genetic and pathological aspects of frontotemporal lobar degenerations[J]. Neuropathol Appl Neurobiol，2015，41（7）:858-881.

2. FOSTER N L, WILHELMSEN K, SIMA A A, et al. Frontotemporal dementia and parkinsonism linked to chromosome 17: a consensus conference. Conference Participants[J]. Ann Neurol，1997，41(6):706-715.

3. GASCA-SALAS C, MASELLIS M, KHOO E, et al. Characterization of movement disorder phenomenology in genetically proven, familial frontotemporal lobar degeneration: a systematic review and meta-analysis[J]. PLoS One，2016，11（4）: e0153852.

4.　YANG Y, TANG B S, WENG L, et al.Genetic identification is critical for the diagnosis of Parkinsonism: a Chinese pedigree with early onset of Parkinsonism[J]. PLoS One，2015，10(8):e0136245.

5.　FORREST S L, KRIL J J, STEVENS C H, et al. Retiring the term FTDP-17 as *MAPT* mutations are genetic forms of sporadic frontotemporal tauopathies[J]. Brain，2018，141（2）: 521–534.

病例 10

行为变异型额颞叶痴呆合并运动障碍病

导读 额颞叶变性（frontotemporal lobar degeneration，FTLD）是一组以社会行为、人格改变和语言功能障碍为临床特征，以及额叶和 / 或颞叶萎缩的临床病理综合征。该病例早期以性格改变和精神行为异常起病，神经心理量表评价提示执行功能合并相对较轻的记忆力障碍，同时头颅 MRI 显示额叶、颞叶显著萎缩，^{18}F-FDG-PET 显示额叶和颞叶低代谢，详细的神经心理量表评价和完善的相关检查均显示符合行为变异型额颞叶痴呆（behavioral variant frontotemporal dementia，bvFTD）诊断。但患者 ^{18}F-FDG-PET 结果提示中脑低代谢和伴随的锥体外系体征（如表情少、瞬目减少、后拉试验阳性等），是否伴有进行性核上性麻痹（progressive supranuclear palsy，PSP）成为该病例值得讨论的热点。本文旨在通过对病例的层层剖析，为临床医师提供正确的临床诊疗思维。

【病例简介】

1. **主诉** 性格改变 6 年，行为异常伴语言减少 3 年，记忆力减退 1 年。

2. **现病史** 男性，37 岁，6 年前离异后家属发现其性格改变，不愿与人沟通，白天睡觉，晚上失眠，开始不关心孩子的生活和学习。3 年前被单位辞退，未告知家人仍按正常时间上下班，被家属发现后制止，随后性格越来越内向，主动语言明显减少，回话仅用简单的单词或短语。变得很懒，对什么事情都不感兴趣，对孩子更不关心，对父母也很淡漠，以前爱玩的游戏也不玩了。2 年前出现做事不合常理，家人去世时患者穿粉红色睡衣参加葬礼，并出现一般的家务活不能独立完成，开始不讲卫生，不洗澡，不换衣服。1 年前出现记忆力减退，购物花钱记不住，出现情绪低落，坐不住，饮食习惯改变，每日固定去小卖部买冰棍吃，每日必须吃黄瓜和苹果。半年前患者就诊于精神科并住院治疗，予齐拉希酮每日 2 次、每次 20mg 口服及丁螺环酮每日 3 次、每次 10mg 口服治疗，治疗 13 天，症状无明显改善，出现拒绝进食，体重减轻。随后于 2016 年 11 月 3 日转诊于笔者所在医院痴呆诊疗中心进一步治疗。

3. **既往史** 否认高血压、糖尿病、冠心病、脑血管病、消化道疾病等慢性病病史；面神经麻痹病史 3 年，未遗留后遗症。否认肝炎、结核病史；否认手术外伤史；否认食物药物过敏史。

4. **个人史** 吸烟史 10 年，15 支 /d；否认饮酒史。

5. 家族史　父母健在，否认遗传家族史。

6. 查体

（1）内科查体：血压 126/85mmHg，脉搏 80 次 /min，呼吸 20 次 /min，体温 36.3℃。发育正常，营养中等，查体合作，全身皮肤黏膜无黄染，浅表淋巴结未触及肿大，头颅五官无畸形，口唇无发绀，颈软，气管居中，甲状腺不大，双侧颈动脉搏动对称，未及血管杂音。胸廓无畸形，双肺呼吸音清，未闻及干湿啰音，心律齐，心音有力，各瓣膜听诊区未闻及病理性杂音。腹软，无压痛，肝脾肋下未触及，双下肢不肿。

（2）神经内科查体：神志清楚，主动语言减少，语言缺乏韵律，缺乏正常的语法结构，表情少，瞬目减少，记忆力、计算力、定向力减退，双瞳孔左：右 = 3mm ∶ 3mm，对光反射（+），眼动正常，无眼震，无复视，双侧鼻唇沟对称，伸舌居中，咽反射（+），颈软，四肢肌力 5 级，肌张力正常，腱反射（++），双侧 Babinski 征（-），双侧浅感觉对称，双侧共济稳准。走路肢体摆臂可，后拉试验（+）。

7. 辅助检查

（1）影像学检查：头颅 MRI（2016-11-03）提示明显的大脑皮质萎缩，特别是额颞叶萎缩（图 10-1）。

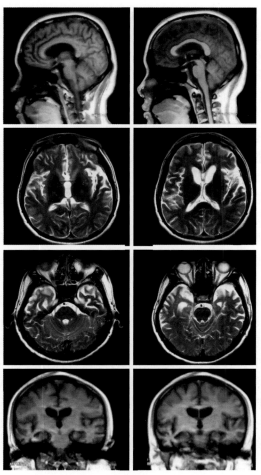

图 10-1　患者头颅磁共振表现

（2）相关化验及检查：血常规、尿常规、粪便常规、凝血四项、超敏 C 反应蛋白、肝肾功能、心肌酶、电解质、血糖血脂、免疫球蛋白、维生素 B_{12}、叶酸、甲状腺功能、同型半胱氨酸、HIV、梅毒螺旋体相关检测均正常。*APOE* ε3/ε3，基因分析：*MEOX2*（NM_005924）基因 c.228-230del 的纯核苷酸变异，导致 80 号氨基酸缺失（p.80del）。胸部 X 线片、腹部超声、泌尿系超声、心动超声未见急性期病变。颈部血管超声提示颈部动脉硬化，附壁斑块；经颅多普勒未见明显血管狭窄；P300 事件相关电位提示各导联 P300 波的潜伏期可，波幅低。经颅磁刺激运动诱发电位（TMS-MEP）提示上下肢运动传导通路未见明显异常。肌电图显示正中神经、胫后神经的运动及感觉神经传导速度正常，上下肢 F 波的出现率及潜伏期在正常范围。上下肢所检神经未见明显异常。

（3）认知功能及情绪状态评分：画钟试验（clock drawing test，CDT）4/5 分，简易精神状态检查（MMSE）22/30 分，蒙特利尔认知评估（MoCA）19/30 分，老年性痴呆评定量表 - 认知分量表（ADAS-Cog）15/75 分，临床医师访谈时对病情变化的印象补充量表（CIBIC-PLUS）14/64 分，波士顿命名测验（Boston naming test，BNT）15/30 分，神经精神量表（NPI）35/144 分，NPI- 护理部分 18/60 分，额叶功能评定表（FAB）11/18 分，额叶行为问卷（frontal behavioral inventory，FBI）27/72 分，其中 FBI-A 17 分，FBI-B 10 分，缺血指数量表（HIS）0/18 分，日常生活活动（ADL）20/80 分，适应行为量表（AMD-21）11/64 分，汉密尔顿抑郁量表（HAMD）5/56 分，抑郁自评 29/80 分，焦虑自评 4/80 分，PSP 临床评定量表 16/100 分，美国国立卫生研究院卒中量表（NIHSS）0/54 分，嗅觉功能：检知阈 2 分、认知阈 2.8 分。

【临床分析与决策】

1. 亟须解决的临床问题为本病例的定位定性诊断思路应如何？

（1）定位诊断：根据患者的主诉和病史、体格检查、影像学特征及详细的神经心理量表评估，发现患者存在性格改变、行为异常定位于颞叶和额叶，语言减退定位于大脑优势半球颞叶和额叶，记忆力减退定位于颞叶、顶叶及边缘叶系统，表情及瞬目减少定位于锥体外系。目前患者存在多领域高级神经功障碍，可疑大脑皮质及边缘系统受累，需进一步行 PET/CT 明确具体定位。

（2）定性诊断及鉴别诊断思路：综合患者病史及辅助检查结果，除外营养障碍性、炎性、自身免疫性、肿瘤性、感染性、内分泌代谢障碍性、遗传 / 先天性疾病，以及中毒创伤和血管性痴呆。目前定性为神经退行性疾病、认知功能障碍。

2. 患者存在认知障碍，然而是哪一种认知障碍类型呢？这将是有待进一步明确的。

患者青年起病，表现为显著的人格改变和精神行为异常，临床表现为早期脱抑制行为、早期出现冷漠和 / 或迟钝、早期出现缺乏同情、早期出现持续性 / 强迫性 / 刻板性行为、食欲亢进和饮食改变；神经心理表现为执行障碍合并相对较轻的记忆功能减退。临床痴呆评定量表或功能性活动问卷评分提示生活或社会功能受损；MRI 影像学符合额叶和 / 或前颞叶萎缩；PET/CT 显示额叶和 / 或前颞叶低灌注或低代谢。同时排除由其他神经系统非退行性疾病或内科疾病所致。根据 2011 年国际额颞叶变性诊断标准及 2014 年《额颞叶变性中国专家共识》符合可能的 bvFTD 标准。

^{18}F-FDG-PET/CT 检查：双额内外侧、双前扣带回，双颞内外侧、双岛叶、双尾状核、双侧丘脑，中脑近中线部代谢明显减低（图 10-2），结合临床考虑为额颞叶变性。

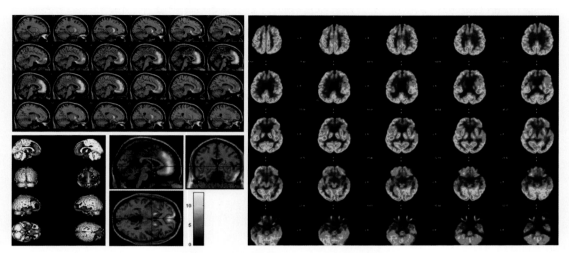

图 10-2　患者 ^{18}F-FDG-PET/CT 表现

3. 患者伴随锥体外系表现，PET/CT 提示中脑低代谢，是否还叠加其他变性病的可能？

患者青年男性，隐匿起病，逐渐发展，伴随额叶认知功能障碍、冻结步态、非流利性失语等无法用排除条件中所列疾病解释的临床表现（临床查体中患者主动语言减少，语言缺乏韵律，缺乏正常的语法结构，表现为非流利性进行性失语），然而根据 2016 年中华医学会神经病学分会帕金森病及运动障碍学组制定的进行性核上性麻痹（PSP）诊断标准，患者不符合任何一型 PSP 诊断，需进一步随访。

【诊断】

行为变异型 FTD

【诊治过程】

美金刚 5mg 每日 1 次、口服 1 周→ 10mg 每日 1 次、口服 1 周→ 15mg 每日 1 次、口服 1 周→ 20mg 每日 1 次口服维持。

【预后及随访】

半年后随访（2017 年 5 月 4 日）时，家属诉患者较前不爱出门了，喜卧床，不理发；穿衣有时困难，衣服蹭破了仍继续穿出去，不知难看。吃饭需将食物切割成小块吃，否则都是吃一口就扔掉（如苹果、包子）。

神经心理量表结果比较见表 10-1。

表 10-1　患者基线与半年后随访神经心理量表的结果

项目	基线	半年后随访
MMSE/ 分	22	16
MoCA/ 分	19	15
CDT/ 分	4	3

续表

项目	基线	半年后随访
ADL/ 分	20	28
ADAS-COG/ 分	15	37
NPI/ 分	35、18	38、19
CIB/ 分	14	26
抑郁自评 / 分	29	不合作
焦虑自评 / 分	24	不合作
HAMD/ 分	12	10
HAMA/ 分	5	6
CDR/ 分	1	2
BNT/ 分	15	15

注：MMSE，简易精神状态检查；MoCA，蒙特利尔认知评估；CDT，画钟试验；ADL，日常生活能力；ADAS-COG，老年性痴呆评定量表 - 认知分量表；NPI，神经精神量表；CIB，临床医师访谈时对病情变化的印象补充量表；HAMD，汉密尔顿抑郁量表；HAMA，汉密尔顿焦虑量表；CDR，临床痴呆分级量表；BNT，波士顿命名测验。

【讨论】

1. 额颞叶变性的流行病学特征　目前关于 FTLD 的全球流行病学研究并不多，我国尚无 FTLD 的流行病学数据。在发达国家所有年龄段的痴呆患者中，FTLD 是神经变性性痴呆中第二常见疾病，仅次于阿尔茨海默病（AD），在所有痴呆中 FTLD 的发病率为9.7% ~ 12%。西方国家的数据显示，FTLD 发病年龄在 40 ~ 80 岁，以 45 ~ 64 岁最为常见，近年来也有报道更年轻的患者，特别是额颞叶叠加其他变性疾病时，其发病年龄可早达30 岁左右。本例患者出现明显临床症状时大约为 31 岁，据此推测发病年龄甚至早于 30岁。FTLD 的发生是否与性别相关尚不清楚，一些研究提示男性与女性发病率基本相同，而一项研究显示发病率男：女约为 14 ∶ 3，男性发病率明显要高于女性。在 FTLD 各临床综合征之间，其性别分布各不相同。某些研究显示，在 bvFTD 和语义性痴呆（SD）患者以男性为主，而进行性非流利性失语（PNFA）以女性为主。

2. 额颞叶变性分类　额颞叶变性（FTLD）是以选择性额叶和 / 或颞叶进行性萎缩为病理学特征，以进行性精神行为异常和语言功能障碍为主要表现的临床症候群，在临床、病理和遗传学上呈异质性，是早发型痴呆的首要病因。根据早期临床特点，目前国际上将FTLD 分为 3 种主要的临床亚型：行为变异型额颞叶痴呆（behavioral variant frontotemporal dementia，bvFTD）、语义性痴呆（semantic dementia，SD）和进行性非流利性失语（progressive non fluent aphasia，PNFA）。

另外，FTD 与非典型性帕金森综合征、进行性核上性麻痹（PSP）、皮质基底节综合征（corticobasal syndrome，CBS）或相关的运动神经元病（motor neuron disease，MND）/

肌萎缩性侧索硬化症（amyotrophic lateral sclerosis，ALS）等神经退行性运动障碍病之间在临床、病理及遗传学方面有重要的重叠，可合并存在，这些可作为 FTLD 的特殊亚型（图 10-3）。

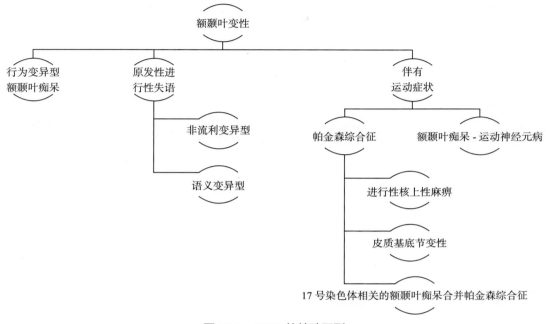

图 10-3　FTLD 的特殊亚型

3. bvFTD 与额叶变异型 AD（FvAD）的鉴别诊断　在各种 FTLD 临床综合征中，bvFTD 最为常见，约占 FTLD 的 70%。患者早期出现社会行为和人际沟通能力下降伴情感缺失，极易误诊为精神病，往往首诊于精神病医院。在各类变性痴呆中，bvFTD 极易与额叶变异型 AD 混淆诊断。

FvAD 患者早期记忆力及视空间功能相对保留，而以强迫行为、脱抑制、注意力及执行功能等额叶功能障碍为突出表现，发病年龄和起病形式通常符合 bvFTD 诊断标准。由于 AD 诊断标准在 FvAD 和 bvFTD 的鉴别诊断上特异度低，因此 FvAD 误诊率极高。Ikeda 等通过对 185 例临床诊断为 AD 的患者的临床表现进行分析发现，其中 34% 的患者符合非 AD 的诊断标准。尸检研究从病理角度也证实，在临床诊断为 FTLD 患者中，7% ~ 32% 具有 AD 特征性病理表现或叠加其他类型痴呆病理改变。另一项研究通过对 45 例临床诊断的痴呆患者进行尸检发现，其中 8 例患者同时具有 AD 和 FTLD 的病理特征。新近研究人员在 AD 协会国际会议上提出曾经为 FTLD 特征性病理蛋白的 TDP-43 可能与 AD 相关，他们对 342 例确诊为 AD 患者的大脑进行病理分析发现，57% 的患者携带异常形式的 TDP-43，而 TDP-43 阳性包涵体亦是 bvFTD 的特征性病理表现。两者的鉴别诊断要点见表 10-2。

4. 进行性核上性麻痹合并额颞叶变性　PSP 是一种罕见的神经变性运动障碍性疾病，其发病率约为每年（3 ~ 4）/100 000，是一种由 tau 蛋白病变引起的临床综合征。临床症状表现为帕金森样症状、姿势不稳、频繁跌倒、构音障碍、头颈和躯干僵硬、核上性凝视不能和进行性认知减退，40% 的患者表现有对称性肢体失用。冷漠可普遍见于 PSP 患者，还频繁出现人格受损和行为减少。PSP 表现为黑质、苍白球和下丘脑核的神经元萎缩，在大多数早期患者可见额叶皮质相对保留。同时非典型 PSP 中存在以小脑功能障碍及 FTD 为主要表现的临床表型，在经尸检证实的 PSP 中，有 5% ~ 20% 以行为异常和认知功能障碍为主要临床表现，其与 bvFTD 很难鉴别。本例患者以进行性精神行为异常，逐渐出现语言功能障碍及记忆力减退，并伴随轻微的锥体外系症状，^{18}F-FDG-PET 结果提示中脑低代谢，但最终是否会发展为 FTLD-PSP 还需追踪随访。

表 10-2　额叶变异型 AD（FvAD）与行为变异型额颞叶痴呆（bvFTD）的鉴别诊断要点

鉴别点	FvAD	bvFTD
记忆力	早期出现记忆力减退主诉	晚期出现记忆力减退主诉
语言	语音和语义错乱	语言丧失社会感情
流畅性	语义障碍 > 音韵流畅性障碍	语音障碍 > 语义流畅性障碍
行为	强迫或持续的行为不常见	收集或囤积，仪式和脱抑制行为明显（特别是涉及食物）
人格改变	焦虑和易怒	早期冷漠、脱抑制、丧失同情心
思维	妄想（盗窃、不忠和偏执）	固执
体重	体重减轻，与抑郁相关	因过度饮食导致体重增加
运动障碍	肌阵挛（通常被误认为震颤），晚期出现帕金森样症状	早期出现帕金森样症状
头颅 MRI	对称皮质萎缩（颞叶重于额叶，后扣带回以及外侧裂区）	对称（MAPT 突变）或不对称（GNR 突变）额颞叶萎缩
CSF 结果	CSF p-tau/Aβ$_{42}$ 比值（> 0.21）	CSF 前颗粒蛋白水平 < 60ng/ml，但没有应用于临床
生物标志物	APOE ε4 等位基因阳性	与 APOE ε4 等位基因无关

5. 致病基因分析　FTLD 的病因尚不清楚，研究显示此病有家族遗传倾向，据报告约 40% 的患者有阳性家族史，提示该疾病与遗传因素紧密相关。FTLD 患者一级亲属在 80 岁前发展为痴呆的概率为无家族史人群的 3.5 倍。目前已经证实与 FTLD 相关的基因包括：微管相关蛋白 -tau 基因（MAPT）、颗粒蛋白前体基因（PGRN）、TAR DNA 结合蛋白 43 基因（TARDBP）、含缬酪肽蛋白基因（VCP）、动力蛋白激活蛋白 1 基因（DCTN1）、肉瘤融合蛋白基因（FUS）和带电荷的多囊泡体蛋白 2B 基因（CHMP2B），以及最近确定的 9 号染色体 C9ORF72 六核苷酸重复扩增。对该患者及其父母、儿子行基因分析并未发现上述致病基因出现异常，但在受检者 MEOX2（NM_005924）基因 c.228-230del 的纯核苷酸变异，导致 80 号氨基酸缺失（p.80del），该变异可能导致蛋白质功能受到影响，有报道

发现 *MEOX2* 基因与早发型 AD 相关，但遗传方式尚未明确，该基因变性的致病性与 FTLD 的发病是否相关目前尚未见文献报道，有待进一步挖掘及研究。

6. 预后　FTLD 疾病早期就表现为显著的精神行为症状，导致 FTLD 经常被误诊为抑郁症、精神分裂症或双相情感障碍等精神疾病而就诊精神病医院，而一些抗精神病药物治疗能进一步加速该类患者的认知功能恶化，因此明确精神疾病的诊断也非常重要。

FTLD 患者自临床诊断后的平均生存期约为 3～4 年，而自临床发作，平均生存期约为 6.6～11.0 年。这些数字表明：自临床发作到诊断之间有一个明显的滞后。FTLD 患者自临床发作到诊断之间的平均延迟期约为 3.6 年，而 AD 患者约为 2.7 年。FTLD 的正确诊断是决定最佳预后、临床管理和有效治疗的先决条件，适当的治疗和行为管理，给予家人和照顾者适当的辅导能改善患者的生活质量，延长寿命。

（李攀）

【专家点评】

额颞叶变性（FTLD）是目前仅次于 AD 和路易体痴呆（LBD）的第三位导致痴呆的疾病。该病例的起病方式，临床症状、详细的神经心理量表评价和完善的相关检查均符合行为变异型额颞叶痴呆（bvFTD）的诊断。该例患者为青年男性，发病年龄明显早于流行病学发病范围，但有报道额颞叶变性叠加其他变性疾病时，发病年龄可显著提前，尤其伴有纯合子 R406W *MAPT* 基因突变可以加速症状发作，并导致行为变异的额颞叶痴呆综合征，但该病例的基因分析并未发现上述基因突变。近年来 bvFTD 合并 PSP 病例报道也日趋增多。由此可见痴呆并不是老年人群所特有的疾病，发病年龄提前同时伴有行为异常等症状时应同时考虑 FTLD 的可能。笔者根据 ^{18}F-FDG-PET 结果提示的中脑低代谢和伴随的锥体外系体征（如表情少、瞬目减少、后拉试验阳性等）提出是否伴有 PSP 疑问为该病例值得讨论的热点，虽然中脑代谢减低能否成为 bvFTD 叠加 PSP 的早期监测依据尚有争议，但作者对病例的层层剖析过程为医师提供了正确的临床诊断思维。2017 年 7 月国际 PSP 工作组提出 PSP 的最新诊断标准，并发表于 *Lancet Neurology*，首次提出 PSP 的疾病进程和 AD、帕金森病一样，为从早期无临床症状到晚期临床症状全面表现的连续过程，并提出 PSP 前驱期这一临床阶段。该病例新颖典型，可为年轻医师提供很好的指导作用。作者提出额颞叶变性叠加综合征一诊断具有前瞻性，但还需长期随访，完善 ^{11}C-PiB-PET 及多巴胺转运体 PET 等相关检查，为诊断提供更多的支持证据。

（周玉颖）

参考文献

1. RASCOVSKY K, HODGES J R, KNOPMAN D, et al.Sensitivity of revised diagnostic criteria for the behavioural variant of frontotemporal dementia[J]. Brain,2011,134(9): 2456–2477.
2. 中华医学会神经病学分会帕金森病及运动障碍学组，中国医师协会神经内科医师分会帕金森病及运动障碍专业委员会.中国进行性核上性麻痹临床诊断标准[J].中华神经科杂志，2016,49（4）:272-275.
3. CAIRNS N J, BIGIO E H, MACKENZIE I R, et al. Neuropathologic diagnostic and nosologic criteria for frontotemporal lobar degeneration: consensus of the Consortium for Frontotemporal Lobar Degeneration[J].

Acta Neuropathol，2007，114（1）:5-22.

4. SELTMAN R E，MAT THEWS B R．Frontotemporal lobar degeneration epidemiology, pathology, diagnosis and management[J]. CNS Drugs, 2012,26（10）:841-870.

5. PARK H K, CHUNG S J. New perspective on parkinsonism in frontotemporal lobar degeneration[J]. J Mov Disord，2013，6(1):1-8.

6. IKEDA M，LSHIKAWA T，TANABE H．Epidemiology of frontotemporal lobar degeneration[J]．Dement Geriatr Cogn Disord，2004，17(4)：265-268.

7. WODWARD M，JACOVA C，BLACK S E，et al．Differentiating the frontal variant of Alzheimer's disease[J]．Int J Geriatr Psychiatry，2010，25(7)：732-738.

8. SAWYER R P, RODRIGUEZ-PORCEL F, HAGEN M,et al. Diagnosing the frontal variant of Alzheimer's disease: a clinician's yellow brick road[J]. J Clin Mov Disord，2017，4:2.

9. JOSEPHS K A. Neuropathological background of phenotypical variability in frontotemporal dementia[J]. Acta Neuropathol, 2011，122（2）: 137-153.

10. WOOLLEY J D, KHAN B K, MURTHY N K, et al. The diagnostic challenge of psychiatric symptoms in neurodegenerative disease: rates of and risk factors for prior psychiatric diagnosis in patients with early neurodegenerative disease[J]. J Clin Psychiatry, 2011，72 (2): 126-133.

病例 11

行为变异型额颞叶痴呆
伴进行性核上性麻痹

 导读 认知障碍、精神行为异常及锥体外系症状是神经退行性疾病最常见的临床表现，对这些症状的早期识别及病因鉴别是临床一大难点，加之部分患者同时应用抗精神病药物会诱发或加重原有的锥体外系症状，使临床诊断变得愈加困难。该病例从早期根据记忆力下降为首发症状诊断为阿尔茨海默病，随后出现突出的精神行为异常，在治疗过程中又出现锥体外系症状。经过长达 7.5 年随访，纵向密切观察临床演变过程，抽丝剥茧，进行基因筛查和分子影像检查，最终确诊为行为变异型额颞叶痴呆伴进行性核上性麻痹，为精准诊断神经退行性疾病提供了很好的病历和临床思维，也提示长期随访对临床诊疗的重要性。

【病例简介】

1. **主诉** 记忆力减退 2.5 余年，跌倒 1 次，精神行为异常 3 个月，下颌震颤、口腔分泌物增多半个月。

2. **现病史** 患者，老年女性，60 岁，于 2.5 余年前出现经常重复询问一些问题、总在找东西，经常忘记钱放在哪里、总在翻找。记不住电话号码，偶尔有不会使用电视遥控器的情况。1 年前在外院就诊，查头颅 MRI，考虑"阿尔茨海默病"，给予奥拉西坦、多奈哌齐治疗。1 年前跌倒致左侧桡骨骨折。在复查骨折复位的过程中，晕厥 2 次，意识丧失，无肢体抽搐及小便失禁，约数分钟缓解。之后 2 个月内晕厥 4 次，伴有大便失禁。外院诊治，考虑心律失常（房性期前收缩、室性早搏）。3 个月前患者出现焦躁、坐立不安、来回踱步、反复开门关门。有自杀想法。对家人不关心。有幻觉，诉说"听到"有念经的声音或有敲门声，"看见"有外人在房间里。有被害妄想，认为那些人要来抓自己。到某精神病专科医院就诊，考虑"焦虑、抑郁状态"，给予奥沙西泮、阿立哌唑、苯海索、舒必利等药物。半个月后出现下颌震颤，口腔分泌物增多，于 2014 年 1 月就诊笔者所在医院认知障碍门诊。

3. **既往史** 无高血压、糖尿病、冠心病、脑卒中史。有青光眼、白内障手术史。否认"肝炎、结核"等传染病病史。否认重大手术、外伤史及输血史，无药物食物过敏史。

4. **个人史** 右利手、初中学历。

5. **家族史** 无家族遗传病史。无痴呆家族史。

6. **查体** 心率 64 次 /min，卧位血压 128/65mmHg，立位血压 119/65mmHg。心、肺、

腹查体正常。神志清楚，对答切题。近记忆力减退，时间、地点定向力减退，计算力下降。脑神经检查正常，四肢肌力、肌张力正常，深浅感觉对称，四肢腱反射正常，未引出病理反射。掌颌反射（+）。下颌震颤，口腔分泌物增多，走路肢体协同动作略减少。

7. 辅助检查

（1）2012 年 12 月头颅 MRI：双侧额叶、颞叶萎缩，双侧脑室周围脑白质少许脱髓鞘改变（图 11-1）。

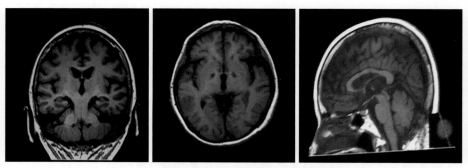

图 11-1　患者头颅磁共振表现（2012 年 12 月）

（2）2014 年 1 月头颅 MRI：双侧额叶、颞叶萎缩，双侧脑室周围脑白质少许脱髓鞘改变（图 11-2）。

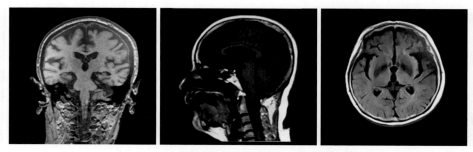

图 11-2　患者头颅磁共振表现（2014 年 1 月）

（3）血化验：常规、糖、电解质、肝功能、肾功能、免疫球蛋白、维生素 B_{12}、叶酸、甲状腺功能、同型半胱氨酸、HIV、梅毒螺旋体相关检测均正常。

（4）脑电图正常。各导联 P300 波潜伏期延长、波幅低。

（5）认知功能及情绪状态评分：简易精神状态检查（MMSE）14/30 分，蒙特利尔认知评估（MoCA）7/30 分（视空间与执行功能、命名、注意、语言、抽象、延迟回忆、定向），画钟试验（clock drawing test，CDT）1 分，日常生活活动（ADL）38 分，汉密尔顿抑郁量表（HAMD）7 分，神经精神量表（NPI）17/144 分，临床痴呆评定量表（CDR）2 分。

（6）基因检测：载脂蛋白 E 基因（*APOE*）为 ε3/ε3 基因型。

8. 入院诊断　认知功能障碍：阿尔茨海默病（额叶变异型）？额颞叶痴呆？路易体痴呆？非典型帕金森病？（皮质基底节变性？进行性核上性麻痹？）

【临床分析与决策】

认知功能障碍的临床诊断思路第一步需要明确是否有认知功能障碍；第二步确定认知功能障碍的严重程度；第三步即为病因诊断。

该患者的诊断分析如下：

定位诊断：患者认知功能下降、精神行为异常、性格改变定位于双侧额叶、颞叶、顶叶及边缘系统；下颌震颤、肢体协同动作减少定位于锥体外系。

定性诊断：综合患者病史及辅助检查结果，定性为神经退行性疾病、认知功能障碍。

根据国际疾病分类标准第10版（international classification of diseases Version 10，ICD-10），患者符合痴呆诊断。患者CDR 2分，为中度痴呆。那么，最后一步也是最重要的一步就是明确痴呆的病因。

1. 患者是阿尔茨海默病吗？　患者老年女性，隐袭起病，逐渐进展。以记忆力减退起病，尤其是近记忆力减退显著，随后出现精神行为异常。头颅MRI提示脑萎缩，临床考虑有阿尔茨海默病的可能性。且患者在本次就诊前1.5年曾于外院诊断为"阿尔茨海默病"，给予奥拉西坦、多奈哌齐治疗。多奈哌齐在个别患者可以引起严重心律失常甚至晕厥发作，该患者的晕厥是否和用药有关值得商榷。

2. 早期突出的精神行为异常如何解释？　纵观患者的疾病过程，在发病2.5年内也就是疾病早期即出现突出的精神行为异常，需要警惕其他类型痴呆，如额颞叶变性。行为变异型额颞叶痴呆与额叶变异型阿尔茨海默病都可表现出明显的精神症状，需要鉴别。如果是额颞叶痴呆，胆碱酯酶抑制剂就无效。

3. 患者的锥体外系症状从何而来？　患者曾有应用奥沙西泮、阿立哌唑、苯海索、舒必利等药物史，锥体外系症状是药源性帕金森症状，还是其他疾病导致，如路易体痴呆？患者疾病早期曾有过不明原因跌倒，不除外帕金森叠加综合征。对于这种不明原因的跌倒，一定要仔细甄别出帕金森病叠加综合征，因为一次跌倒对患者来讲有可能是致残甚至致命的。

【诊断】

根据FTLD 2011新版bvFTD诊断标准，该患者被诊断为"很可能的bvFTD"。根据2017年运动障碍疾病-进行性核上性麻痹（movement disorders-progressive supranuclear palsy，MDS-PSP）临床诊断标准，该患者符合"提示的进行性核上性麻痹（progressive supranuclear palsy，PSP）"。因此，临床诊断：额颞叶痴呆合并进行性核上性麻痹？

【诊治过程】

1. 患者入院后查体和心电图检查有一过性心动过缓，为避免心脏副作用，停用多奈哌齐，停用抗精神病药物。加用美金刚、艾司西酞普兰改善认知及情绪。加用卡左双多巴控释片小剂量开始，逐渐剂量滴定。患者下颌震颤、流口水症状逐渐好转，3个月后复查：MMSE 11分、MoCA 6分、CDT 1分、ADL 44分、HAMD 5分、NPI 10/144分。焦躁、幻觉、妄想等精神行为症状明显好转。

2. 为进一步明确诊断，于发病3年后行 ^{18}F-FDG-PET检查显示双额、楔前叶、扣带回及左颞外侧、岛叶及顶叶，左尾状核、双丘脑及中脑代谢减低（图11-3），PiB-PET检查（-）（图11-4），影像科考虑为额颞叶痴呆合并进行性核上性麻痹。当时临床上尚未出现典型的PSP表现。

Design matrix

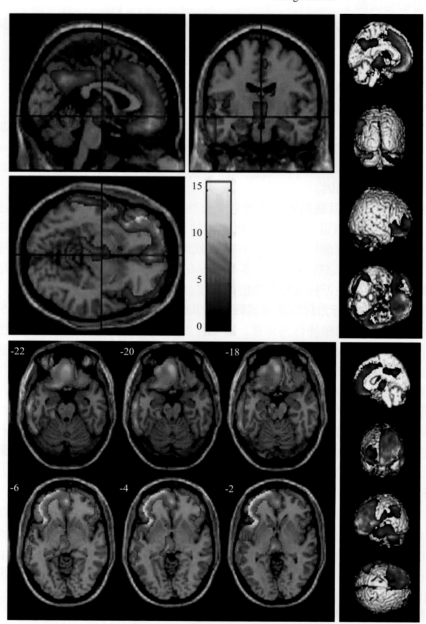

图 11-3　患者 ^{18}F-FDG-PET 表现

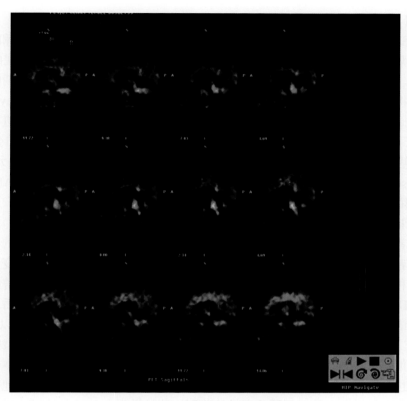

图 11-4　患者 PiB-PET 表现

【预后及随访】

1. 发病 5 年后、诊断 2 年后，患者方出现明显的颈部过伸姿势（图 11-5）、双侧眼球垂直运动受限、痉挛性构音障碍、姿势平衡障碍、轴性肌强直和运动迟缓。2 年后复查：MMSE 8 分，MoCA 3 分，ADL 54 分。

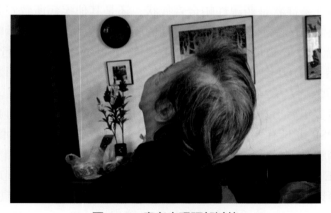

图 11-5　患者出现颈部过伸

2. 发病 7.5 年后、诊断 4.5 年后，患者全面认知功能衰退、假性延髓性麻痹症状突出、完全失语、颈部过伸姿势、轴性肌强直和运动迟缓。

【讨论】

额颞叶变性（frontotemporal lobar degeneration，FTLD）是以选择性额叶和/或颞叶进行性萎缩为病理学特征，以进行性精神行为异常和语言功能障碍为主要表现的临床症候群，在临床、病理和遗传学上呈异质性，是早发型痴呆的首要病因。根据早期临床特点，目前国际上将 FTLD 分为 3 种主要的临床亚型：行为变异型额颞叶痴呆（behavioral variant frontotemporal dementia，bvFTD）、语义性痴呆（semantic dementia，SD）和进行性非流利性失语（progressive non fluent aphasia，PNFA）。另外，FTLD 与非典型性帕金森综合征 PSP、皮质基底节综合征（corticobasal syndrome，CBS）或相关的运动神经元病（motor neuron disease，MND）/肌萎缩性侧索硬化症（amyotrophic lateral sclerosis，ALS）等神经退行性运动障碍病之间在临床、病理及遗传学方面有重要重叠，可合并存在，这些可作为 FTLD 的特殊临床亚型。由此可见额颞叶变性具有很强的临床异质性。

本例患者以记忆力减退起病，尤其是近记忆力减退为著，随后出现突出的异常精神行为，提示患者是否为阿尔茨海默病，尤其是额叶变异型阿尔茨海默病？额叶变异型阿尔茨海默病是一种以精神行为等症状为主要表型的少见特殊类型 AD。武力勇等曾报道 1 例额叶变异型 AD 的患者以妄想和行为异常等为主要和最早临床表现，发病 2 年后才出现记忆力减退、言语表达困难、计算不能等症状，头颅 MRI 提示双侧额颞叶萎缩，以左侧为著；头颅 SPECT 显示双侧额叶、颞叶和顶叶葡萄糖摄取普遍减低，与行为变异型额颞叶痴呆非常类似。但是 PiB-PET（淀粉样蛋白 PET）显示大脑皮质 PiB 阳性征象。本例患者在发病 2.5 年内也就是疾病早期就出现突出异常的精神行为症状，需要警惕与其他类型痴呆如额叶变异型 AD 与行为变异型额颞叶痴呆的鉴别，淀粉样蛋白 PET 检查可有效区分两者。本例患者 PiB-PET 检测无异常表现，故不考虑阿尔茨海默病。但仔细回顾患者 2012 年 12 月头颅 MRI 影像可见，虽然颞叶内侧萎缩 MTA 量表评分 2 分，但是患者双侧额叶萎缩重于大脑后部萎缩。如果当时进一步检查，有望提前 2 年明确诊断。患者 2014 年 1 月头颅 MRI 显示双侧额叶、颞叶萎缩更加明显（左侧为著，前脑萎缩明显），双侧海马明显萎缩（左侧为著），影像更符合额颞叶变性。

本例患者锥体外系症状是药源性帕金森症状，还是其他疾病所致？其中的患者"早期跌倒、骨折"为我们敲了一记警钟。因为早期的姿势不稳、跌倒常提示帕金森叠加综合征的概率大。本例患者 ^{18}F-FDG-PET 检查显示为额颞叶痴呆合并进行性核上性麻痹。Respondek 等学者针对 100 例尸检确诊病例，进行了关于 PSP 表型的回顾性分析，认为最为典型的 PSP-RS 型，仅占 24%，其余 76% 的临床病例均为"非典型"。而且，核上性眼肌麻痹通常在发病多年后出现，早期诊断困难。另外一些经病理确诊的 PSP 又缺乏典型的临床表现，提示 PSP 也具有明显的临床异质性。PSP 的 ^{18}FDG-PET 影像检查显示额叶皮质、尾状核、中脑和丘脑呈低代谢，能够在一定程度上帮助我们鉴别相关疾病。本例患者在发病 5 年后、PET 诊断 2 年后，才出现明显的颈部过伸姿势、双侧眼球垂直运动受限、痉挛性构音障碍等典型 PSP 表现。提示 ^{18}FDG-PET 在 PSP 早期诊断上具有一定价值。

目前尚无任何一种药物被美国食品药品监督管理局（Food and Drug Administration，FDA）批准应用于额颞叶变性患者的治疗。FTLD 的药物治疗主要是针对行为、运动和认知障碍等的对症治疗，包括选择性 5- 羟色胺再摄取抑制剂、非典型抗精神病药物、N- 甲基 -D- 天冬氨酸受体拮抗剂，但抗精神病药物对行为变异性额颞叶痴呆伴进行性核上性麻痹患者的锥体外系症状的影响应早期做好评估。

（王艳）

【专家点评】

本例患者纵向观察病情变化，随访长达 7.5 年，是一例非常全面、完善的病例分析。患者以记忆力减退起病，随后出现突出的精神行为异常。笔者针对患者早期出现的明显的精神行为异常，详细分析了额叶变异型阿尔茨海默病与额颞叶痴呆之间的鉴别要点，为医师提供了正确的临床诊断思维。目前对神经退行性疾病的临床诊断主要依据患者的核心症状及体征，以及神经心理测评结果。由于受到医师个人经验以及测评主观性强等影响，对于某些临床症状复杂、存在叠加的患者，常常遇到诊断困难。对于起病早、进展快以及以语言障碍或行为异常起病的痴呆患者，PiB-PET 显像有助于不典型 AD 与额颞叶变性的鉴别，进而有助于正确选择治疗策略。本例患者亦是通过 PiB-PET 明确排除了不典型 AD。

笔者就如何正确归因患者的锥体外系症状做了层层解析，通过其中一点点蛛丝马迹——"早期跌倒、骨折"作为突破口，通过 ^{18}F-FDG-PET 明确诊断，早于典型临床症状出现前 2 年诊断 PSP，为患者带来更多获益。^{18}F-FDG-PET 具有疾病特异性葡萄糖代谢网络模式，PSP 患者表现为双侧额叶内侧回以及脑干上部代谢减低。可见 FDG-PET 检查对于神经变性导致的帕金森综合征具有较好的鉴别诊断价值。2017 年 7 月国际 PSP 工作组提出 PSP 的最新诊断标准，首次提出 PSP 的疾病进程是从早期无临床症状到晚期临床症状全面表现的连续过程，并提出 PSP 前驱期这一临床阶段。

该病例患者临床症状复杂叠加，笔者抽丝剥茧、进行透彻细致的分析。对不典型的临床症状结合现代检测手段，最终水落石出，为年轻医师提供了很好的教学指导示范。

（周玉颖）

| 参考文献 |

1.　RASCOVSKY K, HODGES J R, KNOPMAN D, et al. Sensitivity of revised diagnostic criteria for the behavioural variant of frontotemporal dementia[J]. Brain: a journal of neurology，2011，134(9)：2456–2477.

2.　BOXER A L, YU J T, GOLBE L I, et al. Advances in progressive supranuclear palsy: new diagnostic criteria, biomarkers, and therapeutic approaches[J]. Lancet Neurol，2017，16(7):552-563.

3.　SELTMAN R E, MATTHEWS B R.Frontotemporal Lobar Degeneration Epidemiology, Pathology, Diagnosis and Management[J]. CNS Drugs, 2012,26(10): 841-870.

4.　武力勇，李洁莹，黄礼媛，等 . 额叶变异型阿尔茨海默病的临床和影像学特征一例 [J]. 脑与神经疾病杂志，2016,24（9）：541-544.

5.　GESINE R, MARIA S, CAROLIN K, et al. The Phenotypic Spectrum of Progressive Supranuclear Palsy: A Retrospective Multicenter Study of 100 Definite Cases[J]. Movement Disorders,2014,29(14):1758-1766.

6.　ZALEWSKI N, BOTHA H, WHITWELL J L, et al. FDG-PET in pathologically confirmed spontaneous 4R-tauopathy variants[J]. J Neurol, 2014,261(4):710-716.

病例 12

行为变异型额颞叶痴呆伴皮质基底节变性

导读　额颞叶痴呆（frontotemporal dementia，FTD）的临床诊断正确率较低，易误诊，年轻的 FTD 患者根据症状经常被诊断为精神障碍疾病。因而，FTD 的正确诊断需要综合早期人格和社交能力的丧失等非认知性行为改变的临床表现，以及主要以额叶或前颞叶异常的影像学特征。此外，在神经变性病中皮质基底节变性（corticobasal degeneration，CBD）与 FTD 联系紧密，有时在以 FTD 为主的表现中，CBD 仅仅表现出冰山一角，并不典型，但随着疾病的进展，却有可能逐渐表现出 CBD 的诸多临床特点。本例患者的帕金森样表现目前还无法明确诊断为CBD，但不排除其继续发展演变为 CBD 的可能。

【病例简介】

1. **主诉**　记忆力下降、行为异常伴运动不利 2 年。

2. **现病史**　女性，32 岁，2010 年 5 月起多次遗失日常物品，8 月起无法胜任日常工作，如患者工作中经常需要完成电脑报价表，但在帮助配偶做笔记本电脑报价表时竟无法顺利完成。9 月开始出现情绪低落、做事丢三落四、注意力不集中，反应迟钝，家人未予重视。2011 年 1 月表现出行为怪异，在一次外出游玩中，不明原因把钱丢在垃圾桶里，家人遂带其就诊于当地医院，行头颅 CT 未见明显异常；随后因月经不调就诊于当地医院妇产科，诊断为"卵巢囊肿、输卵管积液"，于 2011 年 2 月行腹腔镜手术，家属诉患者术后表现为表情淡漠、目光呆滞，言语少，动作缓慢，记忆力明显减退，时有强哭强笑，无大小便失禁，因此于 2011 年 3 月就诊笔者所在医院心理科考虑"抑郁症"，予文拉法辛缓释胶囊 150mg 每日 1 次口服，氯硝西泮片 2mg 每晚 1 次口服，服药 1.5 个月后情绪有所改善，动作、行为无明显改善，并出现躯干不自主前倾，后调整药物为氟西汀胶囊 20mg 每日 1 次口服，拉莫三嗪片 25mg 每晚 1 次口服，氯硝西泮片 0.5mg 每晚 1 次口服，症状持续 3 个月无改善。2011 年 5 月患者出现颈右斜，身体前倾，有时身体会出现痉挛样症状，每次持续约 1~2 秒，遂至某精神卫生中心进一步诊治，诊断"抑郁症"，予米氮平片 30mg 每日 1 次口服，氟西汀胶囊 20mg 每日 1 次口服，服药 2 个月后出现食量明显增大，体重增加 4kg，嗜睡，情绪波动减少，活动障碍较前改善。再次调整药物为盐酸曲唑酮片 10mg 每晚 1 次口服，艾司西酞普兰片 10mg 每日 1 次口服，家属诉患者情绪改善，但仍有行走时躯干前倾，认知功能减退。随后又调整药物为利培酮，服药后出现木僵，幻听，时有坐立不安，并有小便失禁，便秘等症状。目前已停用所有药物，于 2012 年 5 月收住笔者所在医院。

3. 既往史 因"卵巢囊肿、输卵管积液"行腹腔镜手术。

4. 个人史 长期生活于原籍，无疫水异地接触史，有吸烟饮酒史 10 余年，每周约 10 支（半包）烟，仅在工作应酬时饮黄酒、啤酒。

5. 家族史 否认家族遗传病史。

6. 查体

（1）内科系统体格检查：体温 36.5℃，脉搏 75 次 /min，呼吸 18 次 /min，血压 120/75mmHg，心、肺、腹检查无异常。

（2）神经系统专科检查：神志清楚，查体不合作，表情淡漠，自发语言少，词汇少，仅以短语对答，仅能理解简单对话，无法完成认知测验。脑神经：双侧瞳孔等大等圆，对光反射灵敏，眼球活动不配合，额纹对称，鼻唇沟对称，眉心征（+）。运动系统：肌力检查不配合，颈项肌及四肢肌张力增高，上肢较下肢明显，右上肢较左上肢明显。反射：双侧肱二头肌、肱三头肌、桡骨膜、膝、踝反射均（++），双侧掌颌反射（+）。感觉系统：不合作。病理征：双侧 Babinski（+）。共济运动：不配合。步态：痉挛步态。

7. 辅助检查

（1）实验室检查

血常规：2012 年 3 月 29 日和 2012 年 4 月 10 日检测分别显示：白细胞计数 11.9×10^9/L、11.8×10^9/L，中性粒细胞比例 74.7%、73.2%，淋巴细胞比例 17.7%、18.8%。

血脂：高密度脂蛋白 2.66mmol/L ↑（参考值 0.80～1.80mmol/L），游离脂肪酸 0.95mmol/L ↑（参考值 0.10～0.60mmol/L）。

肝、肾功能、甲状腺功能未见明显异常，尿酮体阳性（++）↑。

叶酸 17.28ng/ml ↑（参考值 3.50～9.00ng/ml），维生素 B_{12} 415.0pg/ml，C 反应蛋白（CRP）0.63mg/L，红细胞沉降率 7mm/h。

性激素全套、自身免疫、肿瘤标志物均正常。梅毒螺旋体 RPR 阴性、人类免疫缺陷病毒（HIV）抗体阴性。

（2）辅助检查

脑电图：中度弥漫性异常。

头颅 MR 平扫：脑萎缩，以双侧颞叶、海马萎缩明显；双侧颞叶皮质下条状异常信号（图 12-1）。

盆腔 CT 平扫：左侧附件区囊实性病变。

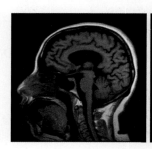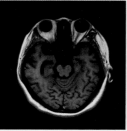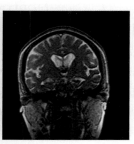

图 12-1 患者头颅 MRI 表现

矢状位（T_1）、水平位（T_1）、冠状位（T_2）示双侧颞叶、海马不对称萎缩，以右侧为著。

8. 入院诊断 额颞叶痴呆（frontotemporal dementia，FTD）。

【临床分析与决策】

1. 定位诊断 根据患者表现为认知功能减退、人格改变，定位在大脑皮质；面部表情减少、动作缓慢、不对称性肌张力增高、可疑肌张力障碍，定位在锥体外系；查体示双侧病理征阳性，定位在双侧锥体束。病变累及脑高级皮质、锥体外系和锥体系。

2. 定性诊断 患者起病隐匿，进行性加重，有痴呆、精神行为异常、帕金森病样表现，结合头颅 MRI 脑萎缩，以双侧颞叶、海马萎缩明显，脑电图中度弥漫性异常，临床诊断为行为变异型额颞叶痴呆（情感淡漠型）伴 CBD 可能。

3. 鉴别诊断

（1）阿尔茨海默病（Alzheimer's disease，AD）：早发型 AD 多为基因突变（*APP*、*PS1/2*）导致的遗传性 AD，通常有家族史，早期出现遗忘、视空间定向力和计算力受损等认知障碍，社交能力和个人礼节相对保留；CT、MRI 可见广泛脑萎缩。该患者发病年龄轻，缺乏明确的家族史，除记忆力下降外，行为异常和情感异常明显，头颅 MRI 示双侧颞叶、海马萎缩，而非全脑广泛性萎缩，故不支持 AD 诊断。

（2）克-雅病（Creutzfeldt-Jakob disease，CJD）：CJD 表现为进行性痴呆，脑电图可出现 1～2 次 /s 的典型的三相波，临床症状：肌阵挛、视觉障碍、小脑性共济失调、锥体束征或锥体外系征、无动性缄默、特征性神经病理改变、免疫学朊蛋白（PrP）阳性等，预后差，通常病程为 3～12 个月。该患者发病已 2 年，缺乏典型的肌阵挛、共济失调表现，EEG 及 MRI 均不支持 CJD 的诊断。

（3）多系统萎缩（multiple system atrophy，MSA）：MSA 有三大临床主征：小脑症状、锥体外系症状、自主神经症状，头颅 MRI 可有特异性表现，可有小脑、壳核、脑干等萎缩，一般不会出现双侧颞叶、海马萎缩。该患者认知功能障碍改变较运动症状重，缺乏明显的自主神经症状，MRI 及临床表现不支持 MSA 诊断。

（4）皮质基底节变性（corticobasal degeneration，CBD）：CBD 作为一种帕金森叠加综合征，除了典型的大脑皮质和基底节受损的症状与体征，如运动减少、动作缓慢、肌强直、肌阵挛、失用、皮质性复合感觉障碍等之外，还可以表现为与额颞叶变性（frontotemporal lobar degeneration，FTLD）相似的进行性非流利性失语（progressivenonfluent aphasia，PNFA）、FTD 症状，典型的 CBD 在临床上常表现为帕金森病样症状 + 异己手综合征 + 不对称顶叶皮质萎缩。该患者缺乏典型的异己手综合征和神经影像上不对称顶叶皮质萎缩，由于检查无法配合，还不能明确是否存在皮质感觉障碍和肢体失用，因此，目前还无法明确诊断为 CBD，但不排除其继续发展演变为 CBD 的可能。

【诊断】

行为变异型额颞叶痴呆（behavioral variant frontotemporal dementia，bvFTD）（情感淡漠型）伴 CBD 可能

【诊治过程】

诊断明确后给予患者：改善认知药物奥拉西坦，改善精神症状药物氯氮平，减低肌张力药物巴氯芬。

【预后及随访】

目前尚无有效疗法，主要是对症治疗，FTD 的病程大约 5～10 年，预后差，多死于

肺部感染、泌尿道感染和压疮等。该患者入院后予以奥拉西坦改善认知功能，氯氮平改善精神症状，巴氯芬减低肌张力。经治疗后，患者可以和家人进行简单的交流，肌张力增高较前减低，精神症状较前改善。病情较前无进展趋势，趋于稳定。

【讨论】

FTD 为一组以额颞叶萎缩为特征性变化，影响认知、语言、人格和社会能力的临床综合征，在欧美国家是仅次于阿尔茨海默病的一种原发性退行性痴呆，占早老性痴呆的20%，在 45～65 岁人群中的患病率为 15/10 万。现在，一般以"额颞叶痴呆（FTD）"来形容临床症状，而以"额颞叶变性（FTLD）"作为病理诊断，另外若在患者体内发现嗜银的 Pick 小体，经常会以"Pick 病"来形容。

临床上，FTD 具有很强的异质性，临床表现和病理改变多种多样，根据核心症状及影像学表现，临床上将 FTD 分为：①额叶变异 / 行为变异型 FTD（fvFTD/bvFTD），占总FTD 病例的一半，根据其病理影响的神经解剖区域以及临床表现的不同而可进一步细分为脱抑制性型（disinhibited type），情感淡漠型（apathetic type）和刻板型（stereotypical type）。脱抑制性型主要累及眶额叶和颞前新皮质，表现为人际交往能力下降，行为冲动、鲁莽等；情感淡漠型往往是额叶延伸至背外侧凸处受影响，患者往往表现为情感淡漠迟钝，语言表达减少，最终可发展至缄默，可呈现意志缺乏，活动减少，也可呈现摄食习惯的改变，如暴饮暴食，喜食甜食等；而刻板型则与纹状体、新皮质受累有关，表现为言语减少，内容表达刻板、重复，可伴有刻板行为，如不自主的搓手、顿足。bvFTD 的核心临床表现为社会功能障碍及人格改变，脑影像学表现为右侧额叶及前部颞叶萎缩。②进行性非流利性失语（progressive nonfluent aphasia，PNFA）。③语义性痴呆（semantic dementia，SD），SD 往往表现为流利性失语。SD 与 PNFA 临床上皆表现为失语，前者以理解障碍为主，后者则表现为复述、表达等障碍。两者的影像学表现亦存在差异，SD 主要累及颞叶前部并且多为右侧，而 PNFA 则呈现左侧颞叶联合病变。CBD、进行性核上性麻痹（progressive supranuclear palsy，PSP）和肌萎缩侧索硬化（amyotrophic lateral sclerosis，ALS）的运动特征也可能与 FTLD 的特点和病理有关。神经变性疾病的特征性表现是异常堆积的蛋白，FTD 也不例外，在神经病理上，会根据大脑内的异常堆积的 tau蛋白、TDP-43 及 FUS 蛋白的有无对 FTD 进行分类。

CT 或 MRI 显示 FTD 患者大脑对称或不对称性额颞叶萎缩，而半球后部相对正常，侧脑室可扩大，尾状核头部可见萎缩，为局限性萎缩，不同类型 FTD 的 MRI 也不尽相同，PET 或 SPECT 可检测早期额颞叶代谢的下降，而此时 MRI 可无明显萎缩，但临床症状已出现。FTD 的临床诊断正确率较低，易误诊，年轻的 FTD 患者根据症状经常被诊断为精神障碍疾病，如精神分裂症和双相情感障碍。因而，FTD 的正确诊断需要综合临床表现结合影像学表现得出，65 岁前发病，一级亲属阳性类似病史，早期出现人格和社交能力的丧失等非认知性行为改变，影像学异常以额叶或前颞叶为主，应考虑 FTD 的可能。

FTD 目前临床上尚无特异的治疗方法。临床上根据 FTD 出现的症状给予对症治疗，推荐给予 5-HT 再摄取抑制改善神经行为异常，由于胆碱酯酶抑制剂可加剧 FTD 患者的精神行为症状（如激越等），故不推荐采用胆碱酯酶抑制剂改善患者的认知障碍。

（谢心怡　任汝静）

【专家点评】

该病例的临床诊断为 bvFTD（情感淡漠型）伴 CBD 可能。首先行为变异型 FTD 除了我们常见的脱抑制性型（disinhibited type）外，还可有情感淡漠型（apathetic type）和刻板型（stereotypical type）。此外，在神经变性病中与 FTD 联系最紧密是 CBD，有时在以 FTD 为主的表现中，CBD 仅仅表现出冰山一角，并不典型，但随着疾病的进展，却有可能逐渐表现出 CBD 的诸多临床特点。事实上，由于目前缺乏神经病理的诊断，从临床上我们很难区分 CBD 和皮质基底节综合征（corticobasal syndrome，CBS），从而经常将二者混为一谈。其中，CBS 是一种临床综合征，异质性强，相同或类似的临床表型下，可以有多种病理表型，如 CBD、AD、FTD 等。CBD 是一个具有病理学特征的疾病实体，必须有明确的病理学证据才能诊断，但相同的病理学表型下，可以表现为不同临床表型，最常见为 CBS，还可以表现为额叶行为 - 空间综合征（frontal behavioral-spatial syndrome，FBS），非流利 / 非语法变异性原发性进行性失语（nonfluent/agrammatic variant of primary progressive aphasia，naPPA）和 PSP。

（王刚）

│ 参考文献 │

1. 王丽玲，王刚，陈生弟 . 额颞叶变性的临床表现、分型及神经病理学研究进展 [J]. 诊断学理论与实践，2010,9（4）:386-389.
2. ARMSTRONG R A, CARTER D, CAIRNS N J. A quantitative study of the neuropathology of 32 sporadic and familial cases of frontotemporal lobar degeneration with TDP-43 proteinopathy (FTLD-TDP) [J]. Neuropath Appl Neurobiol, 2012, 38（1）:25-38.
3. CAIRNS N J, BIGIO E H, MACKENZIE I R, et al . Neuropathologic diagnostic and nosologic criteria for frontotemporal lobar degeneration: Consensus of the Consortium for Frontotemporal Lobar Degeneration[J]. Acta Neuropathologica, 2007,114（1）:5–22.
4. KERTESZ A, HILLIS A, MUNOZ D. Frontotemporal degeneration, Pick' s disease, Pick complex, and Ravel[J]. Ann Neurol, 2003,54(Suppl 5):S1-S2.
5. O'BRIEN J T, BURNS A，BAP Dementia Consensus Group. Clinical practice with anti-dementia drugs: a revised (second) consensus statement from the British Association for Psychopharmacology[J]. J Psychopharmacol, 2011, 25（8）:997-1019.
6. RABINOVICI G D, MILLER B L. Frontotemporal lobar degeneration:Epidemiology, pathophysiology, diagnosis and management[J]. CNS Drugs, 2010, 24（5）:375-398.
7. RATNAVALLI E, BRAYNE C, DAWSON K, et al. The prevalence of frontotemporal dementia[J]. Neurology, 2002, 58（11）: 1615-1621.
8. ROHRER J D, LASHLEY T, SCHOTT J M, et al. Clinical and neuroanatomical signatures of tissue pathology in frontotemporal lobar degeneration[J]. Brain, 2011,134(Pt 9):2565-2581.
9. REN R J, HUANG Y, XU G, et al. History, present and progress for Frontotemporal dementia in China: a systematic review[J]. Int J Alzheimers Dis, 2012, 2012:587215.

病例 13

伴 *C9orf72* 中等长度异常扩增所致的 P- 肌萎缩侧索硬化 - 行为变异型额颞叶痴呆

导读 这是一个罕见的多种变性病临床表型叠加的家族性病例，基因检测示 *C9orf72* 中等长度扩增。本病例充分展示了在神经系统退行性疾病中，存在多种临床表型叠加的谱系疾病。在临床诊疗中，需准确地识别出各临床表型，并建议完善基因检测。

【病例简介】

1. **主诉** 间断跌倒 6 余年，言语不清 11 个月，行为改变 9 个月。

2. **现病史** 患者女，65 岁，高中学历，售货员已退休。6 年前患者平地遛弯时跌倒，无头晕、肢体无力，站起后行走如常；2.5 年前再次跌倒。15 个月前因"头痛"就诊当地医院，医师查体发现言语不清，未予特殊重视。11 个月前口水增多、间断流涎。9 个月前右下肢无力，上下楼梯无力明显，伴行走缓慢、行走不稳，容易跌倒。家属诉患者出现无意义的言语重复，反复问"这东西还有吗"，家人明确回答"有"，仍反复询问。8 个月前患者出现双下肢肉跳，面部表情减少，容易激动，无诱因下哭泣。患者同家人交流有所减少，不像以往那样关心家人，不如原来爱做家务。7 个月前饮水呛咳，于当地医院就诊，行头颅 MRI 可见脑白质脱髓鞘变性、额颞叶萎缩。MoCA 18 分。予抗血小板、他汀类药物、改善循环治疗无明显改善。6 个月前平地行走跌倒较前频繁，为防跌倒拄拐行走。在其他人同患者讲话过程中，其会不打招呼离开。在家里待不住，爱出去溜达，即使爱人忙着，也要求陪她出去，如果让她稍等一会儿就哭泣。4 个月前患者跌倒增多，言语不清逐渐加重，可理解他人言语，可表达语义，无言语停顿、语法错误等。家中来客人时不如以前热情，客人说话时，会不顾及别人把手机视频声音开很大。患者自发病以来饮食睡眠可，二便如常，近 1 年体重减轻 10kg。

3. **既往史** 高脂血症 1 年余，反流性食管炎 1 年。6 年前左下肢静脉曲张手术，4 年前甲状腺部分切除术，复查未见明显异常。1 个月前跌倒史，左手腕骨折。

4. **个人史** 个人史、月经史无特殊。育有 1 个儿子，配偶及儿子体健。

5. **家族史** 患者家系图谱见图 13-1。先证者外公（Ⅰ1）：60 岁，说话颠三倒四，无肌无力、肌萎缩，无行走不稳，无言语不利等；70 岁去世。

先证者母亲（Ⅱ1）：60岁，做饭时把不能吃的东西放到锅里煮，曾出现在街上买东西不付钱拿了就走，65岁左右反复走失，经常把其约束到家里，经常不吃饭，后于66岁去世。无肌萎缩，无行走不利。

先证者母亲大妹妹（Ⅱ2）：先证者爱人诉，其30余年前，总是反复重复同一句话，后未联系。81岁去世。

先证者母亲二妹妹（Ⅱ3）：没有来往，先证者诉其"傻"，具体描述不清。已去世。

先证者妹妹（Ⅲ2）：先证者爱人及儿子诉，自10余年前开始偶尔出现问她话不理，甚至自己说她的，有时要问几遍。有言语重复，如家里来客人了，反复说"你来了，你来了"。其为乡村医生，问患者病史时爱重复问，如反复问患者"你头晕吗"。

先证者姨妈（其母亲二妹妹）大女儿（Ⅲ7）：先证者诉，其自小反应慢，学习成绩差，同别人交流时总是不知道如何接应话题。

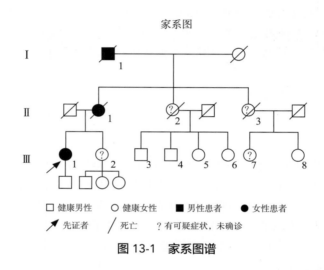

图 13-1　家系图谱

6. 查体　神志清楚，言语欠清，眉心征（-），颈软。双眼各向运动充分，无复视、眼震，吸吮反射（+）、下颌反射（+），双侧掌颌反射（+），双侧软腭上抬可，悬雍垂居中，咽反射存在，双侧胸锁乳突肌、斜方肌无明显萎缩，右侧转颈稍力弱，左侧转颈力可，耸肩对称有力，伸舌偏右，舌肌纤颤、萎缩，余脑神经查体正常。四肢肌容积正常，肌张力正常，右上肢肌力5级，左上肢因骨折制动不能配合检查，双下肢近端肌力5级，双足背屈肌力1级，余远端肌力5级，无不自主运动，指鼻试验、轮替、跟膝胫稳准，Romberg征睁闭眼正常，后拉试验（+），火箭征（+），反复足跟抬高踩地缓慢，可疑面具脸。四肢深浅感觉未见明显异常。腹壁反射存在（右侧减弱），四肢腱反射（+++）；双Hoffmann征、Rossolimo征均（+），双Babinski征、Chaddock征均（-）。卧立位血压、皮肤划痕试验（-）。

7. 辅助检查（外院检查）　肌酸激酶（CK）285～533U/L↑。血清骨胶素3.3ng/ml（参考值0～3.3ng/ml）；余血常规、生化、甲状腺功能、免疫、肿瘤标志物均未见明显异常。

入院前7个月颅脑MRI示脑白质病变，老年性脑改变，幕上脑室扩张（图13-2）。颈椎MRI示颈椎间盘退行性改变。

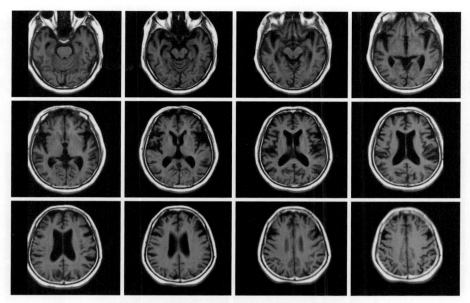

图 13-2　患者入院前 7 个月外院头颅 MRI 表现

8. 入院诊断　行走不利、行为改变待查。

【临床分析与决策】

这是一例具有家族史的多种表型叠加的病例，其中较为突出的两方面分别为行为认知改变和运动功能障碍。患者有不合时宜的行为、冷漠迟钝、缺乏同情心、重复刻板语言的临床表现，结合影像学额颞叶萎缩，考虑存在可能级别的行为变异型额颞叶痴呆（behavioral variant frontotemporal dementia，bvFTD）。

而本例患者需要讨论的是其运动功能障碍。部分额颞叶变性（FTLD）患者会同时合并肌萎缩侧索硬化（amyotrophic lateral sclerosis，ALS）。本例患者言语不清、肉跳、舌肌萎缩纤颤、转颈力弱、下肢远端力弱，存在广泛临床下运动单位受累的表现，同时存在四肢腱反射活跃、病理征阳性广泛上运动单位受累证据，故考虑为可能的肌萎缩侧索硬化，待肌电图结果进一步明确诊断。

然而 ALS 似乎并不能解释患者运动功能障碍的全貌。病史中一个突出的特点就是反复跌倒，并且均为平地跌倒，进行性加重。这对于 ALS 并不是经典的表现，因此在体格检查中也特别关注了锥体外系的体征，本例患者有可疑面具脸，后拉试验（＋），火箭征（＋），反复足跟抬高踩地缓慢，同时肌张力正常，无法用 ALS 肌张力增高来解释其姿势异常、运动迟缓的表现，故考虑本例患者同时还合并了锥体外系受累。

此外，虽然本例患者有家族史，但其外公及母亲主要表现为认知行为受累，而该患者同时合并运动功能障碍，即多系统有受累，还应注意排除副肿瘤综合征、自身免疫疾病等可能。

【诊治过程】

患者入院后完善认知测评，蒙特利尔认知评估（MoCA）18 分；爱丁堡 ALS 认知和行为检查（ECAS）85 分，复查头 MRI 显示脑萎缩较前进展（图 13-3）。完善肌电图：双正中神经、左尺神经、双腓总神经、双胫神经各段 CMAP 波幅下降；右正中神经 F 波未测出；左尺神经 F 波出现率下降；双胫神经 H 反射未测出。双第一骨间肌、双胫前肌、左腹直肌示神经源性损害，右胸锁乳突肌可疑神经源性损害。本例患者电生理存在广泛的下运动神经元单位受累证据，支持 ALS 诊断。完善腰椎 MRI，除外相关病变引起双下肢远端力弱原因。复查血肿瘤、免疫、甲状腺功能等指标正常，肺 CT 正常。D- 二聚体升高，左小腿肌间静脉血栓。

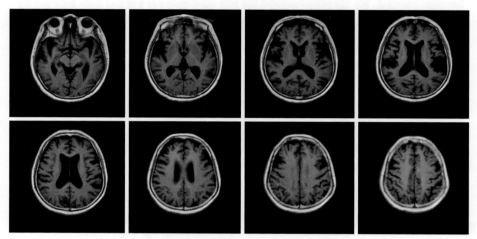

图 13-3 患者入院后头颅 MRI 表现

考虑患者有家族史，同时存在额颞叶痴呆、肌萎缩侧索硬化，且合并有锥体外系表现。完善二代测序、*C9orf72* 基因检测结果回报：*C9orf72* 基因，GGGGCC 重复数大于 23（图 13-4），二代测序未发现与临床表型相关的高度可疑变异。

全长 PCR 扩增：

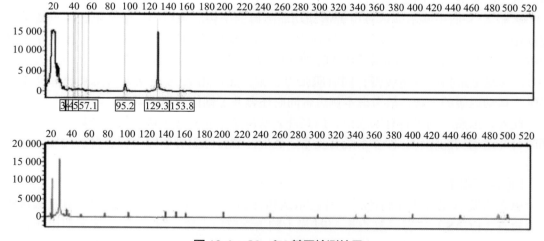

图 13-4 *C9orf72* 基因检测结果

【诊断】

P- 肌萎缩侧索硬化 - 行为变异型额颞叶痴呆（pakinsonism-amyotrophic lateral sclerosis-behavioral variant frontotemporal dementia，P-ALS-bvFTD）

【预后及随访】

患者出院后，行走不利进一步加重，频繁跌倒，后卧床，因下肢静脉血栓致肺栓塞。出院后一年，因呼吸衰竭去世。

【讨论】

本病例的特点是在肌萎缩侧索硬化 - 行为变异型额颞叶痴呆（amyotrophic lateral sclerosis-behavioral variant frontotemporal dementia，ALS-bvFTD）基础上同时合并了锥体外系受累，并且具有家族病史，有 *C9orf72* 中等长度扩增。*C9orf72* 在 ALS 和 FTLD 中的研究已十分广泛，近年来的报道显示，其在运动障碍疾病中也会出现，如帕金森综合征、亨廷顿病等。目前这些合并多系统受累尤其是伴基因异常的病例以少数个案报道为主。对 *C9orf72* 重复扩增的帕金森综合征患者的系统性回顾研究显示，60% 同时存在上运动神经元体征，36% 存在下运动神经元体征，85% 存在认知改变，56% 存在行为改变。77% 患者有 ≥ 1 个神经变性病的家族史，其中 31%ALS 家族史，21%FTLD 家族史，26% 非 FTLD 或不明原因痴呆史。此外，在 8 例病理确诊的患者中，6 例均呈现 *C9orf72* 特征性的 FTLD-TDP 病理改变。因此，这也提示了这类多系统受累综合征在临床表型和病理机制上的特殊性。

本病例与文献报道不同的是，通常 *C9orf72* 的六核苷酸重复数大于 30 被认为是明确的病理性扩增，而患者的重复数大于 23，是中等长度扩增，同时二代测序未发现其他可疑致病基因。目前虽无 *C9orf72* 中等长度扩增所致 FTLD 叠加 ALS 及锥体外系受累的病例报道，但是近年来众多研究均提示了中等长度扩增可能会增加罹患 ALS、FTLD、帕金森综合征的风险，这一多系统受累的临床表型与此基因型的相关性还需更多的病例进一步证实。

（叶珊）

【专家点评】

对于本病例而言，重要的第一步就是确定临床表型。患者 bvFTD 的病史明确，结合影像学不难诊断。肌萎缩侧索硬化 - 额颞叶谱系疾病近年来也被熟识，患者肢体无力、言语不清，通过查体、肌电图检查也可以诊断 ALS。然而该患者特殊点在于其同时合并了锥体外系受累，对于存在 ALS 的患者，锥体外系表现在临床上容易被忽视，常被 ALS 的肌张力增高或肌肉萎缩所掩盖。因此，这首先需要对病史进行详细的询问，如本患者早期便出现平地跌倒的情况，并且持续加重，这是对锥体外系受累的重要提示，进而在查体过程中进行重点关注。在实际临床观察中，肌萎缩侧索硬化 - 额颞叶谱系疾病叠加锥体外系受累的患者，通常以强直、运动迟缓多见，震颤相对少见，这也与文献报道相符。

另外，在文献回顾中看到 *C9orf72* 基因异常的帕金森综合征患者合并 FTLD、ALS 或相关家族史的比例非常高。这也提示，对于同时叠加多种变性病临床表型的患者，即使没有明确家族史，也建议完善基因检测。对这些多系统叠加的特殊临床表型的深入研究，可能会为探索神经退行性疾病的机制提供重要途径。

（樊东升）

| 参 考 文 献 |

1. GOLDMAN J S, QUINZII C, DUNNING-BROADBENT J, et al. Multiple system atrophy and amyotrophic lateral sclerosis in a family with hexanucleotide repeat expansions in *C9orf72*[J]. JAMA Neurol，2014，71(6):771-774.

2. HENSMAN MOSS D J, POULTER M, BECK J, et al. *C9orf72* expansions are the most common genetic cause of Huntington disease phenocopies[J]. Neurology，2014，82(4):292-299.

3. LESAGE S, LE BER I, CONDROYER C, et al. *C9orf72* repeat expansions are a rare genetic cause of parkinsonism[J]. Brain，2013，136(Pt 2):385-391.

4. WILKE C, POMPER J K, BISKUP S, et al. Atypical parkinsonism in *C9orf72* expansions: a case report and systematic review of 45 cases from the literature[J]. J Neurol，2016，263(3):558-574.

5. BOURINARIS T, HOULDEN H. *C9orf72* and its Relevance in Parkinsonism and Movement Disorders: A Comprehensive Review of the Literature[J]. Mov Disord Clin Pract，2018，5(6):575-585.

6. ERZURUMLUOGLU E, CILINGIR O, OZBABALIK ADAPINAR B D, et al. The association between repeat number in *C9orf72* and phenotypic variability in Turkish patients with frontotemporal lobar degeneration[J]. Neurobiol Aging，2019，76: 216.e1-216.e7.

7. CALI C P, PATINO M, TAI Y K, et al. *C9orf72* intermediate repeats are associated with corticobasal degeneration, increased *C9orf72* expression and disruption of autophagy[J]. Acta Neuropathol，2019，138(5):795-811.

8. IACOANGELI A, AL KHLEIFAT A, JONES A R, et al. *C9orf72* intermediate expansions of 24-30 repeats are associated with ALS[J]. Acta Neuropathol Commun，2019，7(1):115.

9. COOPER‑KNOCK J, FROLOV A, HIGHLEY J R, et al. *C9ORF72* expansions, parkinsonism, and Parkinson disease: a clinicopathologic study[J]. Neurology，2013，81(9):808–811.

病例 14
进行性非流利性失语

导读

额颞叶痴呆（frontotemporal dementia，FTD）是额颞叶变性（frontotemporal lobar degeneration，FTLD）的主要亚型之一。FTLD 是一组以额颞叶萎缩为主要病理表现，以进行性精神行为异常、执行功能障碍和语言损害为主要临床特征的痴呆症候群。根据临床特征，目前国际上将 FTLD 分为 3 种主要的临床亚型：以人格和行为改变为主要特征的行为变异型额颞叶痴呆（behavioral variant frontotemporal dementia，bvFTD）、以语言流利性下降为主要特征的进行性非流利性失语（progressive non-fluent aphasia，PNFA）和以语义记忆损害为突出表现的语义性痴呆（semantic dementia，SD）等。以下介绍一例典型的 PNFA 病例。

【病例简介】

1. **主诉**　渐起语言障碍半年余。

2. **现病史**　男性患者，57 岁，小学学历。患者于半年前无明显诱因逐渐出现言语障碍，表现为言语表达欠流利，与人沟通障碍，语量较前减少，理解能力下降，找词困难，有时叫不出亲人名字；无重复问话、反复找东西等，日常生活自理，可做家务；无精神行为异常，无肢体无力、肌萎缩，无饮水呛咳、吞咽困难等，睡眠、饮食可，大小便正常。

3. **既往史**　无特殊。

4. **个人史**　无吸烟、饮酒史，无毒物、毒品接触史。

5. **家族史**　弟弟 40 岁时因"脑萎缩、痴呆"去世。

6. **查体**　神志清楚，语欠利，理解力下降，伸舌居中，悬雍垂偏左，双侧咽反射存在，余脑神经(-)。四肢肌力 5 级，肌张力正常，四肢腱反射(++)，双侧 Babinski 征(-)。

7. **辅助检查**　无。

8. **入院诊断**　言语障碍查因：FTD（PNFA）可能？

【临床分析与决策】

患者入院后亟待解决的问题是：临床诊断是否正确？患者发病年龄为 67 岁，临床表现为语言表达困难，且其弟弟有类似表现，根据患者的临床表现及家族史，初步考虑 FTD（PNFA），需完善相关检查排除其他原因。

【诊断】

额颞叶痴呆（进行性非流利性失语）

【诊治过程】

按照认知障碍规范化诊断流程，完成了以下检验检查：

（1）实验室检查：血常规、尿常规、粪便常规、肝肾功能、血脂、血糖、电解质、糖化血红蛋白、贫血四项、甲状腺功能、梅毒螺旋体抗体、HIV 抗体均无显著异常。

（2）神经心理评估：简易精神状态检查（MMSE）8 分；波士顿命名测验（BNT）1分；语音流畅性 0 分，语义流畅性 0 分。

（3）肌电图：①所查肌电及周围神经电图未见明显异常；②双侧肛门括约肌未见明显异常；③双侧听通路受累；④双侧视觉诱发电位未见明显异常。

（4）头部 MRI：①左侧小脑半球软化；②双侧额叶白质区异常信号，多为缺血灶；③脑萎缩（左侧明显）（图 14-1）。

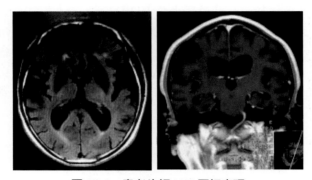

图 14-1　患者头颅 MRI 平扫表现

（5）予以完善腰穿，脑脊液常规、生化正常，$A\beta_{42}$ 861.85pg/ml，$A\beta_{40}$ 5 755.62pg/ml，$A\beta_{42}/A\beta_{40}$ 为 0.15，P-tau 12.40pg/ml，T-tau 187.37pg/ml。

（6）予以完善 FDG-PET 和 PiB-PET：①双侧额、颞、顶叶糖代谢减低，以左侧额叶及左侧颞叶为著；② PiB-PET 显像示双侧大脑皮质区未见明显显像剂摄取增高，提示双侧大脑皮质区无明显 $A\beta$ 蛋白沉积；③脑萎缩；④左侧小脑软化灶（图 14-2）。

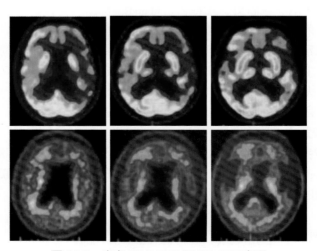

图 14-2　患者 FDG-PET 和 PiB-PET 表现

（7）鉴于患者有阳性家族史，予以完善认知障碍基因芯片检测，未发现致病基因相关突变。

（8）治疗上予美金刚每日 2 次、每次 10mg 口服进行认知改善治疗，同时告知患者家人积极非药物干预，如语言锻炼、音乐疗法、益智活动等。

【讨论】

PNFA 的临床表现具有一定的特异性，但仍需与其他疾病相鉴别，尤其是 Logopenic 失语和语义性痴呆。PNFA 临床主要表现为言语不流利、语言失用及语法障碍，头颅 MRI 以左额下回和岛叶萎缩为主，常见病理改变为 FTD-4R tau；Logopenic 失语则主要表现为找词困难、重复语言、理解障碍和阅读障碍，常伴有记忆力下降，日常生活能力下降，头颅 MRI 多以左顶下小叶和后颞上回萎缩明显，病理符合 AD 的特点；语义性痴呆则以低频单词检索和理解障碍、物体和人物的语义缺陷、表层阅读障碍明显，头颅 MRI 以双侧颞前叶（通常左侧较右侧明显）萎缩为主，常见病理为 TDP-43-c。本例患者临床表现为言语费力、语言流利性下降，头部磁共振可见额颞叶及岛叶萎缩（左侧明显），FDG-PET 和 PiB-PET 示双侧额、颞、顶叶糖代谢减低，以左侧额叶及左侧颞叶为著；PiB-PET 显像双侧大脑皮质区未见明显摄取增高，提示双侧大脑皮质区无明显 Aβ 蛋白沉积；故符合具有影像学检查支持的 PNFA 的诊断。

迄今为止，PNFA 仍缺乏有效的治疗方法，加强临床医师对 PNFA 的认识，提高对语言障碍为主要临床表现的一类疾病的甄别能力，积极开展 PNFA 诊治研究，将推动其进展，从而使更多患者获益，减轻家庭及社会的照料负担。

【总结】

本例系统展示了一例典型的进行性非流利性失语的诊断过程。从临床诊断的提出，到影像学支持诊断的获得，遵循相关指南诊断思路，并利用靶向测序芯片完善了相关基因的检测，遗憾的是尚未发现已知致病基因的突变。同时对 PNFA、Logopenic 失语和语义性痴呆三类疾病的鉴别点进行了深入探讨，有助于临床医师增强对上述三种疾病的诊断及鉴别诊断能力。鉴于患者有明确的家族史，可进一步完善遗传学检测，如利用全外显子测序等多种手段进一步寻找其可能的致病原因，以期明确其病理证据。

（沈璐）

| 参考文献 |

1. HENRY M L, HUBBARD H I, GRASSO S M, et al. Retraining speech production and fluency in non-fluent/agrammatic primary progressive aphasia[J]. Brain，2018，1416(6):1799-1814.

2. 中华医学会老年医学分会老年神经病学组额颞叶变性专家. 额颞叶变性专家共识 [J]. 中华神经科杂志，2014，47(5)：351-356.

病例 15
进行性非流利性失语
伴皮质基底节变性

进行性非流利性失语（progressive non fluent aphasia，PNFA）为额颞叶变性的一种临床类型，往往起病缓慢，以进行性加重的非流利性失语为主要特征，表现为找词、发音困难和命名障碍，而理解力相对保留的语言表达障碍，可伴失读或失写。患者早期一般不具备典型的行为障碍，其自知力也相对保留，通常与大脑左半球及语言区的萎缩相关。本例患者以失语，右侧肢体活动不利起病，同时伴有性格改变。根据其失语特点及影像学改变可明确临床诊断，但需注重相关鉴别诊断，有条件可进行基因筛查。

【病例简介】

1. **主诉** 性格改变 3 年，言语不利伴右侧肢体活动不利 2 年。

2. **现病史** 男性，72 岁，3 年前无明显诱因出现性格改变，原来温和内向的性格逐渐变得急躁易怒。2 年前，家人逐渐注意到患者说话时言语含糊、语句不连贯、时有口吃，并出现右侧肢体僵硬，活动不利，以右上肢为甚。此后患者言语表达能力进行性下降，以至于不能说出完整的句子，到半年前只能说出单个字词，与家人无法进行有效言语交流，但能理解家人的指令，外出能记得回家的路；右侧肢体活动不利并逐渐加重，目前已不能用右手吃饭、写字等。半年前当地医院行 MRI 检查示"两侧放射冠半卵圆中心、皮质下白质广泛性对称性信号异常伴少许陈旧性缺血灶"。发病以来，夜眠可，胃纳可，二便无殊。

3. **既往史** 高血压史 2 年，最高达 170/100mmHg，长期服用厄贝沙坦。既往曾有高血脂、高血黏度史。否认糖尿病史。

4. **个人史** 出生于南方某省会城市，曾在西北工作，后长期在南方某省辖市从事教育工作，否认疫区疫水接触史。否认吸烟史。曾偶有饮酒，60 岁退休后无饮酒史。

5. **家族史** 否认家族遗传病史。

6. **查体** 内科系统体格检查：体温 37.2℃，脉搏 78 次 /min，呼吸 19 次 /min，血压 150/70mmHg，心、肺、腹检查无异常。

神经系统专科检查：神志清楚，对答不切题，有重复言语，以女儿名字回答多数问题，交流不畅，能理解医师的部分指令，存在命名性失语，非流利性失语，部分性失认，部分性失用，记忆检查不配合。汉语失语成套测验（aphasia battery of Chinese，ABC）：

患者谈话呈非流利性失语，伴言语失用，刻板言语，理解有困难；全面性失认；复述、命名、阅读、书写能力均严重受损（表 15-1）。简易精神状态检查（MMSE）0 分，无法配合检查。

表 15-1　汉语失语全套测验（ABC）结果

编号	项目	结果
1	谈话	非流利性失语，言语失用（有语调变化），刻板言语，理解有困难
2	理解	简单句理解尚可，复合句不能理解；右手失用，颜色、家具、左右、身体部位、数字失认；无面容失认，无物体失认
3	复述	表达困难
4	命名	命名不能
5	阅读	不完全性失读（仅能认得"是""不是"）
6	书写	书写不能
7	视空间	因失用、失写、失认而无法完成
8	运用	模仿和用实物不行，右手完全失用；左手尚可；口面运动失用，言语性失用，结构性失用
9	额叶运动功能	无法完成书写、绘画
10	计算	仅能完成两道 10 以内简单计算题
11	偏侧忽视	正常

　　脑神经检查：双眼各向活动自如，无眼震，双瞳等大圆形，直径 3mm，两侧额纹对称，左侧鼻唇沟略浅，伸舌略偏左，悬雍垂居中，双侧咽反射灵敏。颈稍强，有抵抗。运动系统：右侧肢体肌张力齿轮样增高，四肢肌力 5 级。反射：右上肢腱反射（+++），左上肢（++），右膝反射（+++），左侧（++），双侧跟腱反射（++）。感觉系统：查体不配合。病理征未引出。共济运动：指鼻、跟膝胫试验、轮替运动检查不配合，闭目难立征（-）。步态：直线行走完成可。脑膜刺激征阴性。

7. 辅助检查

　　（1）实验室检查：血常规、肝肾功能、甲状腺功能、血糖、DIC 全套均未见明显异常。RPR、P-ANCA、C-ANCA、ANA、ENA 阴性。叶酸 4.82ng/ml（参考值 3.80～10.50ng/ml）、维生素 B_{12} 375.0pg/ml（参考值 180.0～914.0pg/ml）。CEA、AFP、CA125、CA199、CA153、CA724、NSE、fPSA、tPSA、fPSA/tPSA 阴性。

　　脑脊液：压力 120mmH$_2$O，有核细胞计数 1×10^6/L，蛋白定量 353.00mg/L，氯化物 122.00mmol/L，糖 3.00mmol/L。

　　（2）辅助检查：

　　胸片：未见明显异常。

　　听阈测试：混合性耳聋，以右侧为甚，患者配合欠佳。

视野测定：双眼配合差，右生理盲点扩大。

心电图：T波高尖。

视频脑电地形图：正常范围内。

主动脉弓上水平 CE-MRA：左侧颈动脉分叉部附壁血栓形成可能，局部管腔轻度狭窄；右侧椎动脉 V2 段两处局限性狭窄；两侧椎动脉 V1 段起始部均较细。

头颅 MRA：未见明显异常。

头颅 MRI（2011-09-08 外院）：两侧放射冠半卵圆中心、皮质下白质广泛性对称性信号异常伴少许陈旧性腔隙性脑梗死病灶，双侧颞叶萎缩，以左侧为甚（图 15-1）。

头颅 PET/CT 检查：左侧大脑皮质、左侧基底节及左侧丘脑代谢降低（图 15-2）。

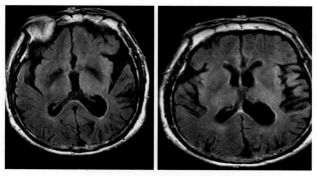

图 15-1　头颅 MRI 示双侧颞叶萎缩，以左侧为甚

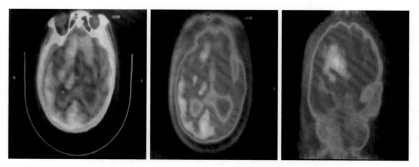

图 15-2　头颅 PET/CT 示左侧大脑皮质、左侧基底节及左侧丘脑代谢降低

8. **入院诊断**　进行性非流利性失语（PNFA）。

【临床分析与决策】

1. **定位诊断**　患者主要症状为失语伴右侧肢体活动不利，同时伴有性格改变，查体示右侧肢体肌张力齿轮样增高，右侧腱反射较左侧活跃，失语检查示运动性失语伴言语失用，故定位于优势侧（左侧）大脑半球外侧裂周围（语言中枢）皮质以及锥体外系，与神经影像学（头颅 MRI 及 PET）结果相符合。

2. **定性诊断**　老年男性，起病隐袭，进行性加重，病情进展相对较快，性格改变早于语言障碍，记忆力损害不明显，语言障碍突出，表现为早期非特异性命名困难和找词困难；较早出现句子结构和语法错误，口吃明显；失语特点为非流利性失语；发病后逐渐出现失认，失用，失写，理解力下降，执行功能下降。早期出现"帕金森"样表现，未出现明显的脱抑制表现，结合其影像学改变（头颅 MRI 双颞叶萎缩，左侧为著），定性考虑为神经变性病，临床诊断为进行性非流利性失语（progressive non-fluent aphasia，PNFA），同时合并皮质基底节变性（corticobasal degeneration，CBD）可能。

3. 鉴别诊断

（1）行为变异型额颞叶痴呆（behavioral variant FTD，BvFTD）：通常意义上的 FTD，即行为变异型额颞叶痴呆，是 FTD 中最常见的临床亚型，发病较早（50～60 岁），人格改变和行为异常为早期和突出症状，易激惹、暴怒、淡漠，可有举止不当、冲动、贪食等症状，行为障碍较认知障碍明显，头颅 MRI 显示额颞叶萎缩明显，PET 示不对称性额颞叶代谢减低，早期语言功能保留，无明显受损。该患者早期表现为性格改变，随后出现明显的语言障碍，无明显行为障碍脱抑制表现，不符合 BvFTD 的表现。

（2）语义性痴呆（semantic dementia，SD）：PNFA 易与 SD 相混淆，BvFTD、PNFA 和 SD 都属于额颞叶变性（frontotemporal lobar degeneration，FTLD）疾病，其中 PNFA 和 SD 均以失语为主要临床表现，区别在于 PNFA 病变位于优势半球的外侧裂周围，以非流利性失语为特征，表现为语量少，语速慢，理解力相对保留，SD 病变位于优势半球颞叶前部，以流利性失语为特征，语速快，每分钟字数 > 100 个，说话不费力，但理解困难，错语多，与之不符。

（3）阿尔茨海默病（Alzheimer's disease，AD）：该患者有理解力障碍，认知减退以语言能力下降为甚，需考虑是否为 AD，AD 可伴有精神行为异常，但记忆力减退为突出表现，且早期语言障碍主要表现为少词型（Logopenic）失语，语法和清晰度保留，对单词的理解保留，常与情景性记忆障碍伴随。晚期全面认知功能减退，生活不能自理，头颅 MRI 显示全脑萎缩尤以颞叶内侧萎缩为著，结合该患者记忆力相对保留和语言障碍突出及 MRI 结果，可排除 AD 诊断。

（4）路易体痴呆（dementia with Lewy body，DLB）：以波动性认知功能障碍、视幻觉和帕金森综合征为临床特点，以路易体为病理特征的变性性痴呆，易与 PDD 混淆，是否是独立疾病仍然存在争议。多见于老年男性，病程为缓慢进展，经过数年后最终呈全面痴呆。在早期，大部分病例的认知功能障碍为颞顶叶型，表现为记忆、语言和视觉空间能力损害，与 AD 表现相似。DLB 认知功能损害呈波动性，需要与日落现象鉴别，患者视幻觉鲜明生动，多为熟悉的人物或动物，常可活动、会说话或发出声音，偶尔幻觉形象有扭曲变形。DLB 临床诊断必备条件：包括进行性认知功能减退，影响社会及工作能力；具有以下 3 项中 2 项：①波动性认知功能障碍，注意力和警觉障碍波动最明显；②反复发作的视幻觉；③同时或之后发生帕金森综合征。支持 DLB 诊断条件包括：①反复跌倒；②晕厥；③短暂意识丧失；④对安定剂敏感；⑤其他形式的幻觉。该患者临床表型不符合，尤其是缺少鲜明的幻觉，可排除 DLB 诊断。

【诊断】

进行性非流利性失语伴皮质基底节变性可能

【诊治过程】

诊断明确后给予患者改善认知药物：多奈哌齐 10mg 每日 1 次口服；改善肌张力药物：多巴丝肼 125mg 每日 3 次口服；言语康复训练。

【预后及随访】

入院后予多奈哌齐改善认知功能，多巴丝肼改善肌张力等，并加以言语康复训练后患者肌张力有所减轻，但是语言能力未见明显改善。治疗 PNFA 的言语损伤目前无特异性药物，是目前治疗的难点。言语康复训练亦收效甚微。出院后 6 个月随访，家属代述其语言能力未见明显改善。

【讨论】

本例患者以进行性非流利性失语、右侧肢体活动不利起病，理解力相对保留，同时伴有性格改变。根据其失语特点及影像学改变，诊断为进行性非流利性失语伴皮质基底节变性可能。

临床上对于原发性进行性失语（primary progressive aphasia，PPA）和 PNFA（FTD 亚型）的诊断需要重点鉴别。

关于 PPA 和 FTD 亚型（PNFA、SD）的分类及诊断一直存在争论，临床上很易混淆，仅在此提出笔者的观点。多数学者认为 PPA 是一种独立于 FTD 之外的疾病（综合征），但与 FTD、AD 等变性疾病又关系密切，在病理上存在重叠，可发展为 FTD、AD、PD 等。

PPA 多于 55 ~ 65 岁隐匿起病，最早发病于 40 余岁，男性多见。早期仅损害语言中枢，记忆力、视空间、执行能力、推理判断等高级神经功能相对保留，日常生活能力正常。起病 5 ~ 6 年后，病变扩展至语言中枢相邻区域如前额叶、运动系统，产生各种 PPA 相关综合征，临床表现为高级认知功能障碍、锥体系和锥体外系症状，并伴随有抑郁、沮丧、挫折感、易激惹和兴奋等精神症状。疾病晚期认知功能、日常生活能力丧失、痴呆，多死于感染等合并症。

PPA 的诊断通用 Mesulam1992 年提出的诊断标准：①隐匿起病，自发口语表达或神经心理学检查呈逐渐进展的找词困难、命名不能和语言理解障碍；②起病 2 年后，因语言障碍致日常生活能力受损；③起病前语言功能正常（需除外进行性诵读困难）；④起病 2 年内无明显情感淡漠、失抑制、近事记忆减退、视空间受损、视觉失认、感觉及运动障碍（以上可由询问病史，了解日常生活能力，或正规的神经心理学检查证实）；⑤早期可有失算和观念运动性失用；⑥起病 2 年后可能出现其他神经功能缺损，但自始至终语言障碍最为突出，进展速度最快；⑦除外卒中、肿瘤等其他疾病。多数患者 CT、MRI 表现为脑萎缩，脑电图可见慢波，SPECT 呈低灌注，PET 示代谢率降低，均出现在左侧大脑半球额叶、颞叶和顶叶语言中枢，以左侧大脑外侧裂周围区域为主，也可见海马和海马旁回萎缩和血流降低。

PNFA 为额颞叶痴呆中的一种临床类型，FTD 包含有 BvFTD、SD 和 PNFA 三种类型。PNFA 往往起病缓慢，以进行性加重的非流利性失语为主要特征，表现为找词、发音困难和命名障碍，而理解力相对保留的语言表达障碍，可伴失读或失写。通常与大脑左半球及语言区的萎缩相关。研究显示 PNFA 患者的发病年龄较 BvFTD 及 SD 更晚，PNFA 患者早期一般不具备典型的行为障碍，其自知力也相对保留，但可伴抑郁、社交回避等精神症状。FTD 组织病理学显示有大量神经元丢失和胶质增生，根据细胞内包涵体的成分 FTD 又可分为 tau 蛋白阴性和阳性两类，其与 CBD、ALS、PSP 等其他类型的神经变性疾病在临床或病理方面存在交叉重叠，关系密切。其中具体机制尚不是很明确，有待进一步研究证实。

CBD 以不对称的皮质萎缩（通常顶额叶区最明显）、基底神经节和黑质变性为特点，显微镜下可见神经元及神经胶质细胞中微管相关 tau 蛋白异常沉积，因而 CBD 被认为是 tau 相关疾病（tauopathies），由于临床表型异质性相当大，通常使用皮质基底节综合征（corticobasal syndrome，CBS）来表示这类疾病。核心临床症状包括进行性非对称性肌强直和失用，其他临床表现也提示皮质、认知功能障碍（异己肢体现象、皮质感觉丧失、肌阵挛、镜像运动及失语等）和基底节功能障碍（运动迟缓，肌张力障碍和震颤）。临床表现与 AD、PD、FTD 等有许多重叠，可作为伴随疾病与 FTD 同时出现，由于缺乏神经病理诊断，故该患者还不能确诊为 CBD，诊断为 CBD 可能。

（任汝静　谢心怡）

【专家点评】

PNFA 为额颞叶痴呆中的一种临床类型，起病缓慢，以进行性加重的非流利性失语为主要特征，表现为找词、发音困难和命名障碍，而理解力相对保留的语言表达障碍，可伴失读或失写。通常与大脑左半球及语言区的萎缩相关。临床上需与额颞叶痴呆的另外两种类型及原发性进行性失语鉴别。本例患者老年男性，性格改变早于语言障碍，记忆力损害不明显，语言障碍突出，表现为早期非特异性命名困难和找词困难；较早出现句子结构和语法错误，口吃明显；理解力相对保留，失语特点为非流利性失语；发病后逐渐出现失认，失用，失写，理解力下降，执行功能下降。临床上需重点与原发性进行性失语（PPA）及额颞叶痴呆的另一类型语义性痴呆（SD）相鉴别：SD 以流利性失语为特征，语速快，每分钟字数 > 100 个，说话不费力，但理解困难，错语多；PNFA 和 PPA 虽都表现为找词、发音困难和命名障碍，但 PNFA 患者理解力相对保留，PNFA 患者病程进展缓慢，早期生活能力正常时即可出现理解力障碍。影像学检查对诊断也有一定的提示作用。本例患者主要症状除失语、性格改变外，还伴右侧肢体活动不利、右侧肢体肌张力齿轮样增高，提示皮质与基底节均存在功能障碍，与神经影像学（头颅 MRI 及 PET）结果相符合。在神经变性病中皮质基底节变性（CBD）与 FTD 联系紧密，可同时出现，但由于目前缺乏神经病理诊断，本例患者诊断考虑进行性非流利性失语伴皮质基底节变性可能。

（王刚）

┃参考文献┃

1. 任汝静，王丽玲，王刚，等．伴进行性延髓麻痹的额颞叶变性 1 例 [J]．内科理论与实践，2010, 5(6):519-520.

2. 王丽玲，王刚，陈生弟．额颞叶变性的临床表现、分型及神经病理学研究进展 [J]．诊断学理论与实践，2010, 9(4):386-389.

3. 王丽玲，王刚，陈生弟．额颞叶变性的遗传学研究进展 [J]．国际神经病学神经外科学杂志，2010, 37(4):340-345.

4. HARCIAREK M, KERTESZ A. Primary progressive aphasias and their contribution to the contemporary knowledge about the brain-language relationship[J]. Neuropsychol Rev, 2011, 21(3):271-287.

5. MACKENZIE I R, NEUMANN M, BIGIO E H, et al. Nomenclature for neuropathologic subtypes of frontotemporal lobar degeneration:consensus recommendations[J]. Acta Neuropathol, 2009,117(1):15-18.
6. MESULAM M M. Primary progressive aphasia[J]. Ann Neurol, 2001,49(4):425-432.
7. MESULAM M M, WEINTRAUB S. Spectrum of primary progressive aphasia[J]. Baillieres Clin Neurol, 1992,1(3):583-609.
8. REN R J, HUANG Y, XU G, et al. History, present and progress for Frontotemporal dementia in China: a systematic review[J]. Int J Alzheimers Dis, 2012, 2012:587215.
9. BOEVE B F. The Multiple Phenotypes of Corticobasal Syndrome and Corticobasal Degeneration: Implications for Further Study[J]. Journal of Molecular Neuroscience, 2011, 45(3):p.350-353.

病例 16
伴进行性延髓麻痹的额颞叶痴呆

 额颞叶变性（frontotemporal lobar degeneration，FTLD）是以局限性的额、颞叶变性为特征的非阿尔茨海默病型变性痴呆，约占早老性痴呆的 12%～14.7%。临床表现以行为、人格、语言障碍为主要特征，可同时伴有其他类型的神经变性疾病。本例患者以进行性言语表达障碍和行为异常为主要表现，隐匿起病，随后出现构音障碍、饮水呛咳等延髓受累表现。根据其临床表现，结合肌电图、神经心理学和影像学改变，临床诊断为 FTLD 中的额颞叶痴呆（frontotemporal dementia，FTD）伴发进行性延髓麻痹，属临床少见病例。

【病例简介】

1. **主诉** 言语表达障碍、行为异常 1 年余。

2. **现病史** 患者女性，60 岁。入院 1 年前家属发现患者说话词不达意，无故欣快，行为幼稚，并伴记忆力下降，遂就诊当地医院，行头颅 CT 检查未见异常，而后行头颅磁共振（MRI）发现"双侧基底节及右侧大脑脚陈旧性腔隙性梗死"，予以双氢麦角碱及多奈哌齐口服，持续 2 个月，上述症状未见缓解。半年前转诊于某省级医院，诊断为"血管性痴呆可能"，予以中药口服 1 个月余，病情未见任何改善。逐渐出现发音含糊，并有饮水呛咳，遂就诊于笔者所在医院。病程中患者曾出现头痛，无头晕，无恶心、呕吐，无肢体麻木感，无随地大小便等异常行为，睡眠可，大小便无明显异常，食欲增强，体重较前明显减轻。

3. **既往史** 既往体健。

4. **个人史** 大专文化，长期从事商业单位主管工作。

5. **家族史** 否认家族遗传病史。

6. **查体** 内科系统体格检查未见明显异常。神经系统专科检查：神志清楚，注意力不集中，反应尚可，构音障碍，表情欣快。双侧胸锁乳突肌无明显萎缩，转头、曲颈、耸肩肌力 5 级。张口时舌居中，伸舌居中，咽反射消失，舌肌萎缩明显，舌肌颤动。四肢肌张力正常，无肌肉压痛，双上肢肩胛带肌、肱二头肌、肱三头肌、三角肌、前臂肌群、大小鱼际肌、骨间肌无明显萎缩。叩诊未见肌束颤动。双下肢肌容积正常，四肢肌力 5 级，无不自主运动，共济运动完成稳、准；闭目难立征阴性。肢体针刺觉正常，关节位置觉、运动觉、振动觉存在，四肢腱反射（++），病理征（-），下颌反射活跃，双侧掌颌反射（+）。颈软，无抵抗，脑膜刺激征（-）。全身皮肤泌汗正常，皮肤颜色、温度正常。括约肌功能正常。神经心理检查结果详见表 16-1。

表 16-1　神经心理检查

评估项目	评估结果
简易精神状态检查（MMSE）	22 分
日常生活活动能力（ADL）	0 分
工具性日常生活活动能力（IADL）	5 分
神经精神量表（NPI）	总得分：8 分 情感高涨：3 分 情感淡漠：3 分 睡眠及夜间行为：2 分
康奈尔老年抑郁量表（CSDD）	总得分：7 分 行为异常：2 分 躯体症状（体重减轻）：2 分 节律功能（入睡）：2 分
Addenbrooke's 认知检查量表修订版（Addenbrooke's cognitive examination revised，ACE-R）中文版	总得分：61 分 注意和定向：13 分 记忆：22 分 语言流利性：0 分 语言：19 分 视空间：7 分 （语言流利性 + 语言）/（定向力 + 记忆力）[（verbal fluency + language）/（orientation+memory），VLOMB] 比值为 0.54，提示非阿尔茨海默型痴呆

7. 辅助检查

（1）实验室检查：血常规及肝肾功能指标正常。甲状腺功能指标均在正常范围。梅毒螺旋体、人类免疫缺陷病毒（HIV）相关特异性检测阴性。叶酸 1.52ng/ml（参考值 3.50 ~ 9.00ng/ml），维生素 B_{12} 在参考范围内。

（2）辅助检查：心电图、胸片正常。肌电图示神经源性损害，可见舌肌纤颤电位（++），胸锁乳突肌纤颤电位（+）。脑电图示左颞区轻度段状 θ 波活动。

神经影像检查：头颅 MRI 示脑萎缩（双侧额叶及颞叶前部），双侧基本对称；顶枕叶相对正常（图 16-1）。

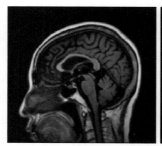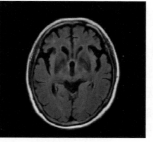

图 16-1　患者头颅 MRI 表现

矢状位（T_1）、轴位（FLAIR）MRI，显示双侧额叶及颞叶前部萎缩，双侧基本对称；顶枕叶相对正常。

8. **入院诊断**　伴进行性延髓麻痹的额颞叶痴呆。

【临床分析与决策】

1. **定位诊断**　说话词不达意，无故欣快，行为幼稚，并伴记忆力下降，提示皮质功能障碍，与头颅 MRI 结果相吻合。患者随后出现构音障碍、饮水呛咳等延髓受累表现，无感觉、共济运动障碍表现，肌电图证实神经源性损害，提示下运动神经元受累（延髓和脑干运动神经核）。

2. **定性诊断**　老年女性，59 岁发病，病程 1 年余，隐袭起病，以进行性言语障碍和行为异常为主要表现。随后出现构音障碍、饮水呛咳等延髓麻痹表现，无感觉、共济运动障碍表现。肌电图证实神经源性损害，可诊断为运动神经元病（motor neuron disease，MND），因病变主要累及下运动神经元（延髓和脑干运动神经核），拟诊为进行性延髓麻痹（progressive bulbar palsy，PBP）。结合神经心理学和 MRI 提示额叶、前颞叶萎缩，定性考虑为神经变性病，临床诊断为额颞叶痴呆（frontotemporal dementia，FTD），确诊需行脑组织病理学检查。

3. **鉴别诊断**

（1）语义性痴呆（semantic dementia，SD）：SD 同为 FTLD 的一种临床类型，多由明显的、不对称的颞叶前部和下部萎缩引起，随疾病进展颞叶后部、眶额叶乃至对侧大脑半球相应部位也可受累。该病临床上以流利性失语为主要特征，语法和语调保留完好，语速快，每分钟字数 > 100 个，说话不费力，但理解困难，错语多，与本例患者不相符合。

（2）进行性非流利性失语（progressive non fluent aphasia，PNFA）：PNFA 为 FTLD 的另一种临床类型，往往起病缓慢，以进行性加重的非流利性失语为主要特征，表现为找词、发音困难和命名障碍，而理解力相对保留的语言表达障碍，可伴失读或失写。患者早期一般不具备典型的行为障碍，其自知力也相对保留，通常与大脑左半球及语言区的萎缩相关。本患者以人格、行为改变为突出症状，早期语言功能保留，不符合 PNFA 的表现。

（3）阿尔茨海默病（Alzheimer's disease，AD）：该患者为老年女性，以进行性言语表达障碍和行为异常为主要表现，伴记忆力下降，需考虑是否为 AD。AD 可伴有精神行为异常，但记忆力减退为突出表现，且早期语言障碍主要表现为少词型（Logopenic）失语，语法和清晰度保留，对单词的理解保留，常与情景性记忆障碍伴随。晚期全面认知功能减退，生活不能自理，头颅 MRI 显示全脑萎缩尤以颞叶内侧萎缩为著。FTD 与 AD 的区别在于 AD 通常早期出现认知功能障碍，主要表现为情景记忆的障碍；而 FTD 则早期出现人格改变、行为异常和言语障碍，部分患者可出现 Kluver-Bucy 综合征（口欲增强），而空间定向及近记忆保存较好；神经影像学显示额颞叶萎缩，而 AD 则表现为广泛脑萎缩。该患者早期症状与 FTD 相符，且 Addenbrooke's 认知检查量表中文版 61 分，其中（语言流利性 + 语言）/（定向力 + 记忆力）[（verbal fluency + language）/（orientation + memory），VLOMB] 比值为 0.54，提示非阿尔茨海默型痴呆。

（4）路易体痴呆（dementia with Lewy body，DLB）：以波动性认知功能障碍、视幻觉和帕金森综合征为临床特点，以路易体为病理特征的变性性痴呆，易与帕金森病痴呆（PDD）混淆，是否是独立疾病仍然存在争议。多见于老年男性，病程为缓慢进展，经过数年后最终呈全面痴呆。在早期，大部分病例的认知功能障碍为颞顶叶型，表现为记忆、语言和视觉空间能力损害，与 AD 表现相似。DLB 认知功能损害呈波动性，需要与日落现象鉴别，患者视幻觉鲜明生动，多为熟悉的人物或动物，常可活动、会说话或发出声音，偶尔幻觉形象有扭曲变形。DLB 临床诊断必备条件：包括进行性认知功能减退，影响社会及工作能力；具有以下 3 项中 2 项：①波动性认知功能障碍，注意力和警觉障碍波动最明显；②反复发作的视幻觉；③同时或之后发生帕金森综合征。支持 DLB 诊断条件包括：①反复跌倒；②晕厥；③短暂意识丧失；④对安定剂敏感；⑤其他形式的幻觉。该患者临床表型不符合，尤其是缺少鲜明的幻觉，可排除 DLB 诊断。

（5）血管性痴呆（vascular dementia，VD）：VD 多发生于脑梗死、多发性腔隙性脑梗死及皮质下动脉粥样硬化性的脑血管病患者，其临床表现在较大程度上依赖患者脑损伤的部位与病因，多为骤然发病，且以呈阶梯样或波动样病程及局灶神经功能缺失（失语、视觉缺损、感觉缺损、运动缺损或其他高级皮质功能损伤）等表现为主，部分患者伴有认知功能衰退，但多数是以计算力及记忆力衰退为主，且较少伴有非认知功能损伤。本例患者隐袭起病，以进行性言语障碍和行为异常为主要表现，头颅 MRI 示脑萎缩（双侧额叶及颞叶前部），与 VD 表现不相符。

（6）精神疾病：FTD 患者表现为人格、社会行为异常，缺乏幻觉、妄想等精神分裂症表现；疾病早期尚应与抑郁症鉴别。

【诊断】

伴进行性延髓麻痹的额颞叶痴呆

【诊治过程】

诊断明确后给予患者美金刚改善智能及语言障碍，并行语言及吞咽功能康复训练；建议其使用利鲁唑，但患者因经济原因暂不考虑。

【预后及随访】

1 年后电话随访，家属告知患者的肩部肌肉萎缩明显，可见自发肌肉"跳动"，进食困难明显，2 年后电话随访，家属告知已过世，具体情况不详。

【讨论】

本例为女性，59 岁发病，病程 1 年余，隐袭起病，以进行性言语障碍和行为异常为主要表现。随后出现构音障碍、饮水呛咳等延髓受累表现，无感觉、共济运动障碍表现。肌电图证实神经源性损害，可诊断为 MND，因病变主要累及下运动神经元（延髓和脑干运动神经核），可拟诊 PBP。结合神经心理学和 MRI 提示额叶、前颞叶萎缩，临床诊断为 FTLD 中的 FTD，确诊需行脑组织病理学检查。本例患者诊断为复合型 FTD，即 FTD 伴发 PBP，属临床少见病例。

FTLD 是以局限性的额、颞叶变性为特征的非阿尔茨海默病型变性痴呆（non-AD neurodegenerative dementia），约占早老性痴呆的 12%～14.7%。临床表现以行为、人格、语言障碍为主要特征，可同时伴有其他类型的神经变性疾病，如 MND、皮质基底节变性（corticobasal degeneration，CBD）等。FTLD 主要分为 3 种临床类型：FTD、PNFA 和 SD。病理表现为特征性局限性额颞叶萎缩，常可见 Pick 细胞和 Pick 包涵体，缺乏 AD 特征性神经原纤维缠结和淀粉样斑块。由于 FTD 早期有各种行为异常，易被误诊为 AD 和 / 或精神类疾病。FTD 与 AD 的区别在于 AD 通常早期出现认知功能障碍，主要表现为情景记忆的障碍；而 FTD 则早期出现人格改变、行为异常和言语障碍，部分患者可出现 Kluver-Bucy 综合征（口欲增强），而空间定向及近记忆保存较好；神经影像学显示额颞叶萎缩，而 AD 则表现为广泛脑萎缩。近来出现的以 ACER 为代表性的认知功能评估量表为临床上从神经心理的角度鉴别 AD 与 FTD 提供了参考。研究发现，ACE 采用简单的 VLOM 比值（单指姓名和地址的回忆分数）方法来鉴别诊断 AD 与 FTD，具有较好的可信度。在 ACER 中，VLOM 比值 < 2.2 者支持 FTD 诊断而非 AD，而 VLOM 比值 > 3.2 则支持 AD 诊断而非 FTD。本研究中该患者 VLOM 比值为 0.54，支持 FTD 诊断。同时，该病例还提示在影像学出现明显的额颞叶萎缩之前，患者即可出现行为和语言的障碍。

FTD 可合并 MND 或 CBD 等，其中 MND 中多以 ALS 为主，伴发 PBP 的少见。研究发现约有 50%ALS 患者被证实存在认知、行为障碍，同时一些研究发现 ALS 患者可并发存在进行性失语及额颞叶萎缩。此外，病理学和遗传学的研究发现，MND 与 FTD 在发病机制上有交叉性，可以拥有相同的病理学标志物和突变基因。国内已有的报道多为 ALS，还未见 PSP 的病例报道。而国外也少见报道。本例患者目前以球部受累为主，四肢尚未出现症状，但国外的研究发现以球部麻痹首发的 FTD 患者（即使 EMG 正常）也将最终会发展成为 ALS（只要生存期足够长），因此，对于此类患者接下来的随访十分重要。

（汤然　任汝静）

【专家点评】

FTLD 是老年期变性痴呆疾病的常见类型，发病率仅次于 AD。FTD 是为 FTLD 的一种临床类型，发病较早（50 ~ 60 岁），起病隐匿，临床表现以行为、人格、语言功能障碍为主要特征，易激惹、暴怒、淡漠，可有举止不当、冲动、贪食等症状，行为障碍较认知障碍明显，可同时与其他变性疾病合并出现，如 MND、CBD、帕金森病等。本例患者老年女性，以进行性言语表达障碍和行为异常为早期表现，记忆损害不明显，随后出现现构音障碍、饮水呛咳等延髓受累表现。该患者的临床表现需重点与 AD 相鉴别，两者的区别在于：AD 通常早期出现认知功能障碍，主要表现为情景记忆的障碍，神经影像学多表现为广泛脑萎缩；而 FTD 则早期出现人格改变、行为异常和言语障碍，而空间定向及近记忆保存较好，神经影像学显示额颞叶萎缩。该患者早期症状与 FTD 相符，影像学检查示双侧额叶、颞叶前部萎缩，神经心理学检查提示为非 AD 型痴呆，肌电图证实存在神经源性损害，故而临床诊断为 FTLD 中的 FTD，伴发进行性延髓麻痹，确诊尚需行脑组织病理学检查。随访结果提示，最终患者可能从进行性延髓麻痹转换为 ALS，本病例缺陷未能进行尸解从病理学证实异常病理类型（TDP-43、TIA1 或其他类型）及基因检测发现明确致病基因突变。

（王刚）

| 参考文献 |

1. HIRSCH-REINSHAGEN V, POTTIER C, NICHOLSON A M, et al. Clinical and neuropathological features of ALS/FTD with *TIA1* mutations[J]. Acta Neuropathol Commun，2017，7,5(1):96.

2. CHOU C C, ZHANG Y, UMOH M E, et al. TDP-43 pathology disrupts nuclear pore complexes and nucleocytoplasmic transport in ALS/FTD[J]. Nat Neurosci，2018，21(2):228-239.

3. 王丽玲，王刚，陈生弟. 额颞叶变性的临床表现、分型及神经病理学研究进展 [J]. 诊断学理论与实践，

2010, 9 (4):386-389.

4.　王丽玲 , 王刚 , 陈生弟 . 额颞叶变性的遗传学研究进展 [J]. 国际神经病学神经外科学杂志 , 2010, 37 (4): 340-343.

5.　MIOSHI E, HODGES J R. 几种常用诊断痴呆的认知筛查工具 [J]. 内科理论与实践 , 2009, 4(4): 247-250.

6.　LOMEN-HOERTH C, MURPHY J, LANGMORE S, et al. Areamyotrophic lateral sclerosis patients cognitively normal? [J]. Neurology, 2003, 60(7): 1094-1097.

7.　TSUCHIYA K, IKEDA K, HAGA C, et al. Atypical amyotrophic lateral sclerosis with dementia mimicking frontal Pick's disease: a report of an autopsy case with a clinical course of 15 years [J]. Acta Neuropathol, 2001, 101(6): 625-630.

8.　高飞 , 樊东升 , 王华丽 , 等 . 运动神经元病患者认知功能筛查 [J]. 中华内科杂志 , 2009, 48(1): 31-34.

9.　KARAM C, SCELSA S N, MACGOWAN D J. The clinical course of progressive bulbar palsy [J]. Amyotroph Lateral Scler, 2010, 11(4): 364-368.

10.　OLNEY R K, MURPHY J, FORSHEW D, et al. The effects of executive and behavioral dysfunction on the course of ALS[J]. Neurology, 2005, 65(11): 1774-1777.

病例 17

TBK1 基因杂合突变所致的额颞叶痴呆－肌萎缩侧索硬化

以认知障碍起病的神经系统疾病较多、临床诊断较困难，且常合并皮质外受损表现。本病例初始表现为额颞叶痴呆（frontotemporal dementia，FTD），在病情进展过程中出现了锥体束受损表现，最终结合基因检测明确其诊断为额颞叶痴呆－肌萎缩侧索硬化（frontotemporal dementia-amyotrophic lateral sclerosis，FTD-ALS）。

【病例简介】

1. **主诉**　渐起表达困难、记忆力下降 2 年，肢体无力 1 年。

2. **现病史**　女性患者，63 岁，中专学历。患者 2 年前渐起语言表达困难，发音语调异常，叫不出物品的名字；并记忆力下降，以近记忆力下降为主，常忘记刚刚发生的事情；诉入睡困难，予以促认知及改善睡眠药物，症状无明显好转。1 年前出现右下肢无力，行走困难，逐渐累及右上肢，抬臂困难，偶有饮水呛咳、吞咽困难。病程中，理解力可，阅读能力保留，算数可，无走失，无精神行为异常，无口欲改变，日常生活基本自理，大小便正常。

3. **既往史**　无特殊。

4. **个人史**　否认吸烟、饮酒史，无毒物、毒品接触史。

5. **家族史**　父母去世，否认家族中有类似病史。

6. **查体**　神志清楚，言语含糊，命名性失语，记忆力下降，未见舌肌震颤及萎缩，悬雍垂偏左，双侧咽反射迟钝，余脑神经（-）。右利手，右侧三角肌、冈上肌、冈下肌萎缩。左侧肢体肌力 5 级，右侧肢体肌力 4 级，右侧肢体肌张力稍高，右上肢腱反射活跃，右下肢腱反射亢进，双侧掌颌反射（＋），右侧 Hoffman 征（＋），右侧 Babinski 征（＋）。

7. **辅助检查**　无。

8. **入院诊断**　认知障碍并肌无力查因：FTD-ALS 可能？

【临床分析与决策】

按照认知障碍规范化诊断流程，完成了以下检验检查：

实验室检查：血常规、尿常规、粪便常规、肝肾功能、血脂、血糖、电解质、糖化血红蛋白、贫血四项、甲状腺功能、梅毒螺旋体抗体、HIV 抗体均未见异常。

神经心理检查：简易精神状态检查（MMSE）21/30 分；蒙特利尔认知评估（MoCA）11/30 分。

　　EMG 提示存在广泛神经源性损害（累及脑干段、颈段、胸段、腰骶段；慢性＋进行性）。

　　头部 MRI 提示脑萎缩，左侧颞叶明显（图 17-1）。

　　脑 FDG-PET 提示左侧颞叶、左侧海马及部分左侧岛叶葡萄糖代谢减低（图 17-2）。

　　鉴于患者为早发病例，且拟诊为额颞叶痴呆，与遗传相关性大，予以完善基因检测，发现患者携带 *TBK1* c.1959_1960insGT，p.E653fs 杂合突变（图 17-3）。

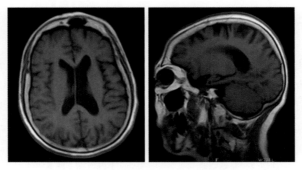

图 17-1　患者头部 MRI 平扫表现

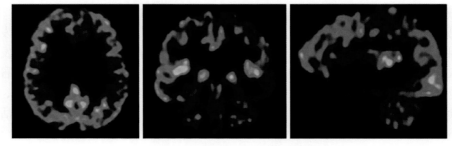

图 17-2　患者脑 FDG-PET 表现

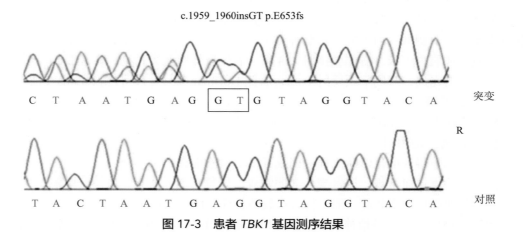

c.1959_1960insGT p.E653fs

CTAATGAG GT GTAGGTACA　突变

R

TACTAATGAGGTAGGTACA　对照

图 17-3　患者 *TBK1* 基因测序结果

患者入院后亟待解决的问题是：

1. 临床诊断的准确性。患者主要临床特点为早发认知障碍，以语言和记忆受损为主，考虑阿尔茨海默病抑或额颞叶痴呆？患者病程中出现了肌无力和肌萎缩，结合认知障碍以语言损害为主，是否用一元论即额颞叶痴呆合并肌萎缩侧索硬化解释更为合理？需进一步完善相关检查明确诊断。

2. 根据《2018 中国痴呆与认知障碍诊治指南》，对于发病年龄早、有阳性家族史或特殊临床表型的患者，建议行基因检测；该患者虽未追溯到家族史，但考虑到额颞叶痴呆与遗传关系密切，应推荐患者完善相关基因的靶向测序。

【诊断】

认知障碍并肌无力查因：额颞叶痴呆 - 肌萎缩侧索硬化（FTD-ALS）

【诊治过程】

治疗上予以美金刚每日 2 次、每次 10mg，利鲁唑每日 2 次、每次 50mg 口服改善认知及对症支持治疗，同时告知语言康复训练、肢体康复训练、认知训练等非药物干预方法。

【预后及随访】

2 年后患者于笔者所在医院随诊，其病情进行性加重，不能言语，仅能发单音节，肢体无力波及左侧肢体，需轮椅辅助，并出现吞咽困难、饮水呛咳。

【讨论】

肌萎缩侧索硬化（amyotrophic lateral sclerosis，ALS）是少见的神经退行性疾病，其临床特征是上下运动神经元的丧失和进行性肌无力、肌萎缩，患者最终在 3～5 年内死于呼吸衰竭。额颞叶痴呆（frontotemporal dementia，FTD）是一种以行为改变和语言障碍为特征的局灶性临床综合征，与额颞叶的局限性变性有关。通常中年发病，生存期约为 6～11 年。过去认为 ALS 和 FTD 是两种不同的神经退行性疾病，然而，近年研究表明两者具有共同的临床特征、病理谱和致病基因。大约 10% 的 FTD 患者在疾病过程的某个阶段表现出 ALS 的临床证据；同时，10% 至 15% 以上的 ALS 患者病程中出现符合 FTD 诊断的行为改变和 / 或语言功能障碍。

本例患者以语言障碍（特别是命名障碍）为首发症状，逐渐出现记忆力下降、偏侧肢体肌无力和肌萎缩，临床拟诊为 FTD 合并 ALS；肌电图发现累及颈、胸、腰、骶四个节段的广泛神经源性损害，头部 MRI 及 FDG-PET 提示单侧局限性脑萎缩及代谢减低，进一步为其诊断提供了电生理和神经影像学证据；最后，基因靶向测序发现 *TBK1* c.1959_1960insGT，p.E653fs 杂合突变，从而在基因水平确诊其为 FTD-ALS。本例提示在日常诊疗过程中对于认知障碍患者需详细了解其具体表现及演变过程，对于可能的合并症状（如精神行为异常、肌无力及肌萎缩、帕金森样症状等）做全面评估；对于临床拟诊为 FTD 的患者，需重点关注肌力情况，警惕合并 ALS 的可能，反之亦然。对于临床拟诊为 FTD 或 ALS 的患者，除完善肌电图、头部 MRI 等常规检查外，需进一步行相关致病基因筛查以明确病因。

【总结】

本案为一例规范的 FTD-ALS 的诊断过程。近年来多个致病基因被同时发现在 FTD 和 ALS 中，如 *C9orf72*、*PGRN*、*TBK1* 等。*TBK1* 基因编码的 TBK1 蛋白，包括 N 末端激酶结构域（KD）、泛素样结构域（ULD）、α螺旋支架二聚结构域（SDD）和C末端结构域（CTD）的四个结构域，参与调控自噬与炎症信号，而这两种途径均与FTD-ALS的发病有关。在 *TBK1* 基因的4个功能域均报道了致病性变异，其中大多数是由于无义或移码突变所致的过早终止密码子而导致单倍体剂量不足，错义变异虽然也有报道，但对其致病性仍存在争议。本例患者携带的 *TBK1* c.1959_1960insGT，p.E653fs 杂合突变为已报道的移码突变，位于CTD结构域，对TBK1蛋白的功能至关重要。研究已证实OPTN结合区（601～729位氨基酸）位于CTD中，因此推测该突变使TBK蛋白丧失了与OPTN相互作用的能力，从而导致ALS或FTD表型。在已报道的 *TBK1* 基因突变患者中，58%表现为ALS综合征，16%表现为FTD-ALS，26%表现为单纯的FTD。

（沈璐）

| 参考文献 |

1. JIAO B，SUN Q，YUAN Z，et al. Rare *TBK1* variants in patients with frontotemporal dementia and amyotrophic lateral sclerosis in a Chinese cohort.Transl Neurodegener[J]. Transl Neurodegener，2018，7：31.

2. FREISCHMIDT A，WIELAND T，RICHTER B，et al. Haploinsufficiency of *TBK1* causes familial ALS and fronto-temporal dementia[J]. Nat Neurosci，2015，185(5):631-636.

3. IMOGEN J S,MARTINA B,HANYA B, et al.Variable clinical phenotype in *TBK1* mutations: case report of a novel mutation causing primary progressive aphasia and review of the literature[J]. Neurobiol Aging，2021，99:100.e9-100.e15.

病例 18

病程演变不典型的
额颞叶痴呆－肌萎缩侧索硬化

导读 临床随访对于诊断疑难患者十分重要，本例患者初期表现为额颞叶痴呆样症状，但经过 5 年平台期，患者认知功平稳，不符合神经变性病发展趋势，患者的诊断一度搁浅，但 2 年前患者出现运动障碍，之后认知功能开始渐进性下降，结合肌电图和基因检测，使患者的诊断日渐清晰。提示对患有不典型疾病的患者加强随访是非常的重要。

【病例简介】
1. **主诉** 言行异常 7 年，下肢活动不利 2 年余。
2. **现病史** 7 年前煮菜时外出忘带钥匙，导致高压锅烧焦，屋内充满烟气，之后出现少语少动，神情呆滞。逐渐出现日常生活能力下降，做饭时不洗菜就放进锅里，插上电饭锅却不按开关键，一件事没做完又跑开做另外一件事，生活懒散。之后 2 个月逐渐出现话多，重复说"饭烧好了，吃饭"，一天内可重复上百次。有两次迷路。家属带患者在外院就诊，服用"石杉碱甲"，无明显改善。之后半年出现贪吃，随便拿别人东西吃，不知饥饱。把内衣挂在丈夫办公室里，如厕后不穿好裤子就出来，丈夫去哪里就跟到哪里。6 年前到笔者所在医院住院，考虑"额颞叶痴呆？"，予利培酮、美金刚等药物治疗，症状略有缓解。仍有贪食、生活能力下降，认知功能无明显继续下降。2 年前患者出现左下肢无力，渐发展为双下肢无力、僵硬，不能行走。经笔者所在医院转诊到外院神经内科，加用多巴丝肼、乙哌立松，僵硬略好转，余无改善。患者能坚持服药，渐出现讲话困难，饮水呛咳，生活自理能力进一步下降。为求进一步诊治，住入笔者所在医院。
3. **既往史** 右腕腱鞘炎史 30 余年。
4. **个人史** 高中毕业，财务工作，工作能力可；已婚，育有 1 子，家庭关系和睦；病前性格：温和、开朗。
5. **家族史** 无相同症状患者。
6. **查体**
（1）神经系统查体：觉醒状态，眼球运动可，构音障碍，咽反射迟钝，伸舌困难，舌肌萎缩，右上肢肌力 4 级，左上肢肌力 3 级，双手部肌肉萎缩，以左手大鱼际肌为著，双下肢肌力 0 级，四肢肌张力增高，四肢腱反射亢进，双下肢存在肌阵挛，双上肢 Rossolimo 征（＋），双下肢 Babinski 征（＋）。

（2）精神检查：构音障碍导致不能讲话，语言理解力尚可，可通过文字沟通，未引出幻觉，未引出被害妄想等，情感淡漠，发病初期存在刻板重复语言、脱抑制行为，目前构音障碍失语，意志要求下降，自知力部分存在。

7. 辅助检查

贫血指标、甲状腺功能、免疫指标、梅毒螺旋体、HIV、肿瘤标志物均为阴性。FDG-PET：大脑皮质弥漫性放射性摄取减低（2011 年）（图 18-1）。

腰椎 MRI：$L_2 \sim L_3$、$L_3 \sim L_4$、$L_4 \sim L_5$、$L_5 \sim S_1$ 椎间盘膨出（2016 年 3 月）；颈椎 MRI：$C_4 \sim C_5$、$C_5 \sim C_6$ 椎间盘膨出（2016 年 3 月）（图 18-1）。

肌电图：左侧远端腓总神经及胫神经潜伏期延长、波幅降低（2016 年 3 月）。

头颅 MRI 平扫：左侧额顶叶小腔隙灶，侧脑室周围轻度白质变性，双侧额叶、海马萎缩（2016 年 9 月）（图 18-2）。

全外显子检测：*ERBB4* 基因 I712M 突变（2016 年 9 月）（图 18-3）。

A

MMSE 分类	2011 年 10 月	2016 年 9 月	2016 年 11 月	2017 年 3 月
定向	9	9	9	7
注意力和计算	3	5	2	3
回忆	5	5	5	4
语言	5	4	4	4
执行力	2	2	2	3
视空间结构	1	1	1	1
总分	24	26	23	22

B

MoCA 分类	2011 年 10 月	2016 年 9 月	2016 年 11 月	2017 年 3 月
视空间结构	2	2	2	2
连线	0	0	0	0
回忆	4	2	2	2
注意力和计算	4	5	3	4
语言	1	1	1	1
结构	2	1	1	2
定向力	5	5	5	3
总分	18	17	15	16

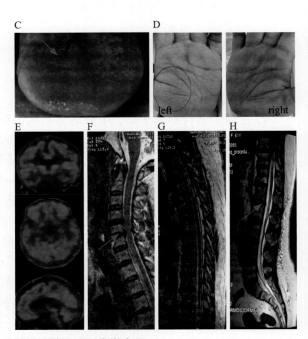

图 18-1　患者认知分数随访结果及影像学表现

A、B. 患者认知分数随访结果；C、D. 患者舌头和手部大鱼际肌表现；E. 患者头部 FDG-PET 图像；F ~ H. 患者颈椎、胸椎及腰椎 MRI。

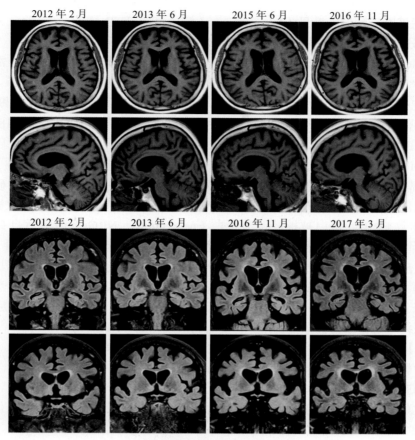

图 18-2　患者随访头颅 MRI 表现

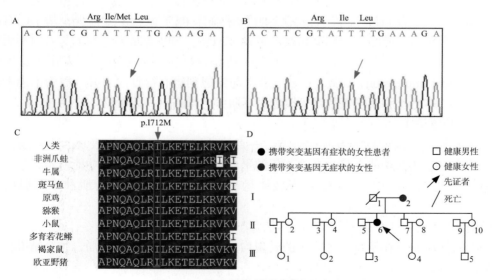

图 18-3　患者基因检测及家系图谱

A～B.*ERBB4* 基因变异型（p.I712M）和野生型的碱基序列；C.*ERBB4* 第 712 位氨基酸在十种脊椎物种上的保守性；D.患者的家族谱系图。

8. **入院诊断**　额颞叶痴呆（frontotemporal dementia，FTD）。

【临床分析与决策】

依据 Mckhann FTD 临床诊断标准，本例患者具有早期行为和认知功能异常表现，而且行为异常更为突出，经过 5 年的症状稳定平台期后，认知功能开始持续下降，临床表现不能由其他疾病解释，符合临床 FTD 诊断。依据《中国肌萎缩侧索硬化诊断和治疗指南》，患者有双手部肌肉萎缩和四肢痉挛性瘫，临床表现结合影像学（图 18-1，图 18-2），考虑在颈髓段存在上下运动神经元同时受累，故符合临床可能肌萎缩侧索硬化（amyotrophic lateral sclerosis，ALS）诊断。为明确病因，给患者进行了全外显子测序，发现 *ERBB4* 基因上存在一个错义突变，导致第 712 位密码子由异亮氨酸变为甲硫氨酸，生物信息学软件预测其致病。该基因在 2013 年时首次被确认为是 ALS 19 型的致病基因，基因突变可导致 ERBB4 蛋白被神经调节蛋白（neuregulins，NRGs）激活后自身磷酸化障碍，从而影响运动神经元功能。我们同时检测了患者母亲（Ⅰ 2）和二姐（Ⅱ 4）的口腔黏膜脱落上皮细胞基因型，发现了表型正常的患者母亲携带有相同突变，故考虑该突变基因所致疾病为不完全外显，这与 Takahashi 报道的家系表现相似。经过临床表型和基因变异分析，患者同时满足临床 FTD 诊断和临床可能 ALS 诊断，并存在 ALS 基因 *ERBB4* 致病突变，最终考虑诊断为额颞叶痴呆 - 肌萎缩侧索硬化症（FTD-ALS）。

【诊断】

额颞叶痴呆 - 肌萎缩侧索硬化症（FTD-ALS）

【诊治过程】

诊断此病后给予患者改善认知药物美金刚 20mg，每晚 1 次口服，缓解肢体痉挛多巴丝肼 250mg、每日 1 次口服，巴氯芬 10mg，每日 2 次口服，以及康复治疗。

患者经过康复治疗后，发音障碍无明显好转，躯干肌力有所改善，从一直卧床到每日可坐 4～5 小时，双上肢肌力下降速度减缓，目前可缓慢写字。给予促智药物美金刚足量治疗，患者认知功能持续下降。目前额颞叶痴呆临床 RCT 试验十分稀少，基于已有的试验结果，美金刚与胆碱酯酶抑制剂在改善患者 MMSE、NPI 等量表分数上与安慰剂无明显差异，而胆碱酯酶抑制剂反而会引起更多的药物副反应，美金刚在改善临床总体印象（clinical global impression，CGI）量表分数上与安慰剂组有统计学差异，故为本患者选用美金刚治疗。多巴丝肼及巴氯芬对于改善患者肌张力增高有一定帮助。

【预后及随访】

患者 6 年前首次就诊笔者所在医院，一直持续随访，发病之初表现为额叶脱抑制症状、刻板语言、认知功能下降，在这 6 年的平台期内，患者表现认知功能稳定，且行为异常症状未加重。2 年前患者开始出现肢体运动障碍、构音障碍、舌肌和手部肌肉萎缩情况。

【讨论】

本例疾病的特点在于每一个阶段的表现均为不典型，只有纵观全局，结合精准检查，才能最终确诊。

1. 患者起病阶段，表现为行为异常及认知功能下降，尽管没有明确脑影像学支持，但仍考虑行为变异型额颞叶痴呆（behavioral variant frontotemporal dementia，bvFTD）可能性大，同时需要排除额叶变异型阿尔茨海默病（frontal variant Alzheimer's disease，

FvAD），在考虑过器质性因素后，功能性疾病也不是全无道理，例如应激相关障碍。因为缺乏客观检查证据支持，我们只有两种办法：①药物的诊断性治疗；②随访病情。药物治疗后，患者的行为和认知功能没有改善，但也没有加重。总之，没有继续加重是最好的结果。

2. 经过长达 6 年的随访，患者处于症状相对稳定的平台期，头颅 MRI 的额颞叶部位渐渐出现了萎缩，不能解释的是截至 2016 年 9 月患者的认知分数，相较于 6 年前，仍无明显下降（见图 18-1）。没有痴呆的 FTD，又该如何解释？

3. 在患者发病的第 7 年，下肢运动障碍渐显，同时伴随左手大鱼际肌萎缩（见图 18-1），认知功能在随后的半年也逐渐出现下降趋势。运动障碍合并进行性认知功能下降，需要考虑 FTD-ALS、路易体痴呆（dementia with Lewy body，DLB）、多系统萎缩（multiple system atrophy，MSA）、皮质基底节变性（corticobasal degeneration，CBD）等，甚至晚期 AD 或是颈椎疾病合并痴呆也要考虑。患者肌电图检查提示了上下运动神经元受损表现，故除外了帕金森症状群，同时结合头部 MRI 额颞叶萎缩及颈椎 MRI 的慢性椎间盘突出，患者临床诊断为 FTD-ALS。全外显子基因测序显示患者存在 ALS 的已知致病基因 *ERBB4* 的异常突变，通过基因功能实验，我们证实了该错义突变可导致 ERBB4 磷酸化显著降低，从而影响正常的 ERBB4 蛋白功能，而此遗传特点存在不完全外显，故可解释家系中未患病的母亲也携带这个突变基因。

下面我们来了解一下 FTD-ALS 的疾病表现。ALS 是运动神经元病的一种亚型，上下运动神经元受损，每年发病率（2~3）/10 万。家族性 ALS 占 5%~10%，余下均为散发 ALS。迄今为止，超过 20 个基因被发现可以导致 75% 的家族性 ALS 和 14% 散发性 ALS。FTD 是额颞叶神经元变性，每年发病率（3~4）/10 万。目前认为单纯的 ALS 与 FTD 是该重叠疾病谱系的两个极端。ALS 中有高达 50% 的患者存在可检测的认知功能障碍，约 15% 的患者符合 FTD 的临床诊断标准，会伴随更差的预后和生存时间。FTD 中有 25%~30% 的患者具有运动神经元功能障碍，10%~15% 的患者符合 ALS 临床诊断标准。

（孙琳）

【专家点评】

本例患者最初以行为怪异起病，辅助检查缺乏相应支持点，所以初期更侧重于完善检查和对症治疗，也没有足够的依据对患者进行确定诊断，所以随访对患者未来的病情走向和预后十分重要。经过持续 6 年的随访，患者的各项症状逐渐出现，笔者逐一采取对症治疗，并尽可能地完善检查，包括肌电图和基因检测，并辅以康复治疗，最终患者确定了诊断。这也说明对于医师来说，遇到不典型暂时不能诊断的患者，不应放弃，而是应该加强随访，密切关注病情演变，以求获得明确诊断，更好地治疗疾病，改善患者的症状，提高患者的生活质量。

（肖世富）

｜参考文献｜

1. MCKHANN G M, ALBERT M S, GROSSMAN M, et al. Work Group on Frontotemporal, Pick's D. Clinical and pathological diagnosis of frontotemporal dementia: report of the Work Group on Frontotemporal Dementia and Pick's Disease[J]. Archives of neurology，2001, 58(11): 1803-1809.

2. 中华医学会神经病学分会肌电图与临床神经电生理学组，中华医学会神经病学分会神经肌肉病学组. 中国肌萎缩侧索硬化诊断和治疗指南 [J]. 中华神经科杂志，2012,45(7):531-533.

3. TAKAHASHI Y, FUKUDA Y, YOSHIMURA J, , et al. mutations that disrupt the neuregulin-ErbB4 pathway cause amyotrophic lateral sclerosis type 19[J]. Am J Hum Genet，2013,93（5）:900-905.

4. LI Y, HAI S, ZHOU Y,et al. Cholinesterase inhibitors for rarer dementias associated with neurological conditions[J]. Cochrane Database Syst Rev，2015（3）:CD009444.

5. KISHI T, MATSUNAGA S, IWATA N. Memantine for the treatment of frontotemporal dementia: a meta-analysis[J]. Neuropsychiatr Dis Treat，2015,11:2883-2885.

6. ANDERSEN P M, AL-CHALABI A. Clinical genetics of amyotrophic lateral sclerosis: what do we really know?[J].Nat Rev Neurol,2011, 7(11): 603-615.

7. LING S C, POLVMENLDOU M, CLEVEL D W. Converging mechanisms in ALS and FTD: disrupted RNA and protein in homeostasis[J]. Neuron,2013, 79(3):416-438.

8. TALBOT K, ANSORGE O. Recent advances in the genetics of amyotrophic lateral sclerosis and frontotemporal dementia: common pathways in neurodegenerative disease[J]. Hum Mol Genet,2006, 15: 182-187.

9. OLNEY R K, MURPHY J, FORSHEW D, et al. The effects of executive and behavioral dysfunction on the course of ALS[J]. Neurology,2005, 65(11):1774-1777.

10. BURRELL J R, KIERNAN M C, VUCIC S, et al. Motor neuron dysfunction in frontotemporal dementia[J]. Brain,2011,134(pt9): 2582-2594.

病例 19

疑似 *TRPM7* 基因杂合突变所致的额颞叶痴呆 – 肌萎缩侧索硬化

 导读 额颞叶痴呆（FTD）是老年早期仅次于阿尔茨海默病的神经变性痴呆类型，临床主要表现为行为障碍和 / 或语言障碍。肌萎缩侧索硬化（ALS）是运动神经元受累的神经系统变性病，临床主要表现为进行性肌肉萎缩和无力。多重证据表明 FTD和 ALS 有共同的分子病理和遗传学基础，临床特点也存在交叉重叠，因此属于一个疾病连续体。

【病例简介】

1. **主诉** 行为异常 2 年，双手肌肉萎缩半年。

2. **现病史** 患者女性，65 岁，大专文化，于 2 年前出现行为异常、欣快，偶有脾气急躁，思维逻辑变差，讲话条理性差，没有重点，易跑题，伴有记忆力轻度减退。1 年前出现右手不灵活，系纽扣笨拙、持筷子夹菜不稳，后发现肌肉萎缩，半年前发现左手力弱，并伴有语速变慢，言语含糊不清，口角流涎。4 个月前自觉有肉跳，多发生在上肢。2014 年 7 月 29 日于当地医院就诊，头颅及颈椎 MRI 未见明显异常，颈动脉 B 超提示颈动脉硬化，心电图示窦缓，给予针灸治疗，未见明显好转。于 2014 年 9 月收治入院。近一年来，体重减轻 5kg，纳差，便秘，每周自行使用咖啡灌肠 1 次。

3. **既往史** 既往体健，否认高血压、糖尿病等疾病病史。

4. **个人史** 抽烟 5 ～ 6 年，每日 10 余支。

5. **家族史** 否认家族遗传病史。

6. **查体**

（1）一般内科体检：体温 36.5℃，脉搏 56 次 /min，呼吸 18 次 /min，血压 140/80mmHg，心、肺、腹检查无异常。

（2）神经系统查体：神志清楚，语言含糊，精神欣快，言语脱抑制。双眼球各方向活动可，眼震（-）。左侧鼻唇沟浅，口角低，伸舌居中，左侧舌肌纤颤、萎缩。咽反射正常，软腭上抬有力，咬肌有力。颈软，无抵抗。余脑神经检查阴性。四肢肌张力正常，双手大小鱼际、指间肌肌萎缩，右手为著，双侧上肢近端肌肉欠饱满。双上肢可见肉跳，右侧上肢肌力 4 级，左侧上肢三角肌 4+ 级，肱二头肌 4 级，肱三头肌 4 级，握力 5- 级；右侧髂腰肌 5+ 级，股四头肌 4 级，股后肌群 4 级，足背屈 5- 级，足跖屈 5- 级；左侧髂腰肌 5- 级，股四头肌 5- 级，股后肌群 5 级，足背屈 5- 级，足跖屈 5- 级。四肢腱反射对称

（＋），右侧掌颌反射（＋），下颌反射亢进，眉心征（＋），双侧病理征（＋）。全身感觉、共济检查、步态正常，脑膜刺激征（－）。

7. 辅助检查

（1）常规和生化：血常规、尿常规、肝肾功能、甲状腺功能未见明显异常。叶酸、维生素 B_{12} 在正常范围内，梅毒螺旋体及人类免疫缺陷病毒等阴性。常见肿瘤标志物均阴性。血液蛋白电泳、血液免疫固定电泳、尿液蛋白电泳、尿液免疫固定电泳等未见异常。血清及尿液中均未检出 M 蛋白。

（2）肌电图：提示上肢神经运动末端潜伏期（DML）延长或偏长；正中神经运动神经传导速度（MCV）延迟、右侧明显，四肢其余神经 MCV 在正常范围内，部分神经复合肌肉动作电位波幅（CMAP）下降；四肢感觉神经传导速度（SCV）正常，感觉电位波幅（SNAP）无异常改变；尺神经、胫神经 F 波正常范围、右侧相对偏长；四肢广泛肌肉 EMG 可见纤颤波、正相波等自发电位活动，部分单个运动单位电位（MUP）时限增宽，波幅增高或降低，数量减少，多相波增多，呈神经源性肌电损害，累及舌肌、右胸锁乳突肌及脊旁肌。

（3）头颅 MRI 平扫：提示双侧额颞叶萎缩，左侧海马轻度萎缩，拟 MTA-scale1 级；左侧枕叶白质区腔隙灶；轻度老年脑改变（图 19-1、图 19-2）。

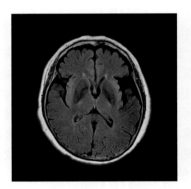 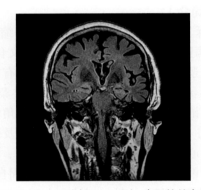

图 19-1　头颅 MRI 平扫（水平位）　　　图 19-2　头颅 MRI 平扫（冠状位）

（4）头颅 FDG-PET/CT：双侧额、颞叶及顶叶皮质代谢弥漫性减低，以左侧为著；双侧小脑代谢略低（图 19-3）。

（5）基因检测：进行肌萎缩硬化相关基因检测，患者存在 *TRPM7* 基因杂合突变：c.2525C > T（p.T842M）。患者之兄、之子及 100 个具有相同遗传背景的健康人均不存在此杂合突变。MutationTaster 软件预测该位点的致病概率为 0.999 9。

（6）认知障碍相关量表评分：MMSE 21 分（定向力 7 分，即刻记忆 2 分，计算和注意力 2 分，延迟回忆 2 分，语言功能 8 分）；MOCA 12 分；焦虑自评量表（SAS）（－），抑郁自评量表（SDS）（－）。Addenbrooke's 认知检查量表修订版（ACE-R）77/100 分（注意定向 11/18，记忆 23/26，语言流利性 8/14，语言 21/26，视空间 14/16）。复杂图形测试（CFT）：即刻：35 分 -155 秒 - Ⅱ型，回忆：12 分 -120 秒 - Ⅱ型。听觉词语学习测验（AVLT）：即刻 12/36，5 分钟回忆 4/12，20 分钟回忆 4/12，再认 18/24，相似性 19/26。

数符转换 90 秒，26 个。连线测试 -A（TMT-A）：63 秒，错误 0 个；连线测试 -B（TMT-B）：180 秒，错误 0 个。Stroop 色词测验 -1：正确 50/50，39 秒；Stroop 色词测验 -2：正确 50/50，57 秒；Stroop 色词测验 -3：正确 48/50，98 秒。ADL 14 分。

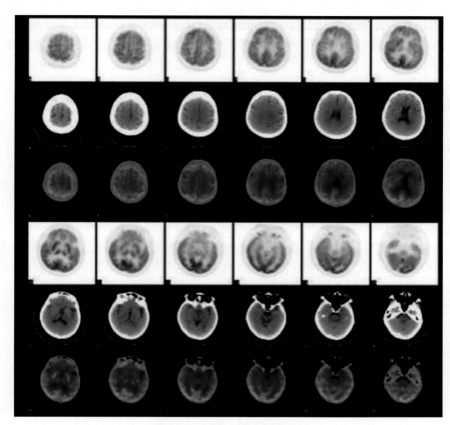

图 19-3　头颅 FDG-PET/CT

8. **入院诊断**　额颞叶痴呆；运动神经元病。

【**临床分析与决策**】

1. **定位诊断**

（1）患者情绪性格改变，记忆力减退，高级皮质功能受累，结合头颅 FDG 糖代谢 PET/CT 显像"双侧额、颞叶及顶叶皮质代谢弥漫性减低"，定位额颞叶受损。

（2）双手大小鱼际及指间肌萎缩，肌力下降，双侧腱反射迟钝，定位于下运动神经元受累，病程中无明显感觉障碍，无晨轻暮重现象，故不考虑周围神经及神经肌肉接头病变，无肌肉疼痛，血肌酶不高，肌源性损害亦不考虑，结合患者存在肉跳，肌电图"广泛肌肉神经源性肌电损害"定位于脊髓前角细胞受累。

（3）右侧掌颌反射（±），提示左侧皮质脑干束可能受累，双侧病理征阳性，定位于双侧锥体束。

综合定位考虑患者存在额颞叶受累伴肢体上和下运动神经元病变。

2. **定性诊断**　患者老年女性，隐匿起病，逐渐进展，首发症状为进行性行为异常和认知、语言功能障碍，结合头颅 MRI 提示"双侧额颞叶萎缩"及 FDG 糖代谢 PET 显像示"双侧额、颞叶及顶叶皮质代谢弥漫性减低，左侧为主"，诊断为"额颞叶痴呆（frontotemporal dementia，FTD）"。患者存在四肢肌力下降，查体发现同时存在上运动神经元及下运动神经元病变的体征，结合肌电图存在脑神经、颈段、胸段及腰段脊髓前角细胞受累，符合"肌萎缩侧索硬化（amyotrophic lateral sclerosis，ALS）"诊断标准。根据 2017 年 Strong 等人修订的诊断标准，该患者有 Axis Ⅰ 运动神经元病样表现以及 Axis Ⅱ 神经心理缺陷，诊断应考虑"额颞叶痴呆 - 肌萎缩侧索硬化（frontotemporal dementia-amyotrophic lateral sclerosis，FTD-ALS）"。

【诊断】

额颞叶痴呆 - 肌萎缩侧索硬化

【诊治过程】

该患者入院后完善相关检查，给予选择性 5- 羟色胺再摄取抑制剂（SSRI）改善情绪，脑细胞活化药物改善认知以及其他对症治疗，患者精神状态、言语脱抑制情况较前好转，情绪较前改善，肌无力及肌萎缩症状无变化。

【预后及随访】

患者病程中运动症状进展明显，以双上肢及球部症状明显，双上肢明显肌肉萎缩，进行性肌无力；吞咽困难，饮水咳呛；双下肢肌力减退进展较上肢缓慢。精神行为症状进展缓慢，疾病晚期以淡漠为主，不能言语，理解力，记忆力减退缓慢，能认识家人，能简单用手势比划交流。直至去世前一周不能进食，不能言语，突发意识丧失，肢体抽搐数分钟后死亡。

【讨论】

肌萎缩侧索硬化（ALS）是一种进行性成人神经系统退行性疾病，主要影响上、下运动神经元。核心临床症状包括四肢和延髓肌肉无力，呼吸衰竭，手臂或腿部痉挛。疾病进展较快，患者通常在诊断后 3 ~ 5 年内死亡。肌萎缩侧索硬化以散发最常见，但约 5% 的患者有阳性家族史。与 ALS 一样，FTD 是一种有额叶和 / 或颞叶前部进行性变性所致的逐渐进展的神经系统退行性疾病，表现为以性格行为改变为首发症状，继而出现记忆力减退等认知功能障碍，头颅 MRI 可见明显额颞叶萎缩，临床上多不伴有四肢肌无力及肌萎缩等症状。据估计，多达 50% 的 ALS 患者有行为功能障碍和 / 或轻微认知障碍的迹象，约 15% 的 ALS 患者达到了 FTD 的诊断标准。相反，FTD 的情况也是如此。在遗传水平上，多个基因的突变均可导致 ALS 和 FTD，最具有代表性的是 *C9orf72* 重复扩增、*TBK1*、*VCP* 和 *TARDBP* 突变。

FTD-ALS 为常染色体显性遗传，好发于 45 ~ 65 岁年龄段，以双侧额颞叶局限性脑萎缩为典型病理改变，表现为行为异常、语速减慢、记忆损害和肌肉萎缩等。起病后的平均病程为 2.4 年，比单纯型 ALS 少约 1 年。

FTD-ALS 以双侧额颞叶局限性脑萎缩为典型病理改变，临床特点主要表现为两个症候群：一是 ALS（运动神经元病）症状群，表现为中老年起病的进行性肌无力、肌萎缩，以球部起病多见，下运动神经元损害多见；另一个是 FTD 症状群，表现为精神行为异常、性格改变、非流利性失语、记忆力障碍等。两个症状群可同时或是先后出现，在同一家系内部和家系之间有所不同。流行病学研究显示，FTD-ALS 的男女比例约为 1：1，平均起病年龄 55.5 岁。多数患者以痴呆相关的精神异常为首发症状，如脱抑制行为和人格改变。其他症状包括记忆力减退、全面的智能下降、情感障碍、经皮质运动性失语，最终导致缄默症等。自发言语的减少在疾病的早期比晚期更加具有代表性。患者的认知功能障碍以执行功能障碍和语言障碍为主，记忆力和视空间相对保留。运动神经元受累通常在起病后 6～12 个月出现，仅有一小部分的患者早于或与痴呆行为同时出现，但均在起病 1 年内出现。肌萎缩在上肢远端、肩胛带肌及面部较明显，下肢萎缩较轻。上、下运动神经元或二者同时累及均可出现，多数患者以下运动神经元受累为主，表现为神经源性肌萎缩、肌束颤动或进行性脊肌萎缩。锥体外系症状（肌强直、震颤）和感觉障碍在 FTD-ALS 罕见，病理征阳性、腱反射亢进和其他锥体束受累不常见，多数患者于起病后 5 年内（平均 3 年）死于进行性延髓麻痹所致的呼吸衰竭。CT 和 MRI 可见额颞叶萎缩，SPECT 及 PET 可显示额颞叶的脑血流量及代谢下降。神经影像学上萎缩及代谢改变的分布类似于 Pick's 病，受累相对较轻。脑脊液和脑电图无特异性改变。

　　C9ORF72 的第一内含子 GGGGCC（G4C2）重复扩增，是 FTD-ALS 最常见的致病基因，其他致病基因包括 *VCP*、*CHMP2B*、*UBQLN2*、*CHCHD10*、*SQSTM1/P62*、*OPTN*、*TBK1*、*CCNF* 和 *TIA1*。本文运用高通量测序的方法对患者进行肌萎缩侧索硬化相关基因的外显子捕获检测，发现 *TRPM7*（NM_017672）基因杂合突变：c.2525C > T（p.T842M）。在 100 个相同遗传背景的正常汉族人中进行该基因突变位点的验证，并未发现该变异，变异在家族中呈共分离。该碱基改变未被 HGMD 数据库、1 000G 数据库收录，但被 dbSNP（rs777140899）、ExAC 数据库、gnomAD-Genomes 收录，其中 ExAC 数据库 "East Asian" 频率为 0.000 1，gnomAD-Genomes 数据库中 "East Asian" 频率为 0.001（PM2）。根据 2015 年美国医学遗传学与基因组学会（ACMG）发布的序列变异解释标准，该变异的变异性质为 "意义不明确"。因此，我们推测 *TRPM7* 基因可能是该 FTD-ALS 患者的致病基因，然而这一结果还需要相应的分子生物学研究来进一步证实。

（刘晓黎）

【专家点评】

　　TRPM7 基因变异（T1482I，rs8042919）与部分关岛型 ALS- 帕金森综合征 / 痴呆（amyotrophic lateral sclerosis-parkinsonism/dementia complex of Guam，ALS-PDC）相关，且突变具有种族特异性。ALS-PDC 是肌萎缩侧索硬化症中比较特殊的一种类型，主要临床特点为同时出现痴呆、帕金森综合征与肌萎缩侧索硬化。本例患者确实存在痴呆及肌萎缩侧索硬化症状及体征，但无帕金森相关症状，亦不符合该病的诊断标准。根据 ACMG 标准，该变异的变异性质为 "意义不明确"。因此只能推测，*TRPM7* 基因可能是该 FTD-ALS 患者的致病基因，然而这一结果还需要相应的分子生物学研究来进一步证实。

　　根据捕获基因范围的大小，高通量测序可分为靶向基因检测和全外显子组测序。靶向基因检测诊断的阳性率与探针设计时所包含的基因有关，如果要保持诊断有效性和避免漏诊，需要根据最新的研究成果定期更新基因列表，存在一定的漏诊风险。全外显子组测序则可以捕获目前已知的基因的外显子部分，捕获区间相对全面，在数据捕获方面不存在基因更新的困扰。对于近期克隆的新的致病基因，只需要对测序数据进行重新分析即可。

　　本文对患者进行了肌萎缩侧索硬化外显子捕获检测，捕获基因仅涉及运动神经元病基因。近年来随着研究的深入，大规模并行测序方法的进展，如全基因组测序（WGS）和全外显子组测序（WES），促进了新一轮的基因发现。不断有新的运动神经元病基因和痴呆相关基因被定位和克隆，建议重新对原有数据进行分析，明确原靶向基因检测是否有漏诊的新克隆基因，必要时重新进行基因全外显子检测。

　　此外，*C9ORF72* 的第一内含子 G4C2 重复扩增是 FTD-ALS 最常见的基因变异形式，而由于二代测序检测方法的限制，肌萎缩侧索硬化外显子捕获检测并不能检测 *C9ORF72* 基因的六核苷酸拷贝数变异，建议进一步行该基因的毛细管电泳检测明确诊断。

（汤荟冬）

参考文献

1. GUERREIRO R, BRAS J, HARDY J. SNAPSHOT: Genetics of ALS and FTD[J]. Cell,2015,160(4):798.e1.

2. HARA K, KOKUBO Y, ISHIURA H, et al. *TRPM7* is not associated with amyotrophic lateral sclerosis-parkinsonism dementia complex in the Kii peninsula of Japan[J]. Am J Med Genet B Neuropsychiatr Genet,2010,153B(1):310-313.

3. LOMEN-HOERTH C. Clinical phenomenology and neuroimaging correlates in ALS-FTD[J]. J Mol Neurosci，2011,45（3）:656-662.

4. VERMA A. Tale of two diseases: amyotrophic lateral sclerosis and frontotemporal dementia[J]. Neurology India, 2014, 62（4）:347-351.

5. RICHARDS S, AZIZ N, BALE S,et al.Standards and guidelines for the interpretation of sequence variants: a joint consensus recommendation of the American College of Medical Genetics and Genomics and the Association for Molecular Pathology[J].Genet Med,2015,17(5):405-424.

6. GRAD L I, ROULEAU G A, RAVITS J,et al. Clinical Spectrum of Amyotrophic Lateral Sclerosis (ALS)[J]. Cold Spring Harb Perspect Med, 2017, 7(8):a024117.

7. STRONG M J, ABRAHAMS S, GOLDSTEIN L H,et al. Amyotrophic lateral sclerosis - frontotemporal spectrum disorder (ALS-FTSD): Revised diagnostic criteria[J]. Amyotroph Lateral Scler Frontotemporal Degener 2017,18(3-4):153-174.

8. IRIDOY M O, ZUBIRI I, ZELAYA M V, et al.Neuroanatomical Quantitative Proteomics Reveals Common Pathogenic Biological Routes between Amyotrophic Lateral Sclerosis (ALS) and Frontotemporal Dementia (FTD)[J].International journal of molecular sciences,2018,20(1):4.

9. NGUYEN H P, VAN BROECKHOVEN C, VAN DER ZEE J.ALS Genes in the Genomic Era and their Implications for FTD[J]. Trends Genet 2018, 34(6):404-423.

10. PATTAMATTA A, CLEARY J D, RANUM L P W.All in the Family: Repeats and ALS/FTD[J]. Trends Neurosci,2018,41(5):247-250.

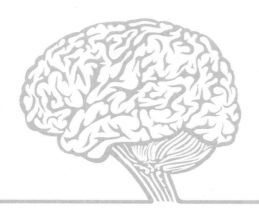

路易体痴呆及
后皮质萎缩篇

病例 20
以快速眼动睡眠行为障碍为首发症状的路易体痴呆

 导读 路易体痴呆（dementia with Lewy body，DLB）是一种进行性加重、不可逆转的神经变性疾病，在老年期痴呆中发病率居第二位，仅次于阿尔茨海默病（Alzheimer's disease，AD）。因其临床表现和神经病理与帕金森病痴呆（Parkinson's disease with dementia，PDD）有许多重叠之处，较易造成误诊和漏诊。本例 DLB 患者为 72 岁男性，以快速眼动睡眠行为障碍（rapid eye movement sleep behavior disorder，RBD）为首发症状，曾被初诊为帕金森病。

【病例简介】

1. **主诉** 睡梦时喊叫及肢体舞动 6 年，波动性认知障碍、发作性幻视 4 年。

2. **现病史** 患者 72 岁，男性。于 6 年前出现睡梦时大声喊叫伴肢体舞动，未予重视，后出现入睡困难、睡梦时四处游走甚至整夜不眠，6 年间睡眠症状时好时坏，严重影响其白天精神。4 年前开始出现记忆下降，反应变慢，表现为开门、开抽屉后忘记关上，乱放物品，无法管理财务等症状。家属反映其认知能力时好时坏，有波动特点。同期开始出现视幻觉，具体表现为将地上的拖鞋看成小猫，半夜上厕所觉得马桶上有人，白天觉得有人在窗外看他等，脾气变得暴躁易怒。2 年前逐渐出现动作迟缓，小碎步和前冲步态，身体平衡能力下降，曾摔倒过 2 次，不严重，未就诊，并伴有双侧肢体的不自主抖动，以静止时抖动为主。曾在外院被诊断为帕金森病，予普拉克索 0.5mg、3 次 /d，多巴丝肼 0.25g、3 次 /d 治疗，认知状态、睡眠症状及幻觉等仍日益加重，运动症状亦无明显改善，遂来笔者所在医院记忆障碍门诊就诊。

3. **既往史** 患有糖尿病 20 余年，血糖控制良好。否认高血压史。否认心脑血管病、乙肝、结核等传染病以及肿瘤等慢性病病史。

4. **个人史** 预防接种史不详，否认疫水疫地接触史，否认冶游史，否认烟酒等不良嗜好。

5. **家族史** 否认变性疾病家族史及其他遗传疾病史。

6. **查体** 神志清楚，精神尚可，面具脸，对答欠流利，查体合作，理解力减退。时间定向下降，空间和人物定向正常，计算力、记忆力下降。双侧瞳孔等大等圆，直径约 0.3cm，对光反射灵敏，双眼球活动自如，无眼震及凝视，双侧鼻唇沟对称，伸舌居中。颈软，双上肢肌张力稍增高，双下肢肌张力正常，双侧肢体可见静止性震颤，双上肢腱反射（+），双下肢腱反射（+），双侧上下肢肌力 5 级，双侧针刺觉对称，双上肢指鼻试验欠稳准，快速轮替动作笨拙，病理征阴性，克氏征阴性，布氏征阴性。

7. 辅助检查

（1）实验室检查：血常规、肝肾功能、血脂、血糖、电解质、叶酸、维生素 B_{12}、甲状腺功能、肿瘤坏死因子、白细胞介素 5 项、肿瘤标志物等均在正常范围内。梅毒螺旋体和 HIV 感染指标阴性。

（2）认知评估和诊断：

1）总体认知筛查：简易精神状态检查（MMSE）17 分；蒙特利尔认知评估（MoCA）11 分。

2）多认知域检测：①执行功能：连线测试 -A > 360 秒，连线测试 -B 无法完成；Stroop 色词测验 -1 67 秒，Stroop 色词测验 -2 114 秒，Stroop 色词测验 -3 218 秒；数字广度测验：顺行记忆 6 个，逆行记忆 3 个；数字符号测验：无法完成；动物命名 15 个。②记忆功能：听觉词语学习测验：短延迟 3 个，长延迟 2 个，再认 5 个；Rey-o 复杂图形回忆 4 分，再认 18 分。③视空间能力：Rey-o 复杂图形复制 3 分。④语言能力：波士顿命名测验 21/30 分。

抑郁焦虑状态评定：17 项 HDRS 评分 6 分。教育年限 13 年。经评定，患者受损认知域为：执行、记忆和视空间能力，工具性和基本日常生活能力受累。

（3）经颅多普勒超声：双侧颞窗透声好。第三脑室宽约 5.2mm。蝶形中脑内左侧团状高回声，Ⅲ 级，约 21mm^2。中缝核可见连续。双侧丘脑水平豆状核、尾状核头部未见明显异常高回声。

（4）脑电图：基本波率 7.5 ~ 8.0c/s，夹有稍多低幅快波，两侧调节不良，视反应不明显。两半球散见较多 α 波及 δ 波，H.V 增多，时呈节律，未见明显局灶改变及痫性放电。脑电地形图所见：α 频带左移；慢波频带功率增强。

（5）头颅 MRI：脑内多发白质缺血灶，老年脑。

（6）PET/CT：双侧壳核多巴胺转运体（DAT）分布减低，双侧壳核 FDG 代谢增高，双侧后顶叶 FDG 代谢减低；左侧海马形态略偏小，伴 FDG 代谢减低，建议结合临床；老年性脑改变（图 20-1）。

8. 入院诊断　路易体痴呆（dementia with Lewy body，DLB）。

【临床分析与决策】

该患者临床特点可概括为 RBD，进行性认知障碍，呈波动性特点，伴生动视幻觉。查体显示锥体外系体征阳性。神经精神测查显示执行、记忆、视空间多域认知受损，且严重程度已影响独立性日常生活能力。患者老年男性，尽管有糖尿病，但头颅 MRI 仅显示轻度白质病变，不支持血管性痴呆的诊断，考虑为神经变性病痴呆，根据临床特点和 DAT 显像结果，不支持 AD，DLB 或 PDD 可能大，后两者也是患者鉴别诊断的难点，可结合辅助检查进一步寻找依据。

DLB 和 PDD 患者均可在经颅超声检查中呈现中脑黑质回声增强这一特点，鉴别点主要在于前者较后者多见回声不对称，本病例仅发现左侧黑质高回声，似更支持 DLB 的诊断。PET/CT 示双侧壳核多巴胺转运体分布减低，双侧壳核 FDG 代谢增高，双侧后顶叶 FDG 代谢减低。经计算机软件对 PET 图像进一步分析显示该患者的左枕叶视觉联合皮质

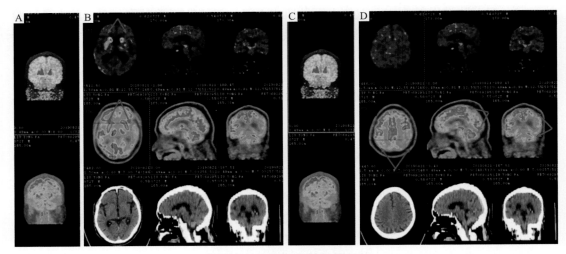

图 20-1　患者影像学检查结果

A、C. 冠状位 ^{18}F-FDG 葡萄糖脑代谢显像；B、D.C-CFT 多巴胺转运体显像（上），^{18}F-FDG 葡萄糖脑代谢显像（中），头颅 CT 显像（下）。

的 FDG 代谢减低。2017 版诊断标准指出，DLB 提示性生物标志物为基底节区多巴胺转运体摄取下降，支持性生物标志物为 FDG-PET 显示枕叶代谢下降，伴或不伴扣带回岛征。该患者 PET/CT 示双侧壳核多巴胺转运体分布减低，PD 和 BLD 均可存在这一特征，然后者更易出现顶叶及枕叶的 FDG 代谢减低，所以 PET/CT 更支持 DLB 的诊断。此外，本例患者在外院诊断为 PD，并使用抗 PD 药物治疗，根据笔者详细追溯补充的病史，患者最早被确认的症状为 RBD，后续出现波动性认知障碍和生动的视幻觉，且呈进行性发展，而步态异常为最晚出现的症状，且抗 PD 治疗效果不明显。综上所述，考虑该患者诊断为很可能的 DLB。

　　患者自知力下降，对自身状态无不满表现，此次就诊的主要原因是家属因患者夜间喊叫症状加重，大大增加了看护难度。于是拟用氯硝西泮对患者的 RBD 症状加以控制，联用美金刚和多奈哌齐减缓认知障碍的发展进程，因多巴丝肼、普拉克索可能导致睡眠异动的加重，且该患者服药后运动症状改善也不明显，笔者建议减少多巴丝肼的用量，停用普拉克索，观察患者睡眠、认知和运动症状的变化。

【诊断】

很可能的路易体痴呆（DLB）。

　　根据 2017 版 DLB 诊断标准，该病有一项必要特征：痴呆。四个核心临床特征：①波动性认知功能障碍；②反复出现的生动、形象的视幻觉；③快速眼动睡眠行为障碍，可能在认知功能下降之前出现；④一种或多种自发性帕金森综合征主要临床特征。支持性临床特征为姿势不稳、频繁跌倒。提示性生物标志物：SPECT/PET 检查显示双侧壳核多巴胺转运体分布减低。支持性生物标志物：双侧后顶叶 FDG 代谢减低，左枕叶视觉联合皮质的 FDG 代谢减低。

　　很可能的 DLB 诊断：出现 2 项或以上的 DLB 核心临床特征，伴或不伴有提示性生物标志物阳性。或仅出现一项 DLB 核心临床特征，但伴有一项或一项以上的提示性生物标志物。很可能的 DLB 诊断不能仅仅基于生物标志物。

基于以上诊断标准和依据，该患者诊断为很可能的 DLB。

【诊治过程】

该患者明确诊断后，予以以下药物治疗：氯硝西泮 1mg 每晚睡前服用来改善睡眠症状；美金刚 10mg 每日 1 次、多奈哌齐 5mg 每日 1 次以减缓认知障碍的发展进程；以及多巴丝肼 0.25g 每日 2 次口服缓解 PD 运动症状。并对患者和家属进行了规律的睡眠作息宣教，鼓励患者在家属的陪同下减少白天睡眠时间，进行适当的锻炼，引导家属对患者日常生活能力和简单的认知行为进行训练。

【预后及随访】

经过一个多月的药物治疗后，家属诉患者夜间睡眠症状有所改善，一个月中未出现梦游的情况，夜间睡眠时间明显增多，但仍存在说梦话、大喊大叫的行为，频率有所降低。认知功能未见明显改善，但出现幻视的情况有所减少，运动症状未见明显变化。患者目前仍在门诊随访中，以上药物治疗初见成效，医师将在后续随访中根据病情及需求进行药物剂量等方面的调整。

【讨论】

该患者为一名 72 岁的男性，外院诊断为帕金森病，治疗效果不佳，遂来笔者所在医院门诊就诊，本次就诊主要诉求为改善睡眠障碍。我们追溯补充了详细病史后并完善 PET/CT 检查，并对诊断进行了修正。

DLB 是一种晚发型变性疾病，男性多于女性，在老年期痴呆病例中约占 5%。由于 DLB 在病理及临床表现上与 PDD 及 AD 有所重叠，临床上常出现误诊情况，有的患者甚至被误诊为精神分裂症。故临床上需要更为精准的标准来提高 DLB 诊断的特异度和灵敏度。

在神经病理方面，两者的特征性病理改变均为神经元细胞质内发现路易小体，只是路易小体首先累及的部位不同，如若路易小体首先累及脑干和大脑皮质，患者痴呆症状发生较早，定义为 DLB；如若路易小体首先累及脑干部位，随后蔓延至大脑皮质，患者痴呆症状出现较晚，则称之为 PDD。但在 PDD 患者脑中，黑质的神经元丢失更为明显，而 DLB 患者脑中纹状体的神经元丢失及路易小体沉积更为严重，这可能和二者运动症状、对多巴替代药物反应的区别有关。DLB 有更为广泛而严重的 β 淀粉样蛋白（amyloid-β peptide，Aβ）沉积，其路易小体对边缘系统的损害也更为突出，这可能是 DLB 认知损害更为突出的原因。另外，DLB 脑屏状核也有更多的路易小体和 Aβ 沉积。在临床表现方面，二者都可以有痴呆、帕金森样症状、精神症状、自主神经异常、RBD、对抗精神病药敏感等临床表现，但二者仍有不同的特点，其中最重要的是 PDD 先出现明显的锥体外系症状，而 DLB 早期认知损害突出。另外，与 PDD 相比，DLB 锥体外系症状相对较轻，不对称性不明显，静止性震颤少见，对左旋多巴反应较差。二者的认知损害也具有一定差异，DLB 有更为严重的概念及注意障碍，有明显的波动性，精神症状特别是视幻觉更为明显，对抗精神病药也更为敏感。临床上常应用"1 年原则"进行鉴别，然而 1 年原则并不适用于所有病例，也有文献报道部分 DLB 患者的痴呆症状发生在锥体外系症状出现后 2～3 年。

本例患者外院被诊断为 PD，但多巴替代药物治疗效果不佳，后续被发现 RBD、认知障碍波动性、幻视等其他 DLB 核心症状先于运动障碍出现，可见，临床病史的梳理对 DLB 诊断非常重要。该病例中，RBD 为患者的首发症状，贯穿整个病程，临床医师需要对 DLB 和睡眠障碍之间的关系引起重视。2017 年新版路易体痴呆指南的诊断标准强化了 RBD 对于诊断 DLB 的重要性，不仅将 RBD 症状上升至核心特征，且将多导睡眠图证实的 RBD 症状作为提示性标志。DLB 患者睡眠障碍的发生率较高，为 53% ~ 89%。与 PD、AD 等神经变性疾病相比，国内外关于 DLB 与睡眠障碍关系的研究相对较少。据研究报道约 43% ~ 75% 的临床高度怀疑为 DLB 的患者伴发 RBD，RBD 可作为其前驱症状之一。另一研究报道，尸检证实的 DLB 与非 DLB 患者的 RBD 发生率之比为 19 : 1，且 RBD 症状可先于发病前数年出现。在 DLB 睡眠障碍的机制上，研究显示 DLB 患者调节快速眼动睡眠期间肌肉张力的脑干核团存在神经元丢失和路易小体沉积，有 RBD 症状的 DLB 患者更常出现弥漫性路易小体。此外，尸检结果显示，与不伴发 RBD 的 DLB 患者相比，伴发 RBD 的 DLB 患者的海马和杏仁核中，Aβ 和 tau 蛋白的沉积明显增多，Braak 神经原纤维缠结评分更低，并且局限于边缘系统。

DLB 的治疗手段仅为对症治疗，分为药物和非药物两种。前者目标主要为改善运动症状、认知症状、精神症状和睡眠障碍四个方面；后者主要针对患者认知及运动方面的康复锻炼以及照料者的教育等。

（陆佩文　俞羚）

【专家点评】

DLB 患者的病程多为 6 ~ 10 年，严重者可因吞咽困难致误吸、营养不良，运动障碍导致骨折，长期卧床导致压疮、坠积性肺炎，抑郁导致自杀等，故对 DLB 患者进行早期识别及诊断，从而对疾病进行全程管理及综合治疗尤为重要。

严重的睡眠障碍为患者家属此次前来就诊的主要原因，RBD 是其睡眠障碍的主要成分，且是疾病的首发症状，在早期识别和诊断方面，提示在接诊老年患者时，临床医师需要对睡眠障碍为主诉的患者引起重视，警惕睡眠障碍和 DLB 的关联。在治疗方面，氯硝西泮对 RBD 治疗有效，但会增加老年患者跌倒的风险，对意识状态和认知功能也有一定影响，须小剂量个体化应用，而抗帕金森症状药物会加重 RBD 的症状。DLB 患者精神行为障碍较其他老年期痴呆更常见，抗精神病类药物有加重 DLB 患者锥体外系症状的风险，同时，DLB 患者对抗精神病类药物的敏感性较强，可能会诱发严重的、甚至致死性反应，须密切观察，个体化谨慎应用。多巴替代治疗或多巴胺受体激动剂对运动症状可能有帮助，但易加重 RBD 症状，不建议严重 RBD 患者在睡前服用。在稳定睡眠和精神症状的同时，适当应用促智药物如美金刚和多奈哌齐，可有助于改善患者的认知状态和精神症状。综上所述，DLB 多重治疗存在一定难度，须平衡风险和获益，谨慎决策，故而非药物治疗也不可忽视，如对患者进行心理疏导、实施认知行为疗法，加强照料者的宣教等。

（徐群）

| 参考文献 |

1.　WALTER U, DRESSLER D, WOLTERS A, et al. Sonographic discrimination of dementia with Lewy bodies and Parkinson's disease with dementia[J]. J Neurol, 2006, 253(4): 448-454.

2.　TOUSI B. Diagnosis and Management of Cognitive and Behavioral Changes in Dementia With Lewy Bodies[J]. Curr Treat Options Neurol, 2017, 19(11): 42.

3.　COUSINS O, YOUSAF T, WILSON H, et al. Molecular Imaging of Dementia With Lewy Bodies[J]. Int Rev Neurobiol, 2019, 144: 59-93.

4.　YOUSAF T, DERVENOULAS G, VALKIMADI P E, et al. Neuroimaging in Lewy body dementia[J]. J Neurol, 2019, 266(1): 1-26.

5.　ABROL A, CHAZE C, DAMARAJU E, et al. The chronnectome: Evaluating replicability of dynamic connectivity patterns in 7500 resting fMRI datasets[J]. Conf Proc IEEE Eng Med Biol Soc, 2016, 2016: 5571-5574.

6.　JELLINGER K A, KORCZYN A D. Are dementia with Lewy bodies and Parkinson's disease dementia the same disease?[J]. BMC Med, 2018, 16(1): 34.

7.　FERMAN T J, BOEVE B F, SMITH G E, et al. Inclusion of RBD improves the diagnostic classification of dementia with Lewy bodies[J]. Neurology, 2011, 77(9): 875-882.

8.　孟洁，崔诗爽，孟云霞，王刚. 2005 年路易体痴呆诊断标准与 2017 新版诊断标准的临床比较分析 [J]. 诊断概念实践，2018，17(4):414-418.

9.　连腾宏，金朝，张巍. 路易体痴呆与睡眠障碍 [J]. 神经药理学报，2018，8(2):59-60.

病例 21
被误诊为克-雅病的路易体痴呆

 路易体痴呆是仅次于阿尔茨海默病的常见变性病痴呆，早期和准确诊断十分重要，应该准确把握该病的"三主征"（即波动性认知障碍、视幻觉、帕金森综合征）。路易体痴呆患者对药物反应与阿尔茨海默病和帕金森病痴呆患者不同。有些药物，尤其是传统抗精神病药物会加重路易体痴呆症状，并可能导致致命性的神经阻滞剂恶性综合征，需加以注意。

【病例简介】

1. **主诉**　记忆减退、运动迟缓 2 年，加重伴视幻觉、肢体抖动 3 个月。

2. **现病史**　患者男，64 岁，于 2 年前无明显诱因逐渐出现反应迟钝，记忆力减退，时常呆坐于家中，较少进行日常家务活动；并伴有运动迟缓，打乒乓球时出现活动较前欠灵活，跌倒发作 2 次，偶有持物不稳，夜间睡眠中曾有大喊大叫、从床上跌落、夜间打人等行为，曾于某三甲医院就诊，未给予治疗。3 个月前，在新西兰探亲期间，于家中跌倒摔伤并致右侧股骨头骨折，于新西兰医院行全麻下"右股骨头置换术"，术前患者出现明显视幻觉，称天花板上飞着很多苍蝇，床前站立很多中国的同事等，并出现双上肢抖动，紧张时加重。术后，患者出现记忆力严重下降，时好时坏，波动性明显，肢体抖动加重，并逐渐出现言语不清、夜间烦躁，肌肉僵硬、强直，小便困难，新西兰医院考虑为"克-雅病"，给予药物（氟哌啶醇）治疗后，患者症状未见好转，肢体抖动较前明显。于笔者所在医院门诊就诊后收入院。

3. **既往史**　无特殊。

4. **个人史**　无特殊。

5. **家族史**　无。

6. **查体**　生命体征平稳，心肺听诊未见明显异常。卧位血压 124/69mmHg，立位血压 120/62mmHg，神经系统检查：神志清楚，高级智能下降，表情淡漠，语言欠流利，脑神经（-），四肢肌力 5 级，四肢肌张力对称呈齿轮样增高，四肢腱反射对称亢进，可见双上肢有轻微震颤，双上肢轮替动作笨拙，步速缓慢、行走拖步、摆臂动作减少；后拉试验阳性，双侧 Babinski 征未引出。

7. **辅助检查**　血、尿、粪便常规正常范围，血液生化数值在正常范围。输血常规未见异常。

24 小时视频脑电图：轻度异常改变（慢波活动增多）。

MMSE 评分 20 分；MOCA 评分 14 分（均以视空间、执行功能损害为主，见图 21-1、

图 21-2）。

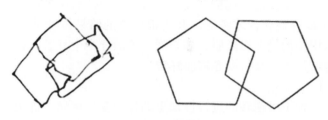

图 21-1　MMSE 量表视空间测试

视空间 / 执行功能　　　　　　　　　复制立方体　　　　　　　画钟（11 点 10 分）（3 分）

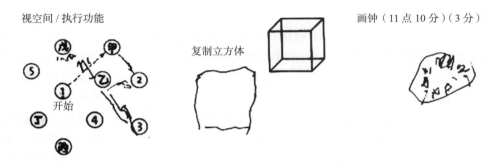

图 21-2　MOCA 量表中视空间 / 执行功能测试

心电图大致正常，心脏超声正常。

脑脊液检测（外送）示自身免疫性脑炎、副肿瘤综合征均为阴性。

头颅 CT 示脑多发腔隙灶。头颅 MRI 示轻度脑萎缩，颞叶内侧结构相对保留。

8. **入院诊断**　路易体痴呆。

【临床分析与决策】

1. **疾病特点**　中老年男性，隐匿起病，2 年前即有记忆力下降、反应迟钝伴运动迟缓、跌倒、快速眼动睡眠行为障碍（RBD）等症状，3 个月前应用镇静麻醉药物后认知功能下降、视幻觉、肢体抖动等症状加重。MMSE 及 MOCA 量表均提示以视空间、执行功能损害为主的认知功能下降。头颅 MRI 轻度脑萎缩，颞叶内侧结构相对保留。

2. **定位诊断**　皮质＋锥体外系。

3. **定性诊断**　神经退行性疾病，路易体痴呆可能性大。

4. **鉴别诊断**　帕金森病痴呆（PDD）临床上可表现为帕金森样症状和认知损害，如在药物治疗过程中出现视幻觉，其表现酷似路易体痴呆（DLB）。在临床实践中，常根据二者锥体外系症状和痴呆出现的时间顺序来鉴别。若痴呆在锥体外系症状 1 年后出现，倾向于诊断为 PDD；反之，若痴呆发生于锥体外系症状前或后 1 年内，则倾向于诊断为DLB。该患者的发病初即出现记忆力减退、反应迟钝，且病程早期即出现视幻觉，因此，基本可以排除 PDD 的诊断。

【诊断】

很可能的路易体痴呆

【诊治过程】

患者病史复杂，在国外一直被诊断为"克 - 雅病"，来笔者所在医院门诊就诊后收入院，入院病房接诊大夫反复追问病史，发现患者 2 年前即有运动迟缓、记忆力下降、跌倒发作、视幻觉、RBD 等症状，才考虑诊断为很可能的路易体痴呆。入院后停用氟哌啶醇等抗精神药物，采用小剂量多巴丝肼、多奈哌齐等治疗半个月后，患者症状有好转，精神状态良好，言语清晰，步态及行动亦较前好转。

【预后及随访】

路易体痴呆是一种不可逆转的进行性加重的神经变性疾病，进展的速度因人而异，一般认为要快于阿尔茨海默病的病程。该患者对胆碱酯酶抑制剂多奈哌齐和多巴丝肼反应良好，随访 1 年认知功能和行为障碍有改善，ADL 评分略有提高。

【讨论】

路易体痴呆（DLB）是一组临床和病理表现重叠于帕金森病与阿尔茨海默病（AD）之间，以波动性认知功能障碍、视幻觉和类似帕金森病为临床特点的神经变性病。病理特征以 Lewy 小体为主要特征。Lewy 小体主要由不溶性 α- 突触核蛋白异常聚集组成。导致 α- 突触核蛋白由正常可溶状态成为异常折叠的丝状蛋白的过程，可能是发病的中心环节。

据数据统计，路易体痴呆在 65 岁以上老年人患病率 3.6% ~ 6.6%，占痴呆患者 10% ~ 20%，是仅次于 AD 位居第 2 位的变性病痴呆。尽管患病率不低，但却很容易误诊。2011 年著名的病理学家 Kurt A Jellinger 和 Johannes Attems 发表了一项研究，该研究进行了 1 100 名年龄大于 70 岁的痴呆患者尸检研究，结果显示，临床诊断准确性非常低，只有 10% 诊断为很可能的或可能的路易体痴呆。

2005 年国际 DLB 工作组规范了 DLB 的诊断标准，2017 年 7 月，联盟再次更新第 4 版 DLB 诊断标准。2017 年的 DLB 诊断标准清楚划定了临床症状和标志物的界限。原来的支持特征或提示特征，进一步细分为了支持标志物、提示标志物和支持临床特征。

1. **必要特征（诊断可能或很可能 DLB 所必需的）** 痴呆，渐进性认知功能下降，影响正常的社交和工作能力。在疾病早期可能不出现显著或持久的认知障碍，但通常出现在疾病的进展过程中。注意力，执行功能和视空间缺陷可能早期且显著存在。

2. **核心特征（诊断很可能 DLB 需要 2 个核心特征，可能的 DLB 需要 1 个核心特征）**

（1）波动性认知功能障碍，主要表现为注意力和警觉性随时间的显著变化。

（2）反复发作的形象生动的视幻觉。

（3）快速眼动睡眠行为障碍，可能发生在认知障碍出现以前。

（4）一个或多个自发帕金森综合征的核心症状，比如运动迟缓（速度或幅度的减小），静止性震颤，肌强直。

3. **支持临床特征（通常存在，但并不提高诊断的特异性）** 对抗精神病药物高度敏感；姿势不稳；反复摔倒；短暂的或无法解释的意识丧失；严重的自主神经功能障碍，如直立性低血压、尿失禁；过度嗜睡；嗅觉减退；其他形式的幻觉；系统性妄想；抑郁或焦虑；淡漠。

4. **提示标志物** SPECT 或 PET 提示基底节区多巴胺转运体摄取减少；心肌造影提示 MIBG 摄取减低；多导睡眠监测确诊的快速眼动睡眠行为障碍。

5. **支持标志物** CT 或 MRI 显示颞叶内侧结构相对保留；SPECT/PET 灌注或代谢显像提示枕叶广泛摄取下降，伴或不伴 FDG-PET 显像的扣带回岛征；EEG 提示显著的后头部慢波伴周期性 pre-α/θ 节律改变。

6. 很可能的 DLB

（1）2个或2个以上核心临床特征，伴或不伴提示标志物（本例患者同时具备必要特征＋全部4项核心临床特征，诊断很可能 DLB）。

（2）仅有1个核心临床特征，伴1个或1个以上提示特征，不能仅凭生物标志物诊断很可能的 DLB。

7. 可能的 DLB

（1）仅有1个核心临床特征，但无提示标志物。

（2）有1个或1个以上提示标志物，但无核心临床特征。

8. 不支持 DLB 的特征

（1）存在任何可部分或全部解释临床症状相关的其他躯体疾病或脑部疾病包括脑血管病，虽然不能除外 DLB 或可能因混杂或多种病理改变导致临床症状。

（2）帕金森综合征为唯一的核心临床特征且在严重痴呆时首次出现。

该患者在国外被诊断为"克－雅病"，入院后详细追问病史，才否定了"克－雅病"的诊断。患者家属对于认知症状与运动症状出现的先后顺序不能准确回忆，认为上述症状出现的时间大致相同。综合分析该患者同时具备2017年 DLB 诊断标准的必要特征＋全部4项核心临床特征，诊断很可能 DLB。当然，如能进一步完善 SPECT/PET（尤其是 DAT-PET）检查、心肌造影、多导睡眠监测等将提供更多的诊断与鉴别诊断证据。

该病目前尚无特效药，主要为对症治疗，其中包括非药物治疗，包括锻炼、认知功能训练和针对看护者的教育有助于患者精神症状的改善。药物治疗：①认知症状：给予胆碱酯酶抑制剂（ChEI）可改善认知功能、总体功能及日常生活能力；②帕金森症状：抗帕金森病药物可用于改善路易体痴呆患者运动症状，建议从最小有效剂量开始，缓慢增量；③精神症状：尽量避免抗精神病药物的使用尤其是传统抗精神病药物（如氟哌啶醇、甲硫哒嗪）会加重路易体痴呆症状并可能导致致命性的神经阻滞剂恶性综合征，相对而言，喹硫平较为安全。该患者入院后停用氟哌啶醇等抗精神药物，采用胆碱酯酶抑制剂（多奈哌齐）改善认知症状，小剂量多巴丝肼（美多芭）改善运动症状。

（谭梦姗）

【专家点评】

路易体痴呆的临床表现具有特征性，其主要的临床特点为波动性认知功能障碍、视幻觉和类似帕金森病的运动症状。患者的认知障碍常常在运动症状之前出现，多为注意力、思维和推理能力的下降，一天至数天之内有多次意识模糊和清醒状态的交替。诊断需要结合诊断标准和临床经验。路易体痴呆的治疗是综合管理，目前无治愈的方法。早期进行综合治疗，全程管理非常重要，全程管理包括有效的药物治疗和非药物治疗，后者还包括有氧功能锻炼、科学的膳食营养管理、患者和照料者的教育及关怀等。值得注意的是，路易体痴呆对安定剂及抗精神病药特别敏感，宜不用或慎用。

（谭兰）

参 考 文 献

1. MCKEITH I G, BOEVE B F, DICKSON D W, et al. Diagnosis and management of dementia with Lewy bodies: Fourth consensus report of the DLB Consortium[J]. Neurology,2017,89(1):88-100.

2. ALIDA A G，CORNELIS J S.Electroencephalography in the Differential Diagnosis of Dementia[J]. Epileptologie,2016,33: 173-182.

3. TAYLOR J P, MCKEITH I G, BURN D J, et al. New evidence on the management of Lewy body dementia[J]. Lancet Neurol,2020,19(2):157-169.

4. 中国微循环学会神经变性病专业委员会 . 路易体痴呆诊治中国专家共识 [J]. 中华老年医学杂志 , 2015, 34(4):339-344.

病例 22

以视觉及认知障碍发病的后皮质萎缩

导读 后皮质萎缩（posterior cortical atrophy，PCA）是一种特殊类型痴呆，以突出的视觉障碍（无原发性眼部疾病）为特点，而情景记忆和洞察力在早期相对保留的神经退行性疾病，主要表现为进行性视知觉与视空间、读写和执行能力减退，神经影像学可见明显的后皮质萎缩和代谢减低。在早期患者仅有视觉症状时极易被漏诊或误诊，本例患者即是如此。因此，需要提高对 PCA 的认识，以便早期诊断，及时干预。

【病例简介】

1. **主诉** 视觉障碍 3 年，记忆力减退 2 年，加重半年。

2. **现病史** 患者男性，66 岁，农民，小学学历，右利手。患者于 3 年前开始出现视觉障碍，表现为上下楼梯不能判断楼梯高低，行走不平整路面容易跌倒，对颜色识别能力减退，读报纸容易读错行等，否认有明显记忆力减退等其他症状，自认为老花眼当时未予诊治。2 年前患者逐渐出现记忆力减退，理解力变差，计算力稍减退，打牌计算差，并且容易脾气暴躁，时间空间定向力尚可，未出现迷路，无明显行为异常、幻觉等，但视力减退较前加重。一年前至眼科就诊未见明显异常，未予特殊治疗。近半年记忆力减退明显加重，计算力、时间空间定向力减退明显，不认识去邻居家的路，在家附近不能找到回家的路，不能独自穿衣服，吃饭时不能准确夹取饭菜，开门时钥匙无法对准钥匙孔，不认识钟表上的时间，有时不认得熟悉的亲戚，视力减退明显加重，同时出现言语减少，行走迟缓，有胡言乱语，遂至当地医院眼科和神经内科分别就诊，完善头颅 CT 示"多发腔隙性脑梗死"，予以拜阿司匹林 + 辛伐他汀 + 血栓通等治疗，症状未见好转。近 2 个月症状进展明显，容易情绪激动伴胸闷及肢体抖动，遂于 1 周前至笔者所在医院就诊，完善头颅 MRI 示"脑萎缩，双侧颞顶枕叶为甚"。为进一步诊治，拟"痴呆"收治入院。

自起病以来神志清楚，精神可，胃纳可，二便如常，体重未见明显变化。

3. **既往史** 高血压病史 5 年，最高 165/100mmHg，平日口服尼群地平每日 1 次 25mg，血压控制可；发作性心率减慢 5 年，具体不详，平日未予服药；否认糖尿病及其他慢性病病史。近 2 年有头晕病史，长期服用氟桂利嗪，否认外伤及手术史，否认肝炎、结核等传染病病史。

4. **个人史** 出生生长于原籍，否认疫水疫区接触史，否认吸烟、饮酒史，否认冶游史。

5. 家族史　否认痴呆等相关家族遗传病病史。

6. 查体

（1）内科系统查体：血压 138/85mmHg，心率 85 次 /min，体温正常，呼吸 20 次 / min。颈软，气管居中，甲状腺无肿大；双肺呼吸音清，未闻及明显干湿啰音。心律齐，未闻及病理性杂音；腹平软，肝脾肋下未及，全腹无明显压痛及反跳痛；双下肢无水肿。

（2）神经专科查体：神志清楚，精神可，言语减少，查体欠配合。双眼活动可，眼震（-），双瞳孔等大等圆，直径 0.3cm，直接与间接对光反射灵敏，双侧鼻唇沟对称，伸舌不配合，咽反射存在，四肢肌张力正常，四肢肌力 5 级，四肢腱反射（++），双侧病理征阴性，双侧针刺觉、振动觉、运动觉、位置觉正常，双侧指鼻试验、跟膝胫试验不能配合，闭目难立征阴性，直线行走不能完成。即刻记忆尚可，延时回忆差，语言功能复述可，物品用途描述尚可，语言理解及表达尚可，颜色失认，视空间能力差，画图及模仿差，执行功能差，穿衣失用、结构失用，注意力与运算速度检查不理解，Gerstmann 征阳性（计算不能，手指失认，左右失认，书写不能）。MMSE 评分 7 分（三个词语即刻回忆 3 分，三个词语延迟回忆 1 分，物体命名 2 分，看句子做动作 1 分），MoCA 评分 2 分（画钟 1 分，教育年限 ≤ 12 年加 1 分）。

7. 辅助检查

（1）血常规、粪尿常规、肝肾功能、电解质、红细胞沉降率、血糖、凝血功能、免疫指标、肿瘤指标、甲状腺功能均未见明显异常。维生素 B_{12} 360.0pg/ml，叶酸 7.03ng/ml。

（2）人类免疫缺陷病毒抗原及抗体阴性（0.1）；梅毒快速血浆反应素试验（RPR）阴性，抗梅毒螺旋体抗体阴性。

（3）腹部超声：脂肪肝，肝内无回声区，考虑肝囊肿，胆囊壁胆固醇结晶，左肾无回声区，考虑肾囊肿可能，胰体脾未见明显异常。泌尿系超声：膀胱壁毛糙，前列腺增大伴钙化，双侧输尿管未见明显扩张。颈部血管超声：左侧颈总动脉、双侧椎动脉血流阻力指数增高。心脏超声：左房增大，左室舒张功能下降。

（4）胸部 CT：右肺中下叶及左肺上叶少许条索灶；主动脉及部分冠脉局部管壁钙化。

（5）头颅 MRI：脑萎缩，双侧颞顶枕叶为甚（图 22-1）。

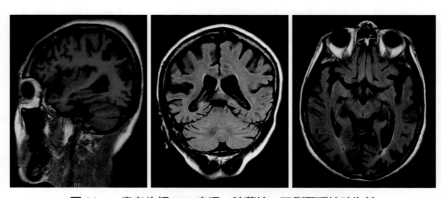

图 22-1　患者头颅 MRI 表现：脑萎缩，双侧颞顶枕叶为甚

8. **入院诊断**　痴呆查因；高血压 2 级（中危）。

【临床分析与决策】

1. 入院后进一步检查

（1）脑脊液：压力 105mmH₂O，颜色透明清亮，有核细胞计数 3×10^6/L，蛋白定量 427.60mg/L，氯化物 128.00mmol/L，糖 3.50mmol/L，涂片未找见新型隐球菌、真菌、细菌、抗酸杆菌，未见 IgG 寡克隆带。脑脊液 Aβ₄₂ 减低（270.1pg/ml，参考值 790pg/ml ± 228pg/ml、），总 tau 蛋白升高（455.6pg/ml，参考值 243pg/ml ± 127pg/ml），磷酸化 tau 蛋白正常（66pg/ml，参考值 35.84 ~ 66.26pg/ml）。

（2）脑电图：不正常脑电，弥漫性慢波活动。

（3）*APOE* 基因型分型：ε2/ε3 阴性，ε3/ε3 阴性，ε3/ε4 阳性（＋），ε2/ε2 阴性，ε4/ε4 阴性，ε2/ε4 阴性。

（4）PiB-PET：提示双侧额叶顶叶及颞叶、后扣带回 PiB 异常沉积；脑萎缩（图 22-2）。

（5）眼科会诊：双眼视力 0.8，双眼弥漫视敏度降低，中央小片视野残留，未见明显眼部器质性病变。

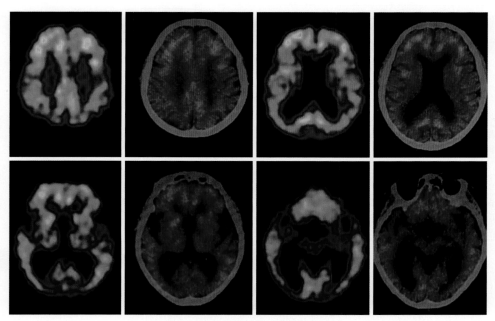

图 22-2　患者头颅 PiB-PET 表现

双侧额顶叶颞叶、后扣带回 PiB 异常沉积；脑萎缩。

2. 患者的发病特点、症状和体征分析

（1）定位诊断：患者主要表现为视觉功能障碍，如上下楼梯不能判断楼梯高低，行走不平整路面容易跌倒，对颜色识别能力减退，读报纸容易读错行，定位于枕叶皮质；以及认知功能障碍，如延时回忆差，颜色失认，视空间能力差，画图及模仿差，执行功能差，穿衣失用、结构失用，注意力与运算速度检查不理解，Gerstmann 征阳性，MMSE 评分 7

分，MOCA 评分 2 分，定位于双侧颞顶叶大脑皮质高级中枢，结合头颅 MRI 示双侧颞顶枕叶萎缩为甚，故定位诊断明确。

（2）定性诊断：患者中老年男性，隐匿起病，进行性加重，既往无毒物接触史，实验室常规生化指标正常，故考虑神经退行性疾病可能性大。由于患者以视觉障碍为最早期、最突出的临床表现，早期极易误诊为眼科疾患，因此多次就诊于眼科门诊，但均未发现原发眼部疾病，直至此后逐渐出现进行性认知功能障碍，方才考虑颅内病变。以视觉障碍为突出临床表现的痴呆综合征并不多见，该患者的症状和体征与后皮质萎缩（posterior cortical atrophy，PCA）疾病特征十分相符，PCA 与阿尔茨海默病（AD）密切相关，故行脑脊液 Aβ、tau 蛋白、血 *APOE* 基因分型及 PiB-PET 检测，同时请眼科会诊协助诊治，均提示该患者具有 AD 病理改变证据，按照 PCA 诊断及分型流程（参见图 22-3），并依据 2017 年发表的 PCA 诊断共识，最后诊断为 PCA（PCA-AD 型）。

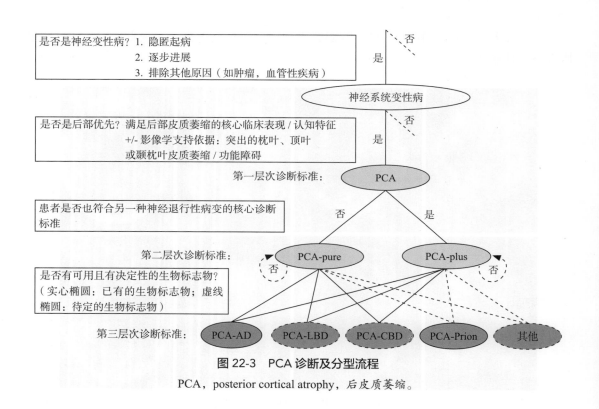

图 22-3　PCA 诊断及分型流程

PCA，posterior cortical atrophy，后皮质萎缩。

【诊断】

后皮质萎缩（PCA-AD 型）

高血压 2 级（中危）

【诊治过程】

因药物治疗 PCA 的研究报道较少，故参照 AD 治疗予以多奈哌齐 10mg 每晚 1 次口服，美金刚 10mg 每日 2 次口服对症促智，嘱患者每 3 个月至神经内科门诊随访。

【预后及随访】

半年后电话随访，家属诉患者遵医嘱服用药物，症状较前无明显变化；一年后电话随访，服药同前，视力及认知功能进一步下降，因短距离亦找不到回家的路故近半年没有外出，有时家中亦会迷路（找不到自己的房间），只能进行日常简短对话，复杂句子不能理解，言语进一步减少，脾气暴躁、易愤怒较前加重，晚上有时出现幻觉，感觉有陌生人在家偷东西。

【讨论】

PCA 是一种以突出的视觉障碍（无原发性眼部疾病）为特点，而情景记忆和洞察力在早期相对保留的神经退行性疾病，多在 50~65 岁起病，临床表现包括视觉失认、Balint 综合征（同时认识不能，眼球运动失用，视觉性共济失调）、Gerstmann 综合征（失算，失写，手指失认，左右失认）的部分或全部表现、经皮质感觉性失语及定向障碍、穿衣失用、忽视、幻觉和帕金森症等。同时认识不能是指将物体或图像的各部分合成一个整体的能力丧失，患者仅能觉察和理解视野中的一个物体。眼球运动失用是指不能转移注视方向，总是长时间注视某个假定的物体，跟踪活动物体的能力也受损。视觉性共济失调是指手眼协调功能受损，移向视觉目标时出现空间定位错误，导致持续地寻找和抓住静止的物体困难。其中最常见的症状是同时认识不能和失写，这也是 PCA 早期的临床特征，而视觉性共济失调是 PCA 晚期的特点。

根据主要临床症状可将 PCA 分为不同亚型：①顶叶型（背侧型），表现为早期突出的视空间障碍、Balint 综合征、Gerstmann 综合征、失用及忽视；②颞枕叶型（腹侧型），突出表现为视觉性失认（物体失认、面孔失认及颜色失认）、阅读障碍；③初级视觉皮质型（尾侧型），少见，表现为初级视觉障碍。

目前认为 PCA 的视觉症状是由基本视觉处理和高级视觉处理通路的损害共同导致，背侧视觉通路（枕—顶叶皮质）和腹侧视觉通路（枕—颞叶皮质）都有不同程度的受累。背侧通路负责识别物体的位置和运动，病变会导致 Balint 综合征、失写和失用；腹侧通路负责调节物品、面孔、颜色和文字的识别，病变会引起视觉失认、面孔失认、色盲和失读。

病理研究发现 PCA 以 AD 的病理改变最常见，占到 80%，部分也表现为其他的病理改变，比如皮质基底节变性、路易体痴呆、朊蛋白病（包括克-雅病和家族性致死性失眠症）和皮质下胶质增生，提示 PCA 在病理改变上具有异质性。PCA 淀粉样斑块和神经原纤维缠结在视觉相关的枕—顶—颞区密度最高，在额叶密度最低，而典型 AD 的淀粉样斑块和神经原纤维缠结主要分布于记忆相关的区域，比如海马和颞叶内侧皮质。

PCA 的脑脊液生物标志物（Aβ$_{42}$ 降低，T-tau 升高，P-tau181 升高）与典型 AD 相似，这也为 PCA 主要表现为 AD 的病理改变提供了证据。头颅 MRI 显示 PCA 两侧的后部脑区存在萎缩（如枕叶、顶叶和颞叶）。PCA 患者的脑萎缩主要位于右侧枕叶脑回和右后叶，而 AD 脑萎缩主要位于左侧海马和海马旁回。但是到了疾病后期，PCA 和 AD 均表现为广泛的灰质萎缩，PCA 患者 FDG-PET 显示大脑后部低代谢或者 SPECT 提示后部低灌注，PiB-PET 显像提示 PCA 存在 Aβ 过度沉积，尤其是在顶叶和枕叶。

综上所述，PCA 是一种目前仍认识不足的神经退行性变，病理改变多种多样，其中最常见的是 AD 样病理改变，因此它常常被认为是 AD 的一种变异型。PCA 的临床表现以视觉相关功能障碍为首发症状，结构影像学表现为双侧顶枕叶为主的萎缩、功能影像学呈现萎缩部位低灌注或葡萄糖代谢降低的神经退行性疾病。由于该病较少见、发病年龄早和临床表现特殊，患者经常到眼科就诊或不就诊，从发病到诊断经常要经过较长的时间，错过诊治的最佳时机。因此，提高神经科和眼科医师对 PCA 的认识尤为必要。目前对 PCA 的治疗手段有限，药物和非药物干预的有效性缺乏研究，需加强对该病更多的关注和研究。

（谭梦姗）

【专家点评】

PCA 是一种特殊类型的痴呆，病理学改变以 AD 样病理改变最为常见，脑脊液生物标志物水平及 APOE 基因分型与 AD 患者相似，因此 PCA 在 AD 诊断和研究中作为 AD 的变异型已成为大多数学者的一种共识。与 AD 患者早期表现为内侧颞叶的萎缩，后扣带回和内侧颞叶 PET 显像低代谢不同，PCA 患者以右侧顶枕叶、枕颞区萎缩更为明显，最早代谢降低的区域主要为初级视皮质和与视觉相关的皮质区，这也导致了 AD 患者典型的表现为早期显著的情景记忆障碍，而 PCA 患者更多地显示出与视觉皮质功能障碍相关的症状以及视空间认知功能方面的缺损，视觉认知损害比记忆、语言和其他认知异常更为显著。上述病例患者，以视觉障碍为最早期与最突出的临床表现而未发现原发眼部疾病，后逐渐出现进行性下降的记忆力减退等认知功能障碍，脑脊液 Aβ、tau 蛋白、血 APOE 基因分型及 PiB-PET 检测提示 AD 样病理改变，影像学提示双侧颞顶枕叶皮质萎缩，综合上述临床表现、生物标志物水平及影像学特征，PCA 的诊断较明确。

PCA 的早发现、早诊断、早治疗对 PCA 患者具有重要意义，然而 PCA 作为神经科罕见病，患者大多早期出现难以用眼部原发疾病所解释的眼部症状，认知障碍隐匿起病，加上如今临床各专业细化与深入，导致患者反复就诊于眼科而耽误诊疗时间，等到神经科就诊时认知障碍已经比较严重，大脑颞顶枕叶萎缩亦非常明显。同时国内目前对 PCA 患者的临床研究不足，尤其是对于 PCA 患者早期阶段的临床表现和影像学特征，故目前亟待提高神经科医师对该疾病的敏感性及对其他科室同仁的科普宣传，增进各科室之间的临床交流，争取尽快识别并治疗该疾病。

PCA 的诊断以临床表现为核心依据，并以神经影像和神经病理学特点作为支持诊断依据。2017 年 Alzheimer & Dement 发表了 PCA 最新诊断分类共识，将 PCA 诊断分为三个层次：

第一层次定义了 PCA 的核心临床、认知损害及神经影像特点，以及排除标准。

第二层次在 PCA 核心症状的基础上，分析患者是否具有其他神经变性病的临床表现而分为 PCA-pure 或 PCA-plus。

第三层次根据病理生理标志物对 PCA 进行更明确的病因诊断。

具体诊断标准如下表 22-1、表 22-2、表 22-3。

表 22-1　PCA 第一层次诊断标准

临床特点

隐匿起病

逐渐进展

突出的早期视觉障碍 ± 其他后部认知损害表现

认知损害表现: 至少下面三项 ± 生活能力受损

空间感知觉损害	失读
同时性失认	左右辨别不能
物体感知觉受损	计算不能
结构性失用	肢体失用
环境失认	面孔失认
眼球运动失用	失写
穿衣失用	同向性视野缺损
视觉性共济失调	手指失认

下列特点必须同时具备:

　顺行性记忆相对保留

　非视觉语言能力相对保留

　执行功能相对保留

　行为及人格相对保留

神经影像特点

在 MRI、FDG-PET、SPECT 上突出表现为枕顶叶或者枕颞叶萎缩、代谢减低或灌注减低

排除标准

脑肿瘤或其他占位病变

局灶性卒中或其他脑血管病可以解释症状

视觉原因,如视神经、视交叉或视束病变

其他可引起认知功能损害的病因(如肾衰竭等)

表 22-2　PCA 第二层次诊断标准：PCA-pure 及 PCA-plus

PCA-pure

满足 PCA 第一层次诊断标准，同时不满足其他神经变性病的核心诊断标准

PCA-plus

满足 PCA 第一层次诊断标准，同时满足至少一种其他神经变性病的核心诊断标准，如：

LDB：满足 2 项或以上核心特征（A），或者满足 1 项及以上核心特征（A）及一项以上的支持特征（B）：
A. 核心标准：
波动性认知功能障碍，特别是注意力及警觉性
反复生动具体的视幻觉
自发的帕金森症状
B. 支持特征：
快速眼动睡眠期行为障碍
神经安定类药物极度敏感
SPECT 或 PET 影像提示基底节多巴转运体摄取减低

CBD：诊断很可能 CBD 需满足下列中的 2 项，且临床表现不对称：
a. 肢体强直或少动
b. 肢体肌张力障碍
c. 肢体肌阵挛
并且具有下列中的 2 项
d. 口面部失用或肢体失用
e. 皮质感觉缺损
f. 异己手综合征
诊断可能的 CBD 临床表现为可能对称，且需满足上述 a ~ c 中的 1 项及 d ~ f 中的 1 项

表 22-3　PCA 第三层次诊断标准

PCA-AD

根据 IWG-2 诊断标准，PCA-AD 需满足 PCA 第一层次诊断加 AD 病理改变证据，至少包括以下 1 条：
脑脊液 $A\beta_{42}$ 水平减低及 T-tau 或 P-tau 水平增加；
淀粉样 PET 示踪剂滞留；
AD 常染色体显性遗传基因突变（*PSEN1*、*PSEN2* 或 *APP*）

PCA-LBD

因目前尚缺乏活体可靠的 LBD 生物标志物，如 PCA 患者具有 LBD 临床表现而 AD 生物标志物阴性可考虑诊断很可能 PCA-LBD；若尸检显示 LBD 病理表现，则确定的 PCA-LBD 可诊断

PCA-CBD

因目前尚缺乏活体可靠的 CBD 生物标志物，如 PCA 患者具有 CBD 临床表现而 AD 生物标志物阴性可考虑该诊断很可能 PCA-LBD；若尸检显示 CBD 病理表现，则确定的 PCA-CBD 可诊断

PCA-prion

如活检证实或者有已知阮蛋白病生物标志物，可考虑该诊断；若尸检显示阮蛋白病病理表现或有阮蛋白病突变基因证据，则确定的 PCA-prion 可诊断

（谭兰）

| 参 考 文 献 |

1. CRUTCH S J, LEHMANN M, SCHOTT J M, et al. Posterior cortical atrophy[J]. The Lancet Neurology，2012，11（2）:170-178.

2. MCMONAGLE P, DEERING F, BERLINER Y, et al.The cognitive profile of posterior cortical atrophy[J]. Neurology，2006，66（3）:331-338.

3. GARDINI S, CONCARI L, PAGLIARA S, et al.Visuo-spatial imagery impairment in posterior cortical atrophy: a cognitive and SPECT study[J]. Behavioural neurology，2011，24（2）:123-132.

4. PANEGYRES P K, GOH J, MCCARTHY M, et al. The nature and natural history of posterior cortical atrophy syndrome: a variant of early-onset Alzheimer disease[J]. Alzheimer disease and associated disorders，2017，31（4）:295-306.

5. CRUTCH S J, SCHOTT J M, RABINOVICI G D, et al. Consensus classification of posterior cortical atrophy[J]. Alzheimers Dement,2017,13(8):870-884.

病例 23
以言语障碍为首发症状的后皮质萎缩

导读 后皮质萎缩（posterior cortical atrophy，PCA）是一种少见的进展性神经变性疾病。除了明显的视觉症状、读写障碍和计算不能以外，PCA 患者还可表现明显的口语表达障碍和词语提取困难。本节将介绍一例以言语障碍为首发症状的患者。该患者最初表现为突出的命名障碍，随后出现进行性加重的记忆力减退、视力下降和书写困难，最终诊断为 PCA。在对病例特点进行讨论的同时，对 PCA 相关的诊断治疗也进行了总结。

【病例简介】

1. **主诉** 表达困难 2 年，记忆力减退、视力下降、书写困难 1 年。

2. **现病史** 患者男性，58 岁，右利手，受教育年限 11 年，修理工。患者于 2 年前无明显诱因出现表达困难，表现为心里的想法表达不出来，看到物品无法命名，看到熟人无法说出姓名。患者病情逐渐进展，1 年前开始出现记忆力下降，今日想不起昨日饮食，给钱后不记得找回零钱，烧水后不记得关炉火。同时出现视力下降，表现为放在桌上位置明显的物品无法找到，做饭时将锅放置在炉火上位置偏斜而不自知，拉衣服拉链时对齐拉锁明显费力。同时逐渐出现书写困难，最终完全不会书写自己名字。患者话语逐渐减少，表情淡漠，同时性格变得固执、自私，仅考虑个人感受。日常生活能力明显减退，但个人清洁卫生尚无明显异常。1 个月前，患者于外院就诊，诊断为"痴呆"，予以茴拉西坦等药物治疗，上述症状无明显改善，为求进一步诊治来笔者所在医院。患者自发病以来，精神饮食睡眠可，大小便正常，体重无明显减轻。

3. **既往史** 有高血压史 1 个月，口服缬沙坦胶囊 80mg、每日 1 次口服，血压控制在 130/80mmHg。否认糖尿病、冠心病史，否认输血史，否认药物过敏史。阑尾切除术史 30 余年，无外伤史。否认肝炎、结核等传染病病史及密切接触史。

4. **个人史** 原籍出生，无外地久居史，无地方病或传染病流行区居住史，无毒物、粉尘及放射性物质接触史。经常熬夜，有吸烟史 10 余年，每日 20 支，无饮酒史。适龄结婚，配偶及子女体健，无冶游史。

5. **家族史** 父亲已故，母亲体健，否认家族遗传病及类似疾病史。

6. **查体** 血压 130/80mmHg，心、肺、腹检查无异常。神志清楚语利，精神可，记忆力下降，计算力差（100 - 7 = ?），定向力正常，脑神经检查无明显异常，四肢肌力 5

级，肌张力正常，四肢腱反射对称正常，双侧 Babinski 征阴性，四肢深浅感觉正常，脑膜刺激征阴性。双侧共济运动正常，Romberg 征阴性，步态正常。

7. 辅助检查

（1）神经心理学检查：

1）整体认知评估：简易精神状态检查（MMSE）22/30 分，蒙特利尔认知评估（MoCA）17/30 分，其中交叉五边形和立方体的描绘存在明显障碍（图 23-1）。临床痴呆评定量表（CDR）：整体评价 0.5 分，各域总分 4.5 分。

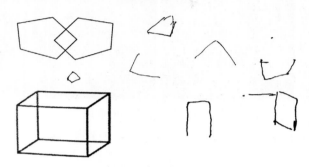

图 23-1　患者无法准确临摹交叉五边形和立方体

2）各个认知域的评估：世界卫生组织 - 加州大学洛杉矶分校听觉词语学习测验（auditory verbal learning test，AVLT）：即刻记忆 14/45 分，自由延迟回忆 3/15 分，再认 6/15 分。数字广度测验（digital span test，DST）：顺向 8/10 分，逆向 4/8 分。连线测验（trail making test，TMT）：无法完成。波士顿命名测验（Boston naming test，BNT）：初始命名 23 分，线索提示 2 分，多选 3 分。神经精神量表（NPI）得分 0 分。

3）日常生活能力评估：日常生活活动能力得分（ADL）23 分。

4）失用的评估：嘱患者表演日常生活的有意义动作如刷牙、梳头、使用剪刀等，表演有意义手势如敬礼、打出租车、挥手再见及打招呼等，表现额面部动作如舔嘴唇、咳嗽、吹火柴和用吸管喝水等，模仿医师手部无意义手势，以及拳 - 侧 - 掌系列动作（图 23-2），从而判断患者是否存在失用并判断失用的类型。该患者存在观念性失用、观念运动性失用和结构性失用。

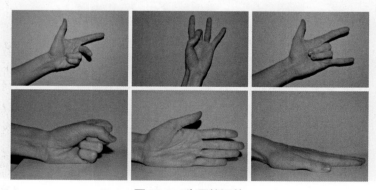

图 23-2　失用的评估

上：手部无意义手势；下：拳 - 侧 - 掌系列动作。

（2）眼科检查：双眼眼压正常，老年性白内障初期，视网膜动脉硬化1度。

（3）神经影像学检查：

1）头颅 MRI 检查：双侧大脑半球脑沟裂增宽，双侧顶叶萎缩较为明显；右侧额叶皮质下斑点状异常信号；右侧海马体积缩小，颞角较对侧增大（图 23-3）。

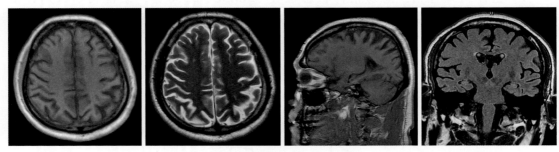

图 23-3　患者头颅 MRI 表现

双侧大脑半球脑沟裂增宽，双侧顶叶萎缩较为明显；右侧额叶皮质下斑点状异常信号；

右侧海马体积缩小，颞角较对侧增大。

2）头颅 FDG-PET 检查：双侧顶叶、颞叶葡萄糖代谢重度减低，以右侧为著；双侧额叶、右侧枕叶代谢轻度减低；透明隔间腔形成（图 23-4）。

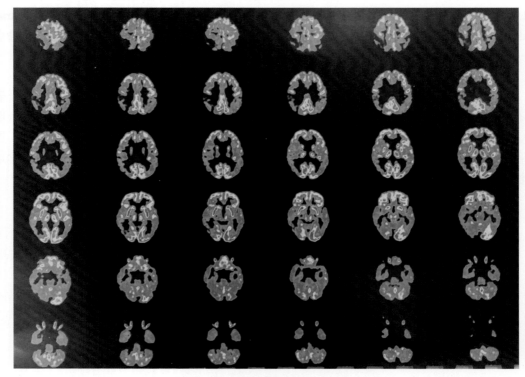

图 23-4　患者头颅 FDG-PET 表现

双侧顶叶、颞叶葡萄糖代谢重度减低，以右侧为著；双侧额叶、右侧枕叶代谢轻度减低。

3）头颅 PiB-PET 检查：双侧额叶、顶叶、颞叶皮质弥漫放射性滞留，考虑为 PiB 阳性显像；透明隔间腔（图 23-5）。

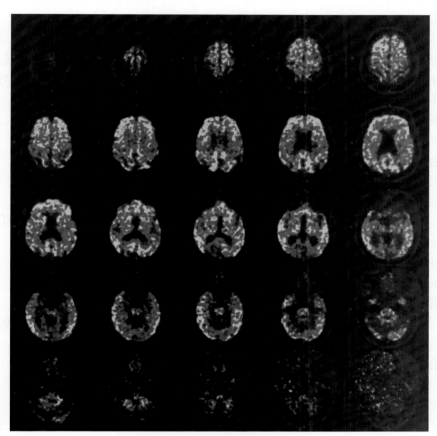

图 23-5　患者头颅 PiB-PET 表现

双侧额叶、顶叶、颞叶皮质弥漫放射性滞留。

8. 入院诊断　后皮质萎缩；高血压 3 级，高危。

【临床分析与决策】

1. 定位诊断　患者出现记忆力下降、视空间障碍、计算不能、书写困难、失用，定位于颞叶、顶叶大脑皮质。

2. 定性诊断　不典型阿尔茨海默病（Alzheimer's disease，AD），后皮质萎缩（PCA）：患者中老年男性，隐袭起病，渐进性进展，临床表现以视空间障碍、书写困难、计算不能、失用等后部皮质损害为特点，同时伴有记忆力下降、人格改变，头颅 MRI 检查显示双侧顶叶萎缩，脑代谢检查显示双侧颞顶叶代谢重度减低，PiB-PET 显像阳性，因此诊断考虑为不典型阿尔茨海默病中的后皮质萎缩。

3. 鉴别诊断

（1）语言变异型额颞叶痴呆（frontotemporal dementia，FTD）：患者中老年起病，渐进性加重，言语障碍早期出现，伴书写困难，随后出现记忆力下降、视空间障碍、人格改变等更为广泛的非语言功能损害，需考虑语义性痴呆可能。然而患者以词语提取障碍，而非语义障碍为主要临床表现，且语义性痴呆的头颅 MRI/FDG-PET 多表现为前颞叶萎缩 / 代谢减低，此为不支持点，PiB-PET 检查为阳性显像亦提示为 AD 病理改变，因此可排除语言变异型 FTD。

（2）皮质基底节综合征（corticobasal syndrome，CBS）：患者中老年起病，渐进性加重，临床表现为记忆力下降、视空间障碍、人格改变、失用，头颅 /FDG-PET 显示双侧顶叶、颞叶代谢重度减低以右侧为著，需考虑 CBS 可能。然而该患者缺乏不对称性肢体强直 / 运动不能、肌张力障碍和肌阵挛等表现等 CBS 典型临床表现，可排除 CBS。

【诊断】

后皮质萎缩

【诊治过程】

1. 非药物治疗　包括心理治疗、代偿方法和认知康复等。

2. 药物治疗

（1）改善认知功能：予以多奈哌齐初始剂量 2.5mg 每日 1 次口服，患者无明显胃肠道症状，遂加量至多奈哌齐 10mg 每日 1 次口服。

（2）控制精神症状：予以艾司西酞普兰 5mg 每日 1 次口服改善抑郁状态，无不适遂加量至 10mg 每日 1 次口服。

【预后及随访】

该患者出院后嘱咐其避免驾驶车辆，应用胆碱酯酶抑制剂治疗，有助于改善患者的生活质量，避免意外发生。

【讨论】

PCA 是一种以视觉感知、视空间功能缺损为特征，而情景记忆和自知力在早期相对保留的神经退行性疾病。病理研究发现，PCA 患者的病理改变以 AD 最为常见，其他病理改变包括皮质基底节变性、路易体痴呆、朊蛋白病和皮质下胶质增生等。PCA 的发病年龄通常在 50～65 岁，其发病率和患病率目前尚不清楚。

PCA 患者常见的临床表现包括视空间和视知觉障碍、失读、Balint 综合征（同时性失认、眼球运动失用、视觉性共济失调、环境失认）和 Gerstmann 综合征（失算、失写、手指失认、左右失认）。视觉症状较其他后皮质认知障碍更为常见，患者可表现为阅读时串行、不能判断距离（可导致车祸或泊车困难）、上下楼梯困难。其他表现如工作记忆减退和失用也很常见。情景记忆、执行功能和语言功能在疾病的早期阶段常保留，但在病程中逐渐恶化并进展到全面痴呆。与健康对照相比，PCA 患者存在广泛的灰质萎缩，以枕叶和顶叶最为突出，其次是颞叶。当患者的头颅 MRI 表现并不典型，而临床表现提示 PCA 时，FDG-PET 检查将有助于临床诊断。PCA 患者的 FDG-PET 检查显示大脑后部区域代谢减低。

PCA 以往的诊断标准规定的核心特征存在不一致性，如 Tang-Wai 诊断标准要求除外早期出现帕金森综合征或幻觉，而 Mendez 诊断标准要求言语流畅性的相对保留。因此，2017 年 Crutch S 等制定了 PCA 的三个层次的诊断框架，第一层次诊断标准定义了 PCA 临床 - 影像综合征的临床表现、认知改变和神经影像学的核心特征以及排除标准（见表 22-1）。第二层次诊断标准明确了除 PCA 外，是否存在其他临床综合征如皮质基底节综合征（CBS）和路易体痴呆（LBD）的核心特征。第三层次诊断标准则基于现有的生物标志物证据，进一步明确 PCA 的病理基础，包括 AD 源性 PCA（PCA-AD）、LBD 源性 PCA（PCA-LBD）、CBD 源性 PCA（PCA-CBD）和朊病毒病源性 PCA（PCA-prion）。

本例患者隐袭起病，呈逐渐进展性病程，以表达困难为首发症状，主要表现为视空间障碍、书写困难、计算不能、失用等后皮质认知功能损害为特点，同时伴有记忆力下降、人格改变，结合头颅 MRI 显示顶叶萎缩和脑代谢 PET 检查显示顶枕叶代谢明显减低，符合 PCA 的临床特点和影像学特点。既往研究显示，与健康对照相比，PCA 患者存在显著的言语障碍，表现为进展性的表达障碍和突出的词语检索困难。由于 PCA 患者的病理基础以 AD 最为常见，因此本例患者进一步行 PiB-PET 显像，结果证实为 AD 源性 PCA。

目前为止，尚未证实胆碱酯酶抑制剂（如多奈哌齐、卡巴司汀、加兰他敏等）在 PCA 中疗效的报道。然而由于 AD 是 PCA 最常见的病理改变，所以这些药物似乎是适合的，临床经验和一些病例报道也提示胆碱酯酶抑制剂具有一定的临床获益。针对失明或弱视者设计的物品，如显示简化的手机、语音识别软件、有声读物和有声手表等，均可能有助于改善 PCA 患者的生活质量。告知视空间障碍突出的患者不应继续驾驶车辆。

（杨坚炜）

【专家点评】

由于 PCA 发病较早，发病率较低，人们对 PCA 的认识不足，因此很多患者得不到及时诊治，早期常被误诊为眼科疾病、抑郁、焦虑或甚至是装病。2017 年 Crutch S 等提出了 PCA 的三级分类框架，1 级诊断涵盖了临床表现、认知特征和神经影像改变等多个领域，3 级诊断纳入了现有的生物标志物，可能帮助我们增加对 PCA 的认识和提高诊断水平。临床医师在遇到以突出的视觉主诉就诊的患者时，应特别注意检查患者的顶叶皮质功能，包括运用、计算、阅读、书写和手指辨认等，如有异常，应进一步行头颅 MRI 和FDG-PET 检查，有助于早期识别 PCA 患者。目前 PCA 尚缺乏有效的治疗手段，对其药物和非药物干预等方面还需更多的努力和关注。

（唐毅）

| 参考文献 |

1. CRUTCH S J, LEHMANN M, SCHOTT J M, et al. Posterior cortical atrophy[J]. Lancet Neurol, 2012,11(2):170-178.

2. CRUTCH S J, SCHOTT J M, RABINOVICI G D, et al. Consensus classification of posterior cortical atrophy[J]. Alzheimers Dement, 2017,13(8):870-884.

3. NEITZEL J, ORTNER M, HAUPT M, et al. Neuro-cognitive mechanisms of simultanagnosia in patients with posterior cortical atrophy[J]. Brain, 2016,139(Pt 12):3267-3280.

4. CRUTCH S J, SCHOTT J M, RABINOVICI G D, et al. Shining a light on posterior cortical atrophy[J]. Alzheimers Dement, 2013,9(4):463-465.

5. CRUTCH S J, LEHMANN M, WARREN J D, et al. The language profile of posterior cortical atrophy[J]. J Neurol Neurosurg Psychiatry, 2013,84(4):460-466.

6. MAIA D S M, MILLINGTON R S, BRIDGE H, et al. Visual Dysfunction in Posterior Cortical Atrophy[J]. Front Neurol, 2017,8:389.

7. CASSIDY A. The clinical assessment of apraxia[J]. Pract Neurol, 2016,16(4):317-322.

8. 徐岩, 郭起浩. 后部皮层萎缩的研究进展 [J]. 复旦学报 (医学版), 2017(3):353-358.

9. 周知, 李旭东, 钱端, 等. 后部皮质萎缩 [J]. 中华老年医学杂志, 2015,34(6):692-695.

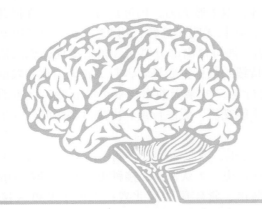

快速进展性痴呆篇

病例 24
快速进展性痴呆的克 – 雅病

导读 在快速进展性痴呆疾病谱中，有很多疾病经过及时治疗是可以恢复的，如感染、免疫、中毒、代谢性疾病进展最快，治疗效果好。因而需要临床医师采取有效而快速方法，系统地排除每类疾病；进而使可治性疾病得以准确的诊断，并给予有效的治疗，从而改善预后。而克 – 雅病（Creutzfeldt-Jakob disease，CJD）是一种人类可传播的致死性的海绵状脑病，目前尚无特效治疗方法，存活时间短，一经确诊应进行隔离，并加强消毒和对症处理。

【病例简介】

1. **主诉** 反应迟钝伴行走不能 1 个月余。

2. **现病史** 患者男，64 岁，于 1 个月余前写毛笔字时突然出现眼花，症状很快好转，未在意，随后逐渐出现反应迟钝，双下肢无力，仍可自行行走，遂在河北省某三甲医院行营养神经、改善循环等治疗后，症状无明显好转，约 25 天前，患者出现言语不清，进行性加重，约 22 天前无自发言语，偶可说出部分语句，频繁出现惊恐表情，夜间出现大喊大叫，至今共出现 5 次，每次持续约数秒钟后好转，双下肢无力症状较前加重，不能自行行走，在他人搀扶下可短距离行走。10 余天前出现双上肢屈曲，自主活动减少，偶有小便失禁，约 6 天前患者卧床，不能交流，无法行走。由烟台某医院转入笔者所在医院治疗。

3. **既往史** 平素健康，否认高血压、糖尿病、冠心病、房颤、外伤、手术史，否认肝炎、肺结核、疟疾、菌痢等传染病病史，否认输血、接种史，否认药物过敏史。

4. **个人史** 出生于山东省青岛市，常年居住河北省；无疫水及疫区接触史；无粉尘、毒物及放射性物质接触史；无烟酒嗜好。

5. **家族史** 父母均已去世，死因不详。家族中无类似疾病史。

6. **查体** 体温 36.5℃，心率 92 次 /min，呼吸 20 次 /min，血压 140/90mmHg，双肺呼吸音清，未闻及干湿性啰音，律齐，心音有力，各瓣膜听诊区未闻及杂音。腹平软，肝脾肋下未触及肿大。脊柱四肢外观无异常。神经系统查体：神志清楚，运动性失语，高级智能明显下降，双侧瞳孔等大等圆，直径 2.5mm，对光反射灵敏，双眼动充分，双侧鼻唇沟对称，伸舌居中，双侧肢体肌力不配合，四肢可见自主活动，肌张力增高，腱反射（++），双侧 Babinski 征（+），颈软，脑膜刺激征（-）。余查体不配合。

7. **辅助检查**

（1）血浆 D- 二聚体（D-Dimer）：D- 二聚体定量 0.88μg/ml。

（2）电解质＋肾功能（急）：氯 109.00mmol/L，尿素氮 8.46mmol/L，其余未见异常。

（3）生化全套：总胆红素 22.80μmol/L，直接胆红素 3.80μmol/L，间接胆红素 19.00μmol/L，总蛋白 59.51g/L，白蛋白 39.34g/L，前白蛋白 242.00mg/L，肌酸激酶同工酶 19.00U/L，脂蛋白（a）39.10mg/dl。

（4）甲状腺功能、肿瘤标志物、免疫、输血常规、叶酸、维生素 B_{12} 水平均未见异常。

（5）脑脊液常规＋生化：压力 150mmH$_2$O，无色透明，白细胞计数、糖、氯均正常；蛋白定量 0.691g/L；免疫球蛋白 G44.4mg/L；墨汁染色未找到隐球菌；脑脊液浓缩集菌抗酸菌检测未找到抗酸杆菌；一般细菌涂片革兰氏染色未找到细菌；免疫荧光检测 14-3-3 蛋白（＋）。

（6）脑脊液（外送）检测提示自身免疫性脑炎、副肿瘤综合征均为阴性。

（7）脑电图弥漫性慢波，伴有周期性棘尖波。

（8）头颅 MRI 检查：脑内少量脱髓鞘灶（右侧放射冠区）。脑白质轻度脱髓鞘改变。双侧颞枕顶叶皮质、右侧尾状核头异常信号，双侧顶枕部裙边征（图 24-1），克 - 雅病？请结合病史。符合脑动脉硬化 MRA 表现。家属拒绝脑组织活检。

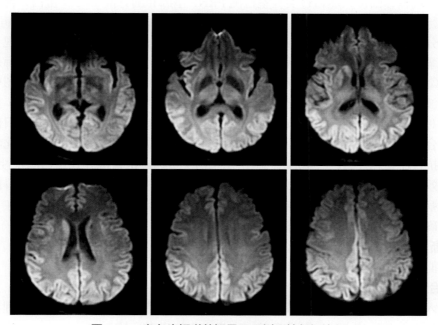

图 24-1　患者头颅磁共振显示双侧顶枕部裙边征

8. **入院诊断**　克 - 雅病（散发型 CJD）可能。

【临床分析与决策】

对该病例需要尽快明确进展性痴呆的病因，作出准确的诊断。

1. **定位诊断**　记忆力、计算力、理解力下降定位于大脑皮质、边缘系统、颞叶海马；精神症状定位于大脑皮质、边缘系统；行走不能，查体示肌张力增高，腱反射活跃，双侧病理征阳性定位于锥体束受损。

2. 定性诊断　中年女性，亚急性起病，进展迅速。主诉反应迟钝、行走不能入院。患者无中毒、代谢、用药以及系统性疾病病史。辅助检查：头颅 MRI 的 DWI 序列示双侧颞枕顶叶皮质高信号、右侧尾状核头高信号；脑电图弥漫性慢波，伴有周期性棘尖波；脑脊液常规细胞正常，14-3-3 蛋白（+）；脑脊液外送自身免疫性脑炎、副肿瘤相关抗体均阴性。血液化验甲状腺功能、肿瘤标志物、免疫、输血常规、叶酸、维生素 B_{12} 水平均未见异常，综合考虑快速进展性痴呆 CJD 可能性大。

3. 鉴别诊断　该患者表现为快速进展性痴呆，需要排除 "VITAMINS" 系列疾病，即脑血管病（vascular，V）、感染（infectious，I）、中毒 / 代谢（toxic-metabolic，T）、自身免疫性脑炎（autoimmune，A）、肿瘤（metastasis，M）、医源性（iatrogentic，I）、神经系统变性病（neurodegenerative，N）、系统性疾病 / 癫痫（systemic/seizures，S）。患者无中毒、代谢、用药以及系统性疾病病史；通过辅助检查进一步排除脑血管病，特殊感染（梅毒或艾滋病）及其他疾病。丙种球蛋白及激素治疗无效，患者病情仍进行性加重，病程上亦不支持自身免疫性疾病。

4. 临床决策　2006 年我国全面开展了 CJD 的监测。只要提供患者的活体脑组织做蛋白印迹反应（western blot）就可以确诊，但我国国民的传统观念给这一方面的诊断造成了阻碍。所以现在诊断都只能通过实验室检测 PRNP 基因和脑脊液 14-3-3 蛋白，再结合临床表现、流行病学报告、既往病史、脑电图和 MRI 等结果来判定。散发型克 - 雅病（sCJD）判定结果分为 3 类：①疑似病例在排除是其他疾病的基础上，符合以下临床表现 2 项及以上：肌阵挛；视觉或小脑功能障碍；锥体系 / 锥体外系功能异常；迅速进行性痴呆，无动性缄默。②临床病例符合疑似诊断病例基础上，符合以下任意 1 项：病程脑电图中出现周期性三相波；疾病早期 MRI 可见壳核 / 尾状核异常高信号，弥散加权像（DW）显示对称性或不对称性皮质 "缎带（ribbon）征"；实验室检测脑脊液 14-3-3 蛋白检测阳性。③确诊病例符合以下其中 1 项：脑组织病理学检测有海绵状改变；脑组织免疫组织化学检测存在蛋白酶抗性朊蛋白（PrP）的沉积；脑组织蛋白免疫印迹法检测存在蛋白酶抗性 PrP。因本病无特效治疗方法，诊断该病必须将其他需要鉴别的进行性痴呆可治性疾病排除，以帮助进行疾病的早期诊断和鉴别诊断，由于 CJD 平均存活时间短，85% 的患者在 1 年内死亡，一经确诊应进行隔离，并加强消毒对症处理。

【诊断】
很可能的克 - 雅病（散发型 CJD）

【诊治过程】
患者入院后给予营养神经、改善循环、调节情绪及营养支持治疗，加强护理和消毒防护，该病尚无有效治疗方法，预后极差，向患方告知患者病情。

【预后及随访】
该患者自发病半年左右死亡。

【讨论】
克 - 雅病是一种快速进展的致死性神经疾病，是由一种特殊的具有传染性的病原体——异常朊蛋白聚集于神经系统所致。朊蛋白的突变有可能与紫外线、酸碱等因素有关。朊蛋白不像病毒和细菌一样含有核酸，但却具有以下特征：①自我复制能力；②强感染力；③顽强的生命力：对一般的抗生素、抗病毒药物、抗真菌药物、紫外线、辐射和标准的高压灭菌等抵抗力强，且感染后没有产生特异性的抗体。

散发性 CJD 临床诊断标准包括：具有进行性痴呆，在病程中出现典型的周期性脑电图改变或 / 和脑脊液 14-3-3 蛋白阳性，以及至少具有以下 4 种临床表现中的 2 种：肌阵挛；视觉或小脑障碍；锥体系、锥体外系功能异常；无动性缄默。该患者快速进展性痴呆、行动障碍，起病初期并无典型肌阵挛表现，入院后完善相关化验检查，完善脑脊液、脑电图、颅脑 MRI 等相关检查，排除其他神经系统疾病，考虑克 - 雅病可能的诊断。近期研究显示实时振动诱导转化（real-time quaking-induced conversion，RT-QuIC）技术，在脑脊液或者嗅球黏膜中检测异常的朊蛋白。初步研究结果显示其诊断灵敏度可达 97%，特异度 100%。

所有类型 CJD 的治疗主要是对症治疗，因为迄今还没有发现确定有疗效的制剂。许多不同的实验药物目前正在研究之中，其中包括在体外研究中具有防止 PrP^C 转变为 PrP^{Sc} 的奎纳克林。动物研究已证明，多硫戊聚糖可通过影响朊病毒的生产、复制和相关的细胞毒性，增加 CJD 的潜伏期，但在人类中的相关数据仍不清楚。氟吡汀已被证明有改善认知功能的趋势，但没有显示生存期的改善。而多西环素治疗 CJD 耐受性良好，但似乎并没有显著影响病程。目前诊断该病必须将其他需要鉴别的可治性疾病排除，由于 CJD 死亡率高，平均存活时间短，一般不超过一年，一经确诊应向疾病预防控制中心报告，并对患者进行隔离，对其使用过的生活用品和医疗用品进行销毁，以防医源性感染。医务人员尽量避免直接接触患者的血液和脑脊液，一旦暴露应立即用大量清水冲洗；日常接触患者最好戴手套，但无须呼吸道防护。

（谭兰）

| 参考文献 |

1. PATERSON R W, TAKADA L T, GESCHWIND M D. Diagnosis and treatment of rapidly progressive dementias[J].Neurol Clin Pract，2012，2(3):187-200.
2. LEE J, HYEON J W, KIM S Y, et al. Review:Laboratory diagnosis and surveillance of Creutzfeldt-Jakob disease[J].J Med Virol，2015,87(1):175-186.
3. VITALI P, MACCAGNANO E, CAVERZASI E, et al. Diffusion-weighted MRI hyperintensity patterns differentiate CJD from other rapid dementias[J]. Neurology，2011,76(20):1711-1719.
4. ZANUSSO G, MONACO S, POCCHIARI M, et al. Advanced tests for early and accurate diagnosis of Creutzfeldt-Jakob disease[J].NatRev Neurol，2016,12(6):325-333.

病例 25

以视物模糊和快速进展性痴呆发病的克-雅病

导读 本例老年女性患者以视觉症状和快速进展性痴呆起病，短时间内出现记忆力下降、反应迟钝、言语不利、执行功能下降等症状，随后出现发作性右上肢僵硬，追问病史发现病程早期存在视觉症状，临床症状结合脑电图三相波特殊表现，同时影像学检查及其他辅助检查结果排除其他诊断，考虑此例为罕见的克-雅病。该病在病程早期的症状易被患者忽视，在临床诊治过程中一定要细致询问，详细的病史采集有助于临床判断。

【病例简介】

1. **主诉** 记忆力下降伴反应迟钝 1 个月余，右侧肢体僵硬半个月。

2. **现病史** 患者女性，84 岁，2012 年 12 月中旬起逐渐出现记忆力下降，表现为烧菜时经常忘记放盐，织毛衣时突然无法想起平素熟练的织法，但仍可完成基本的日常家务，如煮饭、洗衣、买菜等，当时无言语交流障碍，无发热，无头晕、头痛等表现。自 12 月 29 日起，家人发现其明显的反应迟钝，言语交流困难，进餐时不知道自行夹菜，不能正确使用筷子，讲话讲到一半忘词，语句越来越简短，开始能说短句，渐发展为只能说单词。3 天后，患者出现右上肢发作性僵硬，每日次数不定，情绪紧张时易发生，发作时肘腕关节屈曲，手为握拳状，持续时间最长达数分钟，家属嘱其放松，可稍缓解。4 天后，患者发展为不能自行穿衣遂就诊某医院，考虑"帕金森综合征"可能，予多巴丝肼 62.5mg 每日 2 次口服，服药 2 天后症状无明显改善，自行停药。追问病史，患者 2011 年 12 月 1 日开始出现双眼间歇性视物模糊，间断发作。为进一步治疗，于 2013 年 1 月收治入院。发病以来，精神、睡眠一般，食欲差，便秘，小便无殊，体重无明显变化。

3. **既往史** 2008 年 3 月，因"心动过缓"行心脏起搏器植入术。否认高血压、糖尿病等慢性病病史。否认输血史，有青霉素过敏史。

4. **个人史** 长期生活于原籍，否认疫水接触史，否认烟酒等不良嗜好。

5. **家族史** 否认家族遗传病史。

6. **查体**

（1）内科系统体格检查：体温 37℃，脉搏 88 次 /min，呼吸 20 次 /min，血压 110/80mmHg，心、肺、腹检查无异常。眼科检查未见明显异常。

（2）神经系统专科检查：神志清楚，精神可，反应迟钝，运动性失语，查体欠合作。

认知测评无法配合。神经：双侧瞳孔等大正圆，直径 2mm，直接、间接对光反射存在，鼻唇沟对称，伸舌居中。四肢肌力正常，四肢肌张力增高，尤以下肢明显。四肢腱反射（+）。感觉检查不能配合。病理征未引出。指鼻试验、轮替试验、跟膝胫试验不能配合。步态不能配合。脑膜刺激征阴性。

7. 辅助检查

（1）实验室检查：血常规、肝功能、肾功能、电解质均未见明显异常。血脂（2013-01-16）：高密度脂蛋白 2.19mmol/L↑（参考值 0.80～1.80mmol/L），脂蛋白（a）0.38g/L↑（参考值<0.30g/L），余正常。肿瘤标志物（2013-01-16）：神经元特异性烯醇化酶 18.25ng/ml↑（参考值<17.00ng/ml），余正常。甲状腺功能及其相关抗体（2013-01-17）正常。叶酸>20.00ng/ml↑（参考值 3.50～9.00ng/ml），维生素 B_{12} 262.0pg/ml（参考值 180.0～914.0pg/ml）。红细胞沉降率、C 反应蛋白（高敏）（hsCRP）、类风湿因子、抗链球菌溶血素 O、同型半胱氨酸均正常。风湿免疫相关抗体检查（2013-01-18）：P-ANCA、C-ANCA、ANA、ENA 均阴性。

脑脊液常规和生化（2013-01-18）：未见明显异常，脑脊液寡克隆带未见异常，抗 Hu、Yo、Ri 抗体均阴性。人类免疫缺陷病毒（HIV）抗体阴性；梅毒螺旋体 RPR 阴性，抗梅毒螺旋体抗体 0.10。结核分枝杆菌斑点试验（T-Spot）阴性。

（2）影像学检查：

1）头颅 CT（2013-01-24）：双侧基底节区及放射冠腔隙性脑梗死；头颅 MRI（2013-01-24）：显示"花边征"（缎带征）（图 25-1）。

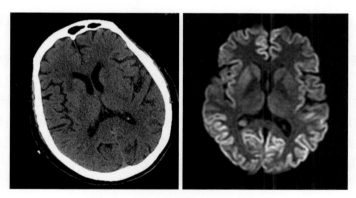

图 25-1　患者头颅 CT 和 MRI 表现

CT 显示双侧基底节区及放射冠腔隙性脑梗死；MRI 显示"花边征"（缎带征）。

2）颅内动脉薄层 CTA（2013-01-17）：左侧颈内动脉 C6 段附壁钙化形成，伴管腔轻度狭窄。

3）胸片正位片（2013-01-16）：主动脉迂曲伴壁钙化；两肺纹理增多模糊，左下肺野外带高密度影。

（3）脑电图（2013-01-16）：记录中左半球可见较频繁高电位 1.25～1.5c/s 尖慢波发放，颞枕区较明显，影响右枕区，δ 频带分布于两侧半球，左颞枕区功率值增高。

（4）动态脑电图（2013-01-16）：不正常脑电，弥漫性慢波伴三相波发放（图 25-2）。

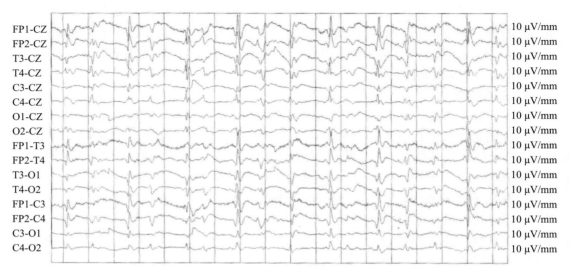

图 25-2　动态脑电图显示弥漫性慢波伴三相波发放

（5）心脏超声（2013-01-16）：轻度主动脉瓣关闭不全，轻度三尖瓣关闭不全。

（6）腹部 B 超（2013-01-17）：肝内囊性灶，考虑肝囊肿，余未见明显异常。

8. **入院诊断**　散发型克 - 雅病（sporadic Creutzfeldt-Jakob disease，sCJD）可能。

【临床分析与决策】

1. **定位诊断**　患者主要表现为间歇性双眼视物模糊定位于视神经及枕叶，记忆力下降、反应迟钝、言语不利、执行功能下降定位于颞叶及额叶，随后伴有锥体外系症状定位于基底节，结合 EEG 表现考虑大脑皮质广泛受累。

2. **定性诊断**　老年女性，亚急性 - 急性起病，首发症状双眼间歇性视物模糊，进而表现为快速记忆力下降、反应迟钝、言语不利，且进行性加重，考虑为快速进展性痴呆。病程中出现发作性右上肢僵硬，考虑为锥体外系症状，结合 EEG 可见弥漫性慢波伴三相波发放，支持 sCJD 的临床诊断。通过其他辅助检查排除血管性、常见感染性及代谢性脑病可能，病程及发病速度也不支持常见神经变性疾病，脑脊液检测排除常见感染，故克 - 雅病（Creutzfeldt-Jakob disease，CJD）可能性较大。

根据国际上最权威的 CJD 研究机构之一——美国加州旧金山分校（UCSF）CJD 中心 2007 年提出的临床诊断标准——"criteria for probable Sporadic Jakob-Creutzfeldt disease（UCSF，2007）)"（表 25-1）：该患者完全符合上述诊断标准，其中入院时第 2 项诊断标准中的 2、6 症状明显，3（视觉症状）症状可疑，因为安装心脏起搏器未能行头颅 MRI 的检查，但 EEG 检查强烈支持，此外，通过其他常规检查排除了其他类似认知障碍疾病的可能。

表 25-1　散发型克 - 雅病临床诊断标准（UCSF，2007）

1. 快速进展的认知功能下降
2. 出现下列 6 项症状中的至少 2 项：

续表

①肌阵挛；②锥体外系症状；③视觉症状；④小脑症状；⑤无动性缄默；⑥其他高级皮质受损症状（失语、失用、失计算等）

3. EEG 阳性（周期性三相波发放）和 / 或 MRI DWI 相提示皮质下和 / 或脑回高信号（花边征）

4. 常规检查排除其他类似疾病

3. 鉴别诊断

（1）代谢性脑病：患者为老年女性，亚急性 - 急性起病，临床上需要考虑到代谢原因导致的脑病可能，如肝性脑病、水电解质及血糖紊乱所致代谢性脑病以及一氧化碳等中毒性脑病，但是该患者生化检查均正常，也无中毒病史，故不考虑。另外，尤其需要注意的是，与甲状腺疾病关系密切的代谢性脑病，如桥本脑病（Hashimoto encephalopathy，HE），维生素代谢障碍所致脑病（如韦尼克脑病）等。但既往病史、辅助检查均不支持，甲状腺相关抗体尤其是抗甲状腺过氧化物酶自身抗体（TPOAb）均正常，维生素 B_{12}、叶酸水平正常，同时临床体征也缺乏上述脑病的特异性表现（如韦尼克脑病可出现除认知功能障碍之外典型的三联征：眼肌麻痹和 / 或眼震、共济失调和精神意识障碍），故代谢性脑病基本排除。

（2）血管性及肿瘤原因（如神经类肉瘤病、非霍奇金淋巴瘤、皮质及皮质下转移瘤等）导致的类 CJD：该患者以神经系统症状为首发，无明显其他脏器系统受累的症状，查体中没有发现肿大淋巴结及其他脏器异常的体征，腰穿脑脊液压力正常，脑脊液生化检查也未发现异常。不管是从支持 CJD 的诊断还是排除血管性及肿瘤的因素，头颅 MRI 检查都是非常重要的，但是该患者因为安置心脏起搏器，无法进行头颅 MRI 检查。为了进一步排除颅内血管性及肿瘤的可能性，完善颅内动脉薄层 CTA，结果显示未发现狭窄的血管或血流异常丰富的血管团，以及除血管外的其他异常强化灶。综上，血管性及其他肿瘤的因素也不考虑。

（3）自身免疫性 / 副肿瘤性脑炎：某些自身免疫性 / 副肿瘤性脑炎，如抗 NMDA 受体脑炎、VGKC 抗体相关性脑炎，患者可亚急性、急性发病，主要表现为精神行为异常，如抑郁、淡漠、激惹等，可伴幻觉及神经症状，如进行性记忆力下降，注意力减退，甚至痴呆，也可伴随运动过度、强直等运动障碍。该患者从临床表现及体征上不能排除此类疾病，尽管患者未行 NMDA 脑炎的相关抗体检测，但患者脑脊液抗 Hu、Yo、Ri 抗体测定（-），在皮质类固醇冲击治疗后症状无缓解，妇科 B 超阴性也排除副肿瘤性边缘性脑炎。

（4）阿尔茨海默病（Alzheimer's disease，AD）：典型的 AD 为隐匿起病，缓慢进展，但极少数 AD 可为急性 - 亚急性起病，疾病表型可表现为快速进展性 AD（rapidly progressive subtype of Alzheimer's disease，rpAD）亚型，单纯从病程发展还不足以完全排除 AD。AD 患者通常在病程中晚期出现锥体外系症状，而该患者出现锥体外系症状的时间间隔太短，同时 AD 的脑电图只有在中晚期才会出现弥漫性慢波活动，很少伴随典型的三相波。因此，可以排除 AD。

（5）帕金森病痴呆（Parkinson's disease with dementia，PDD）：帕金森病在中晚期可伴随出现痴呆症状即 PDD，起病隐匿，缓慢进展，肌强直、静止性震颤、动作缓慢、步态障碍等锥体外系症状在先，痴呆在晚期出现，左旋多巴治疗有效。该患者早期出现快速进展性痴呆，记忆力损害在先，锥体外系症状在后，不考虑此病的诊断。

【诊断】

散发型克 - 雅病（sCJD）

【诊治过程】

入院明确诊断后给予患者对症及支持治疗：多奈哌齐 5mg 每晚 1 次口服；多巴丝肼 125mg 每日 3 次口服；氯硝西泮 1mg 每晚 1 次口服。

【预后及随访】

CJD 目前尚无特殊治疗方法，患者一般在 3 ~ 12 个月内死亡，故一般只能对症及支持治疗。该患者由于高龄，合并有夹杂症，病程中出现肺部感染，入院 1 个月后又出现癫痫发作及无动性缄默症状，更支持 CJD 诊断；病程中针对患者出现的发热、反复抽搐、电解质紊乱、低蛋白血症等症状均给予对症和支持治疗，但病情仍迅速进展，最后进入无动性缄默症和去皮质状态，于发病 5 个月后死亡，最直接的死亡原因很可能是肺炎引起的呼吸衰竭。

【讨论】

老年女性患者出现快速进展性痴呆，需常规排查血管性、感染性、代谢性脑病，以及肿瘤引起的可能。本例患者除广泛皮质受损症状外，还伴有视觉症状及锥体外系症状，虽然缺乏 MRI 影像结果，但结合脑电图特殊表现可作出临床可疑诊断。

CJD 又称皮质 - 纹状体 - 脊髓变性、亚急性海绵状脑病或传递性海绵状脑病，1920 年 Creutzfeldt 和 1921 年 Jakob 首先报告。近年的研究发现 CJD 是由朊蛋白（prion protein，PrP）感染所致的一种中枢神经系统变性疾病，具有传染性和致死性，是快速进展性痴呆（rapidly progressive dementia，RPD）的常见原因之一。虽然 CJD 在人群中的发病率仅为百万分之一，但近年来却有持续上升的趋势，国内外的报道日渐增多，由于其特有的传染性和目前的不可治愈性，日益受到高度关注。

CJD 的病理学特点主要为脑组织的海绵样变，淀粉样斑块形成，神经元丢失及反应性星形胶质细胞增生，其中海绵样变为最常见、最具特征性，主要累及大脑皮质、基底节、丘脑及小脑皮质，其中大脑皮质最为明显。PrP 免疫组化可发现灰质内广泛的 PrP 沉积，主要分布在大脑皮质、基底节、丘脑及小脑。有趣的是，在神经变性疾病如阿尔茨海默病中容易受损的海马和齿状回在大部分朊蛋白疾病中得到相对的保护。因此，目前除了变异型 CJD（variant Jakob-Creutzfeldt disease，vCJD）可以直接通过扁桃体活检确诊外，其他类型 CJD 的确诊尚依赖于病理学的检查结果。

CJD 的发病年龄多为 40 ~ 80 岁，潜伏期很长，可超过 10 年，病程 3 ~ 12 个月，最常见的直接死亡原因为肺炎。主要表现精神衰退、记忆力障碍、肌阵挛、小脑性共济失调、言语障碍、无动性缄默，晚期有痴呆、中枢性瘫痪、锥体外系体征及尿便失禁，少见的体征有感觉障碍、眩晕、听力减退及视觉 / 眼球运动障碍。目前 CJD 主要分为 4 型：sCJD、遗传型或家族型 CJD（genetic CJD/familial CJD，gCJD/fCJD）、vCJD 和医源型 CJD（iatrogenic CJD，iCJD）（表 25-2）。

表 25-2　CJD 的分类和主要特点

特点	sCJD	gCJD/fCJD	vCJD	iCJD
病因	病因不明,占 CJD 的 85%	遗传突变,占 CJD 的 5% ~ 15%	食物或输血传递	有明确医源性接触史,占 CJD 的 1%
传染性	横向传染	横向传染	横向传染	横向传染
病理学检查来源	脑组织	脑组织	脑组织或扁桃体	脑组织
发病年龄	50 ~ 70 岁(平均 60 岁)	/	12 ~ 74 岁(平均 29 岁)	/
临床特点	快速进展,出现小脑、锥体外系、精神症状,生存期小于半年	进展较慢,生存期相对较长	常首发精神症状,生存期较长,常大于半年	/
EEG	周期性三相波多见	/	周期性三相波罕见	/
MRI	T_2、FLAIR、DWI 序列可见大脑皮质广泛异常高信号,伴纹状体、丘脑等受累	/	T_2、FLAIR、DWI 序列双侧丘脑后部的丘脑枕高信号	/

注:"/"无具体数值或资料。

对于 CJD,血液学检查无特异性,其临床意义主要在于排除其他疾病。CJD 脑脊液检查糖与细胞计数一般正常,细胞计数的升高可排除 CJD 的诊断,蛋白可有轻度增高(一般小于 1g/L)。一些 CSF 蛋白水平的升高已被用于 CJD 的诊断,包括 14-3-3 蛋白、神经元特异性烯醇酶(NSE)和 tau 蛋白,但都缺乏敏感性和特异性。14-3-3 蛋白在急性脑损害可有假阳性,如卒中、副肿瘤综合征、炎症和癫痫后活动期等。有 2/3 的 CJD 患者 EEG 有特异性的改变,表现为弥漫性慢波的基础上伴有典型的周期性每秒 1 ~ 2 次的三相波,在疾病的早期不一定出现,需要连续追踪方可发现。脑电图诊断 CJD 的灵敏度为 60%,特异度为 80%。CT 和 MRI 检查在 CJD 早期无特异性改变,80% 的晚期患者可有 MRI 的异常,表现为基底节(尾状核与壳核)和大脑皮质高信号,在 FLAIR 与 DWI 成像上表现更加明显。

依据临床表现、生物学、电生理学、神经病理的不同,可将 sCJD 的诊断分为三个层次,即确诊、疑诊和可能诊断。可能诊断是指快速进展性痴呆伴随下列症状中的至少两个:肌阵挛;视觉或小脑障碍;锥体束征或锥体外系征;无动性缄默,且病程小于 2 年。当疑诊的患者伴有典型的脑电图改变或是神经蛋白 14-3-3 蛋白阳性时认为"疑似 sCJD"。当病理检查结果显示大脑海绵样变性或是免疫组化检测到 PrP 时即可确诊为 sCJD。

迄今 CJD 尚缺乏有效的治疗方法,患者一般在 3 ~ 12 个月内死亡,因此只可对症及并发症治疗。因该病脑组织接种传播发生率较高,一经诊断,对该类患者就应进行相应的隔离处理,临床各种操作中注意使用一次性器材和特殊消毒方法,防止交叉污染和传播。

(谢心怡　任汝静)

【专家点评】

由于在患者生前很难行神经病理金标准检测，因此，国内目前绝大多数 CJD 的病例为临床确诊。最常用的 1998 年 WHO 诊断标准强调了脑脊液 14-3-3 蛋白的测定，而 2009 年欧洲制定的 "European MRI-CJD Consortium" 则过分强调了 MRI 的证据，忽视临床症状和体征，但在 2007 年 UCSF 的诊断标准中剔除了 CSF 中 14-3-3 蛋白这一项，更加强调了临床症状，尤其是包括失语在内的高级皮质功能受损，同样，弱化了神经影像 MRI 的证据，提示并非绝对需要，对于一些无法行 MRI 的患者，临床也很难通过 DWI 的高信号获得必要的支持。因此，这个病例告诉我们，临床症状和体征是诊断 CJD 的第一要素，而辅助检查中除了 EEG 证据必须存在外，CSF 中的 14-3-3 蛋白和 MRI 检查只是"锦上添花"的证据，如果缺如仍然可以做出 CJD 的临床诊断。此外，假如患者出现快速进展的痴呆，但 EEG 缺乏典型的三相波，我们仍然不能完全排除 rpAD 的可能。

近年来，出现了新兴的 RT-QUIC，这是一项可用于检测 CSF 等样本中 PrP^{Sc} 的技术，可在患者生前进行确诊，但目前国内尚未普及，仅极少数单位可以完成。RT-QUIC 技术敏感性和特异性较高，用于诊断包括 CJD 在内的多种朊蛋白病，并可定量朊蛋白种植活性（prion seeding activity）；同时，CJD 目前发现大约 50 个突变的 PRNP 位点，造成显性遗传的朊蛋白病，中国人群中最常见的突变位点为 D178N FFI、T188K gCJD、E200K gCJD。因此，有条件可以行基因检测。

（王刚）

| 参 考 文 献 |

1. 潘小玲，王刚，汤荟冬，等 . 散发型克雅病 4 例的临床、脑电图及影像学分析 [J]. 诊断学理论与实践，2009,8（4）:393-396.
2. 王刚，刘建荣 . 克雅病的诊断与鉴别诊断进展 [J]. 诊断学理论与实践，2009,8（4）:383-386.
3. HEAD M W, IRONSIDE J W. Review: Creutzfeldt-Jakob disease: prion protein type, disease phenotype and agent strain[J]. Neuropathol Appl Neurobiol, 2012, 38（4）:296-310.
4. IMRAN M, MAHMOOD S. An overview of human prion diseases[J]. Virol J,2011,8:1-9.
5. MURRAY K. Creutzfeldt-Jacob disease mimics, or how to sort out the subacute encephalopathy patient[J]. Pract Neurol, 2011, 87（1027）:369-378.
6. NEWEY C R, SARWAL A, WISCO D, et al. Variability in diagnosing Creutzfeldt-Jakob disease using standard and proposed diagnostic criteria[J]. J Neuroimaging, 2013, 23（1）:58-63.
7. SCHMIDT C, HAÏK S, SATOH K, et al. Rapidly progressive Alzheimer's disease: a multicenter update[J]. J Alzheimers Dis, 2012, 30（4）:751-756.
8. SIKORSKA B, KNIGHT R, IRONSIDE J W, et al. Creutzfeldt-Jakob disease[J]. Adv Exp Med Biol, 2012, 724:76-90.

病例 26
以锥体外系症状发病的遗传型克-雅病

导读
克-雅病（Creutzfeldt-Jakob disease，CJD）包括遗传型或家族型克-雅病（genetic or familial CJD，g/fCJD）、变异型克-雅病（variantCJD，vCJD）和医源型克-雅病（iatrogenic CJD，iCJD）。遗传型克-雅病一般是指确诊或临床诊断的克-雅病患者，具有特异的朊蛋白（prion protein，PrP）基因突变。本文解析一例以进行性偏侧锥体外系症状、痴呆及睡眠障碍为首发及主要临床表现，结合影像学特征和基因检测结果，确诊为遗传型克-雅病的病例，提示进行性偏侧锥体外系症状也是遗传型克-雅病的起病方式之一。

【病例简介】

1. **主诉**　进行性左上肢活动障碍半年伴记忆减退。

2. **现病史**　患者女性，58 岁，半年前无明显诱因出现左上肢活动僵硬，左侧肘关节不能伸直，腕关节活动受限，后进展为腕关节及左手掌红肿热痛。同时，患者诉身体活动不灵活、言语含糊、容易忘事、睡眠中有不能自控的肢体抽动等现象。白天无明显肢体抖动，否认便秘、睡梦中大喊大叫等情况。2018 年 9 月曾就诊于某院，行头颅 PET/CT 显示大脑皮质 FDG 代谢减低，右基底节区、右丘脑及左小脑 FDG 代谢轻度减低。给予巴氯芬每日 2 次、每次 5mg，辅酶 Q10 每日 3 次、每次 10mg，维生素 E 每日 1 次 100mg 口服治疗，但无明显疗效。自起病以来，患者无发热，胃纳可，无大小便失禁，半年内体重减轻 10kg。

3. **既往史**　否认高血压、糖尿病、心脏病病史，否认传染病病史。

4. **个人史**　否认输血史、食物药物过敏史。否认吸烟、饮酒史。已婚，育有一女，体健。

5. **家族史**　母亲"脑萎缩"，表现与患者类似，但未明确诊断，一姨母被诊断为皮质基底节变性，两人均在发病后 1 年左右离世；另一姨母诊断帕金森病；其哥哥主诉记忆力减退，未明确诊断。

6. **查体**

（1）内科系统体检：体温 36.5℃，脉搏 77 次 /min，呼吸 18 次 /min，血压 120/80mmHg，心、肺、腹检查无异常。

（2）神经专科体检：神志清楚，精神可，对答切题，查体欠配合。眉心征阴性，面部表情少，行动迟缓。双侧瞳孔等大等圆，直径 3mm，直接和间接对光反射灵敏，双眼各向运动方向可，眨眼动作少。双侧鼻唇沟对称，额纹存在，伸舌居中，耸肩、转颈有力。颈肌僵硬，克氏征、布氏征阴性。左上肢近端肌力 4 级，远端因疼痛不配合，左上肢肌强直，呈屈曲位，腕关节水肿、皮温高。右上肢肌力 5 级，肌张力正常。双上肢腱反射（+++）。双下肢肌力 5 级，肌张力正常，左下肢腱反射（++），右下肢腱反射（+），左侧踝阵挛（+）。双侧病理征阴性。双侧位置觉运动觉差，双侧针刺觉对称。右侧指鼻试验可，左侧不配合。双侧跟膝胫试验完成可（动作较慢）。闭目难立征阴性，直线行走可，后拉试验阴性。双侧掌颌试验（+）。

（3）神经精神量表测定：简易精神状态检查（mini-mental state examination，MMSE）19 分（定向力 8/10 分，计算力 0/5 分，记忆力 4/6 分，语言能力 7/9 分）；蒙特利尔认知评估（Montreal cognitive assessment，MoCA）13 分（高中文化）（定向力 5/6 分，执行功能/视空间 0/5 分，画钟 0/3 分，命名 3/3 分，记忆力 1/2 分，注意力 2/7 分，语言能力 1/3 分，抽象能力 1/2 分）；汉密尔顿抑郁量表（Hamilton depression scale，HAMD）5 分；日常生活活动（activity of daily living，ADL）2018 年 10 月 17 日评分为 54 分（2018-10-17），2019 年 10 月 29 日评分为 1 分。

7. 辅助检查

（1）免疫全套无特殊；风湿全套：类风湿因子 18IU/ml↑（参考值 0～20IU/ml）；补体 50.49U/ml↑；红细胞沉降率 9mm/h。乙肝"两对半"：乙肝病毒表面抗原 75.87（+）mIU/ml↑，其余（-）。葡萄糖 6.74mmol/ml↑，低密度脂蛋白 4.06mmol/L↑。余血化验无特殊。

（2）脑电图（2018-10-17）：弥漫慢波伴右半球尖波、尖慢波散在发放（图 26-1）。

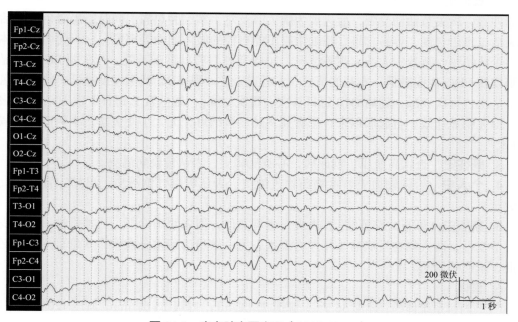

图 26-1　患者脑电图表现（2018-10-17）

弥漫慢波伴右半球尖波、尖慢波散在发放。

（3）MRI DWI（2018-10-18）：双侧基底节明显高信号，中央额叶皮质轻微高信号（图26-2）。

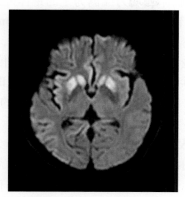

图 26-2　患者 MRI DWI 表现（2018-10-18）

双侧基底节明显高信号，中央额叶皮质轻微高信号。

（4）基因检测：*PRNP* 基因 c.G532A 杂合突变，导致该基因编码的第 178 位密码子由天冬氨酸变为天冬酰胺（D178N）（图 26-3）。其哥哥该位点为野生型（c.532A/A）（图26-4）。

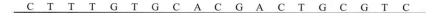

C T T T G T G C A C G A C T G C G T C

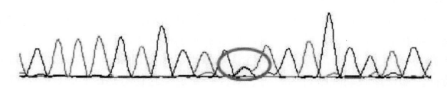

图 26-3　患者 c.G532A 位点基因杂合子突变

C T T T G T G C A C G A C T G C G T C

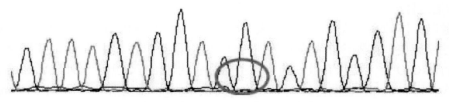

图 26-4　患者哥哥 c.532A 位点基因野生型

8. **入院诊断**   皮质基底节变性可能。

【临床分析与决策】

患者女性，中老年，主要临床表现为偏侧为主的锥体外系症状伴认知障碍，似乎要考虑到 tau 蛋白病中的皮质基底节综合征（corticobasal syndrome，CBS）的临床诊断。但是临床上呈亚急性起病，进展快，不符合 CBS 的特征，因此，我们首先考虑家族性 CJD 可能的诊断，及时进行了基因检测，检测结果证实了临床遗传型 CJD 的诊断。在明确诊断后，考虑到 CJD 是不可治的疾病，我们首先与家属进行及时的沟通，告知预后不佳，同时进行遗传咨询，对其女儿和哥哥进行了基因筛查，最后的结果提示两人都未携带 *PRNP* 基因 c.G532A/p.D178N 杂合突变。

1. **定位诊断**   患者临床表现为面部表情少，眨眼动作少，左上肢肌强直，后进展为双上肢强直，MRI DWI 相显示双侧壳核、尾状核明显高信号，定位在双侧基底节受累。腱反射亢进，双侧掌颌试验（+），左侧踝阵挛（+），定位在锥体系受累。主诉睡眠中异常活动，神经心理量表测试有认知障碍，定位在脑高级皮质及睡眠 - 觉醒系统受累。

2. **定性诊断**   患者女性，中年，亚急性起病，疾病进展迅速，多系统累及，以锥外系统为主，阳性家族史，DWI 显示对称性的基底节病变，基因检测发现 *PRNP* 基因 c.G532A/p.D178N 杂合突变，导致该基因编码的第 178 位密码子由天冬氨酸变为天冬酰胺（D178N），该位点是最为常见的遗传性朊蛋白的突变位点，临床上可表现为家族性 CJD 或家族性致死性失眠症（FFI）。该患者临床表现是以锥体外系症状为主，伴随痴呆，主诉有睡眠中的异常动作，是否为肌阵挛发作还不明确，目前还缺乏典型的失眠、共济失调、精神异常等症状，最终诊断为遗传型克 - 雅病。

3. **鉴别诊断**

（1）皮质基底节综合征：该病的临床特征是偏侧性锥体外系症状，异己手综合征，失用、复合感觉障碍等皮质功能受损的表现，疾病呈隐匿起病，缓慢进展。然而本例患者的临床缺乏异己手综合征，失用、复合感觉障碍，更有鉴别价值的是起病较快，进展迅速，不符合皮质基底节综合征的诊断，基因检测结果完全可以予以排除。

（2）路易体痴呆：临床表现为波动性认知障碍、帕金森综合征、视幻觉三联征。还可有其他特征，如快速眼动睡眠行为障碍、对神经安定类药物特别敏感，DAT-PET 异常等。三联征中的帕金森症可以表现出偏侧的临床特点，或家族遗传史，相关的基因包括 *GBA*、*Synuclein* 突变等，但是一般头颅 MRI-DWI 无异常病变。本例患者具有锥体外系帕金森综合征的表现和认知障碍，但认知障碍缺乏波动性，也无视幻觉，进展很快，从临床分析不符合路易体痴呆，基因检测结果可以完全予以排除。

【诊断】

遗传型克 - 雅病

【诊治过程】

患者以锥体外系、认知障碍为主要表现，进展较快，MRI-DWI 显示基底节对称性病变，阳性家族史，首先诊断考虑家族遗传性 CJD 可能，基因诊断最后证实了我们的临床推测。目前 CJD 暂无特殊有效的药物，主要是症状性治疗，患者于外院已经给予巴氯芬每日 2 次、每次 5mg，辅酶 Q10 每日 3 次、每次 10mg，维生素 E 每日 1 次 100mg 口服治疗，自述效果不佳。入院后给予多巴丝肼（最大剂量每日 3 次、每次 0.25g 口服），加量巴氯芬每日 2 次、每次 10mg 治疗后，疗效不佳，后减量至停用以上两种药物。此外，患者左上肢肘关节和腕关节长期屈曲导致左侧腕关节肿胀、疼痛，首先考虑锥体外系症状继发的骨关节病变，但患者合并类风湿因子轻度增高，在住院期间请骨科和风湿免疫科会诊，进行骨关节 MRI 等检查，最后排除了骨关节和免疫性关节病变，并予以塞来昔布、迈之灵、硫酸镁湿敷等对症治疗，但患者病情无明显改善。在明确诊断后，考虑到 CJD 是不可治的疾病，我们也与家属进行及时的沟通，告知该病预后差、药物疗效不佳，建议早期启动全面看护，在护理中需要注意自身的防护等，把治疗的重点放在如何延长患者的生存期，后患者家属商量后出院。

【预后及随访】

2019 年 10 月 29 日其家属回访，家属诉患者疾病进展迅速，双上肢强直，构音障碍，吞咽障碍，食欲欠佳，鼻饲喂养，长期卧床无法自行下床活动。左腕关节肿胀自行消退。生活无法自理，无法与家人交谈。

【讨论】

PRNP 基因是导致遗传型克 - 雅病发病的突变基因，约占 CJD 病例的 10%，据报道，高加索人群最常见的突变位点为 E200K、D178N（本例患者）和 P102L，而我国人群的主要突变位点主要为 D178N、T188K 和 E200K。有趣的是，即使是携带同样的 *PRNP* 突变，患者的临床表现也并不相同。有研究显示，CJD 患者的临床表现还与 PrP^{Sc} 分子性质相关，即 *PRNP* 基因第 129 的多态位点 [甲硫氨酸（M）/ 缬氨酸（V）] 和朊蛋白电泳结果（Parchi and Gambetti 命名法的 1 型或 2 型）。Parchi/Gambetti 命名是目前对于 *PRNP* 基因的 129 位多态较为通用的一种分类方法，分为：① MM1 和 MV1，以肌阵挛伴痴呆为主要表现的典型 CJD。② VV2，即共济失调变异型。③ MV2，即共济失调伴痴呆的库鲁斑块变异型。④ MM2，包括丘脑变异型和皮质变异型，临床表型近似变异型 CJD，通常脑电图缺乏 CJD 典型表现；其中 MM2 皮质变异型主要表现为痴呆，或伴有小脑和视觉症状；MM2 丘脑变异型失眠、精神症状，类似于家族性致死性失眠症（FFI）表现。⑤ VV1，进行性痴呆且病程较长，MRI 易见皮质改变而非基底节异常。

本例患者临床表现是以锥体外系症状为主，伴随痴呆，另有睡眠中的异常动作，是否为肌阵挛发作尚不明确，目前缺乏典型的失眠、共济失调、精神异常等症状，其 *PRNP* 基因的 129 位多态为 MM 型，结合影像学和 EEG 表现，推测其为 CJD 中 MM1 亚型，但是确诊仍然缺乏 PrP^{Sc} 病理类型的依据。为方便读者更好地了解和掌握 CJD 的诊断，特附上 CJD 的诊断流程供参考（图 26-5）。

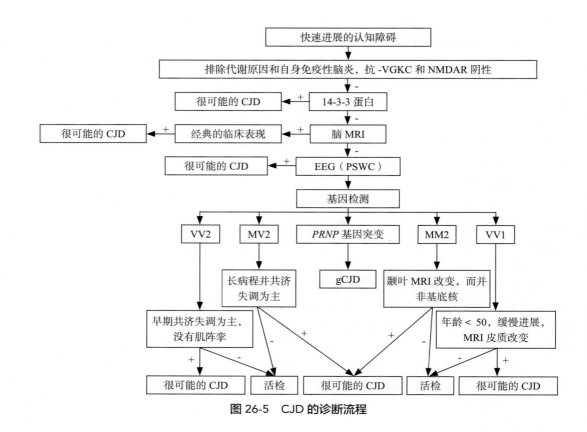

图 26-5　CJD 的诊断流程

（黄豫萌　马建芳）

【专家点评】

本例患者在临床上主要表现为偏侧为主的锥体外系症状伴认知障碍，需要与 tau 蛋白病中的皮质基底节综合征（CBS）鉴别。但是临床上呈亚急性起病，进展迅速，不符合 CBS 的特征，因此，经治医师首先考虑了家族性 CJD 可能的诊断，及时进行基因检测，证实了临床遗传性 CJD 的诊断。

本例患者的基因检测结果显示 c.G532A 杂合突变导致 178 号密码子编码的天冬氨酸变为天冬酰胺（D178N）。有报道功能学实验发现 D178N 突变使得表达产物 PrP 蛋白的甲硫氨酸更容易被氧化，使得蛋白结构不稳定，而甲硫氨酸的氧化是形成 β- 片层折叠积聚的分子基础。目前主要的学术观点认为 PRNP 基因携带 D178N 突变患者的临床表现与 129 密码子编码的氨基酸多态性相关。在以往的多项研究中发现存在 D178N 突变的患者，129 密码子编码缬氨酸（V）者主要表现为 CJD 症状，而 129 密码子为甲硫氨酸（M）者多表现为 FFI。该患者携带 178 位的基因突变（D178N），同时其 129 位的多态位点是 MM 型，即 D178N-129MM，一般推测以 FFI 为主要临床表现，但该患者发病后一年的随访观察发现缺乏失眠和精神异常等典型 FFI 症状，临床表现更倾向于 CJD 诊断。患者是否为表型模拟 CJD 的隐匿性 FFI，缺少 PSG 数据的确凿证明。越来越多的证据表明 CJD 和 FFI 表型之间存在重叠，两者是否应该归结为 CJD 谱系的统一范畴，这一点仍然存在疑问。

目前对 CJD 尚无有效治疗措施，主要予以对症治疗，属于当前医疗难题。主要根据患者可能存在的神经或和精神症状给予相应的对症治疗，以便缓解患者的肌肉强直、痴呆、共济失调、肌阵挛、精神异常等临床症状。

（汤荟冬）

| 参考文献 |

1. MANIX M, KALAKOTI P, HENRY M, et al. Creutzfeldt-Jakob disease: updated diagnostic criteria, treatment algorithm, and the utility of brain biopsy[J]. Neurosurg Focus，2015，39（5）:e2.

2. FENG B, WANG Z, LIU T et al.Methionine oxidation accelerates the aggregation and enhances the neurotoxicity of the D178N variant of the human prion protein[J]. Biochim Biophys Acta，2014，1842（12 Pt A）:2345-2356.

3. PARCHI P, GIESE A, CAPELLARI S, et al. Classification of sporadic Creutzfeldt-Jakob disease based on molecular and phenotypic analysis of 300 subjects[J]. Ann Neurol，1999，46（2）:224-233.

4. ZARRANZ J J, DIGON A, ATARES B, et al. Phenotypic variability in familial prion diseases due to the D178N mutation[J]. J Neurol Neurosurg Psychiatry，2005，76（11）:1491-1496.

5. CHEN S, HE S, SHI X H, et al. The clinical features in Chinese patients with *PRNP* D178N mutation[J]. Acta Neurol Scand，2018，138（2）:151-155.

病例 27
以快速进展性痴呆为表现的韦尼克脑病

导读　认知障碍是神经内科常见疾病，但是背后的病因千差万别：缓慢起病或进展的痴呆多为神经退行性疾病；快速起病或进展的痴呆可为血管性疾病、感染性疾病、中毒/代谢性疾病、肿瘤、自身免疫性疾病等。本文介绍一例呈快速进展性痴呆的韦尼克脑病（Wernicke encephalopathy，WE），可有助于了解和学习快速进展性痴呆的诊断思路。

【病例简介】
1. **主诉**　记忆力下降，行走不稳 5 个月余。
2. **现病史**　患者女性，69 岁，2012 年 6 月 27 日因胆总管结石于当地医院行逆行胰胆管造影术（endoscopic retrograde cholangiopancreatography，ERCP），术后继发急性胰腺炎，遂予降酶、禁食、静脉营养支持治疗；至 7 月 22 日开始逐渐出现头晕、乏力；7 月 24 日白天无明显诱因出现意识丧失，呼之不应，无二便失禁及四肢抽搐，经治疗约 3 小时后苏醒，醒来后出现讲话口吃不清，行走不稳，向右侧或前倾倒，记忆力下降，以近事记忆力下降显著，性格变得较前外向，遂转至神经内科治疗（具体不详）后稍好转，3 周后出院，出院后坚持口服中成药治疗，无进一步好转。遂至外院就诊，考虑"代谢性脑病"，予多奈哌齐、腺苷钴胺、维生素 B₁ 及胞磷胆碱等治疗，患者仍有记忆力减退，为求进一步诊治，于 2013 年 1 月 6 日入住笔者所在科室。起病以来，精神好、睡眠佳、胃纳可，二便无殊，体重无明显变化。
3. **既往史**　否认其他疾病史。
4. **个人史**　长期生活于原籍，否认疫水疫区接触史，否认冶游史。无吸烟或饮酒嗜好。
5. **家族史**　否认家族性遗传病病史。
6. **查体**　体温 37.1℃，脉搏 74 次 /min，呼吸 20 次 /min，血压 120/70mmHg，心、肺、腹检查无异常。

精神智能状态：神志清楚，精神欠佳，查体基本配合。简易精神状态检查（MMSE）16 分，定向力可，计算力欠佳，即刻回忆欠佳。

脑神经：双眼各向活动自如，向两侧注视时双眼均有水平细小眼震，双瞳等大圆形，直径 3mm，直接和间接对光反射灵敏，双侧额纹对称，鼻唇沟对称，伸舌居中，悬雍垂居中，双侧咽反射灵敏，软腭弓上抬可。

运动系统：四肢肌力、肌张力正常。反射：双侧肱二头肌、肱三头肌反射及桡骨膜反射（++），双侧膝及踝反射均未引出。

感觉系统：浅、深感觉正常。病理征未引出。

共济运动：双侧指鼻试验、跟膝胫试验欠稳准。闭目难立征（±）。

步态：阔基步态。

脑膜刺激征阴性。

7. 辅助检查

（1）实验室检查：血常规、尿常规、粪便常规正常；血糖、血脂、肝肾功能、电解质正常；出/凝血指标正常；甲状腺功能正常、肿瘤指标正常。人类免疫缺陷病毒抗体（HIV）阴性、梅毒螺旋体 RPR 阴性、抗梅毒螺旋体抗体 0.08；叶酸 > 20.00ng/ml ↑，维生素 B_{12} > 1 500.0pg/ml ↑。

（2）其他辅助检查：2012 年 7 月 24 日头颅 MRI 示中脑导水管周围及双侧丘脑内侧对称性异常信号，呈长 T_1、长 T_2 信号（图 27-1）。2013 年 1 月 14 日头颅 MRI 示双侧额顶叶散在小缺血灶，空蝶鞍征。中脑导水管周围未见病灶（图 27-2）。

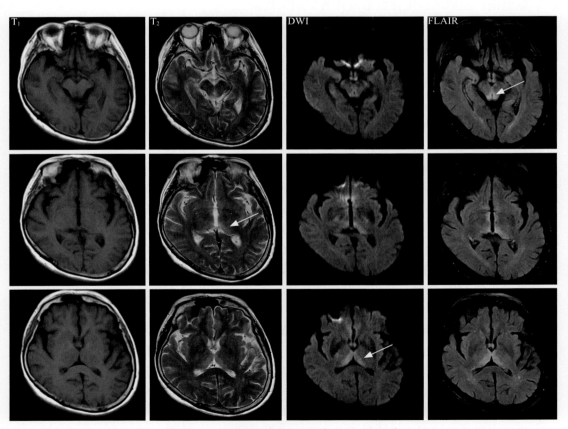

图 27-1　患者头颅 MRI 表现（2012-07-24）

中脑导水管周围及双侧丘脑内侧（箭头所示）对称性异常信号，呈长 T_1、长 T_2 信号。

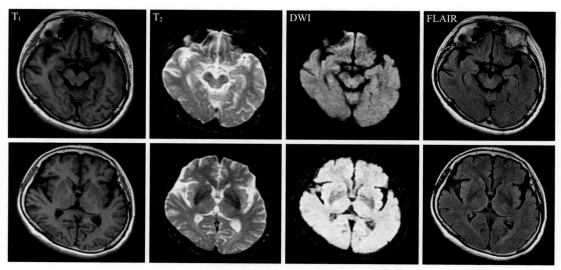

图 27-2　患者头颅 MRI 表现（2013-01-14）

脑电图：左颞区轻度慢波散发伴有个别尖锐波。

胸片正位片：两肺纹理增多；主动脉迂曲钙化；胸椎侧弯。

心电图：正常范围心电图。

心脏超声：轻度二尖瓣关闭不全。

神经心理测验：焦虑自评量表（self-rating anxiety scale，SAS）提示无焦虑症状；抑郁自评量表（self-rating depression scale，SDS）提示中度抑郁症状，40 分；MMSE 16 分（小学组异常范围 ≤ 20 分），蒙特利尔认知评估（MoCA）10 分。

8. 入院诊断　代谢性脑病。

【临床分析与决策】

患者突发意识丧失可由于广泛大脑皮质病变、双侧丘脑病变及脑干网状激活系统病变导致。记忆力减退，尤其以近事记忆障碍明显可考虑海马、双侧丘脑病变可能。丘脑作为意识的"闸门"，尤其双侧丘脑病变时会出现突发昏迷或昏睡；丘脑前核为边缘系统的中继站，接受来自丘脑乳头体的纤维并发出纤维到扣带回，参与形成 Papez 环路（海马→穹窿→乳头体→乳头丘脑束→丘脑前核→扣带回→海马），在记忆和认知中起着重要作用。结合患者头颅 MRI 双侧丘脑内侧对称性长 T_1、长 T_2 信号，FLAIR 高信号，考虑定位于双侧丘脑。

患者存在双眼水平眼震，双侧指鼻试验及跟膝胫试验欠稳准，阔基步态，符合"小脑性共济失调"。除了小脑病变可引起小脑性共济失调外，脊髓、前庭系统以及小脑上、中、下脚，这些神经纤维通路受损，同样可以出现"小脑性共济失调"样表现。结合本例患者头颅 MRI 中脑导水管周围对称性异常信号，呈长 T_1、长 T_2 信号，FLAIR 高信号，定位于中脑。综上，该病例定位于双侧丘脑、中脑。

患者因胆总管结石接受外科手术治疗，后继发胰腺炎，随后长期禁食，接受静脉营养支持治疗（超过 2 周）。术后 25 天开始出现头晕、乏力，2 天后突发短暂性意识丧失，构音障碍、共济失调，同时伴随记忆力及计算力减退。外院头颅 MRI 示中脑导水管周围及

双侧丘脑内侧长 T_1、长 T_2 信号（见图 27-1）。综上，患者有外科手术治疗后长期禁食的病史，后出现意识丧失、眼球震颤、共济失调及记忆力减退（以近事记忆损害为主）的临床表现，头颅 MRI 中脑导水管及双侧丘脑内侧对称性异常信号，符合代谢性脑病——韦尼克脑病的诊断。

【诊断】

韦尼克脑病（Wernicke encephalopathy，WE）

【诊治过程】

给予维生素 B_1、腺苷钴胺肌内注射治疗。

【预后及随访】

出院时患者的行走不稳症状有所缓解，但仍有眼球震颤，记忆力、计算力减退，此时复查头颅 MRI 提示中脑导水管周围病灶消失（见图 27-2）。

【讨论】

韦尼克脑病是 1881 年由 Carl Wernicke 首先报道的一种由于维生素 B_1（硫胺）缺乏引起的脑病，最常见于慢性酒精中毒和妊娠剧吐患者。其他多见的病因如急性胰腺炎、外科手术后营养不良（长期静脉营养者）、食管癌术后、消化性溃疡、胃瘘、急性胆囊炎及幽门不全梗阻术后等。本病例中的患者因胆总管结石接受外科手术治疗，后继发胰腺炎，随后长期禁食，接受静脉营养支持治疗（超过 2 周），很容易出现维生素 B_1 缺乏。

维生素 B_1（硫胺）是糖代谢中间过程 3 个关键酶——转酮醇酶、酮戊二酸脱氢酶和丙酮酸脱氢酶复合物的辅酶。硫胺缺乏引起脑损害的机制尚未完全确定，大致有以下四种：①脑能量代谢减少；②局部乳酸中毒；③谷氨酸受体神经毒性作用；④血脑屏障破坏等。总之，维生素 B_1 缺乏可扰乱能量代谢，使细胞膜内外失去正常渗透梯度，导致细胞间水肿、细胞内水肿，甚至细胞坏死。

临床上多呈急性或亚急性发病，眼肌麻痹、共济失调、精神症状为该病典型的"三联征"。眼肌麻痹最常见的是外展无力，多为双侧，并伴有水平性复视、斜视和眼球震颤；共济失调主要是影响站立和行走，个别病例可出现吟诗样语言；大约 90% 的患者有精神意识混乱，表现为意识淡漠、嗜睡及定向障碍，严重时可发展为神经错乱、昏迷甚至死亡。若出现记忆力减退和学习障碍，则称为 Korsakoff 症状。Korsakoff 症状是韦尼克脑病症状的组成部分，当眼肌麻痹、共济失调和遗忘症状均具备时，应称之为韦尼克 - 科尔萨科夫（Wernicke-Korsakoff）症候群。本病例中的患者无明显眼肌麻痹，但伴有水平细小眼震，同时存在突发意识丧失、记忆力减退、共济失调。

韦尼克脑病 MRI 表现极具特征性，以第三、四脑室旁、导水管周围、乳头体、四叠体及丘脑内侧 T_1WI 对称性低信号、T_2WI 对称性高信号为特征性改变，FLAIR 序列上呈明显高信号，在急性期 DWI 呈高信号。由于血脑屏障的破坏，急性期部分病灶可明显增强，经治疗后增强区域可消失。此外，乳头体的改变是韦尼克脑病的特异性表现，在急性期可呈较明显增强，慢性期则明显萎缩。未经治疗的韦尼克脑病患者一定有血丙酮酸盐含量增高以及血转酮醇酶的明显降低，约有半数患者的 EEG 有轻至中度的弥漫性波率减慢。脑脊液检查正常或仅有蛋白含量适度增高。另外，急性期全脑血流量和脑对氧及葡萄糖的消耗量也大大降低。本病例中的患者头颅 MRI 表现为中脑导水管周围及双侧丘脑内侧对称性异常信号，呈长 T_1、长 T_2 信号（见图 27-2）。

　　韦尼克脑病的诊断标准：①符合韦尼克脑病的主要临床表现；②头颅 MRI 提示中线结构的对称性异常信号；③实验室检查提示血丙酮酸盐含量增高和 / 或转酮醇酶活性降低，血尿硫胺含量减少等；④维生素 B_1（硫胺）治疗 1 个月至 1 年内，临床症状明显改善；⑤排除了其他原因引起的中枢神经系统损害。韦尼克脑病需与多发性硬化、病毒性脑炎、胰性脑病、血管性痴呆等鉴别，一般结合病史、查体及头颅 MRI 不难作鉴别诊断。

　　对于韦尼克脑病，病因治疗最重要。治疗原发病的同时，供给足量的维生素 B_1，并尽早恢复正常饮食。轻型患者症状可在数周内消失，较重者常需数月才能恢复。部分严重者常遗留后遗症，或治疗不及时而造成患者死亡。慢性酒精中毒者、胃肠功能紊乱者，维生素 B_1 口服作用不大，应立即静脉滴注维生素 B_1 100～200mg，用 100ml 生理盐水稀释，每日 3 次，直至没有临床症状的进一步改善，肌内注射效果不及静脉滴注。韦尼克脑病发病初期，快速非胃肠道补充维生素 B_1 可完全恢复。人体维生素 B_1 储备不足时，补充大量糖类可诱发典型的韦尼克脑病发作，原因是葡萄糖代谢耗尽体内维生素 B_1 所致。伴有意识障碍的慢性酒精中毒、营养不良、低血糖和肝病患者，静脉输入葡萄糖前应通过非胃肠道补充维生素，尤其是维生素 B_1，防止诱发韦尼克脑病。长期营养不良所致的韦尼克脑病患者可伴有镁缺乏。在依赖维生素 B_1 代谢的几个生化过程中，镁是辅助因子，镁缺乏可降低维生素 B_1 的作用，使维生素 B_1 缺乏的病情恶化，故应适当补镁。

　　韦尼克脑病是神经科急症，如不治疗其病死率高达 50%，经维生素 B_1 治疗后仍有 10%～20% 的病死率。当确诊甚至怀疑时就该用药，及时治疗不仅可以阻止疾病进一步进展，而且也不失为一个可靠的诊断方法。韦尼克脑病病情的好转往往呈戏剧性改变。通常眼肌麻痹最容易恢复，可在补充维生素 B_1 后的数小时至数天内改善，精神症状治疗效果差，需小剂量抗精神病药控制。韦尼克脑病的眼球震颤或共济失调症状常改善不完全，还可留下后遗症，如眩晕、认知功能障碍及定向障碍等，提示不可逆的神经病理变化。有研究者认为，伴有大脑皮质损害的韦尼克脑病，其脑组织损害不可逆，预后差，而未累及大脑皮质的患者其病理损害可逆。针对本病例的患者，我们给予维生素 B_1、腺苷钴胺肌内注射治疗，患者的行走不稳有所改善，出院时仍有眼球震颤，记忆力、计算力减退。因此，早期治疗对康复和防止永久性神经功能缺陷十分重要。

（黄沛　谭玉燕）

【专家点评】

　　这是一例外科手术后继发胰腺炎的患者，长期禁食后出现意识障碍、急性认知功能障碍、共济失调等症状。笔者对患者的病因、临床表现、影像学特征、治疗方法等做了详细的阐述，令人印象深刻。韦尼克脑病在临床上并不少见，这一类疾病可预防、早发现早治疗效果好，故对这一类疾病进行总结分析具有临床意义。韦尼克脑病多继发于胃肠道疾病或外科手术长期禁食，因而内外科医师均应认识这一疾病，熟悉病因，对高危患者做好预防；熟悉韦尼克脑病的临床表现和影像学特征，早发现早治疗，可以最大程度改善患者的预后。

　　韦尼克脑病属于快速进展性痴呆疾病范畴，这一类疾病谱包括血管性（如多发梗死、额颞叶梗死、硬脑膜动静脉瘘、脑淀粉样变性等）、感染性（如病毒性脑炎，HIV 相关性脑炎，亚急性硬化性全脑炎、朊蛋白病等）、免疫性（如自身免疫性脑炎、桥本脑病、中枢神经系统血管炎等）、中毒 / 代谢性等疾病（如一氧化碳中毒、维生素缺乏、脑桥外髓鞘溶解等），疾病进展快，从首发症状进展到痴呆一般不超过 2 年，多数在数日、数周或数月内，对这一类疾病应注意识别和鉴别诊断。

（陈生弟）

| 参考文献 |

1. HAZELL A S, TODD K G, BUTTERWORTH R F. Mechanisms of neural cell death in Wernicke's encephalopathy[J]. Metab Brain Dis, 1998, 13（2）:97-122.

2. HARDING A, HALLIDAY G, CAINE D, et al. Degeneration of anterior thalamic nuclei differentiates alcoholics with amnesia[J]. Brain, 2000, 123（Pt1）:141-154.

3. MCREE R C, TERRY-FERGUSON M, LANGLAIS P J, et al. Increased histamine release and granulocytes within the thalamus of a rat model of Wernicke's encephalopathy[J]. Brain Res, 2000, 858(2):227-236.

4. PAGNAN L, BERLOT G, POZZI-MUCELLI R S. Magnetic resonance imaging in a case of Wernicke's encephalopathy[J]. Eur Radiol, 1998, 8:977-980.

5. TODD K G, BUTTERWORTH R F. In vivo microdialysis in an animal model of neurological disease: thiamine deficiency (wernicke) encepalopathy[J]. Methods, 2001, 23(1):55-61.

6. TOTH C, VOLL C. Wernicke's encephalopathy following gastroplasty for morbid obesity[J]. Can J Neurol Sci, 2001, 28(1):89-92.

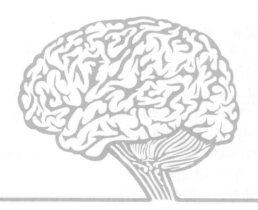

血管性、遗传性及免疫相关性痴呆篇

病例 28

伴皮质下梗死和白质脑病的
常染色体显性遗传性脑动脉病

 本例患者为青年男性，以脑缺血性卒中、进行性痴呆为主要表现，慢性病程，影像学检查结果示皮质下白质病变，结合基因检测和皮肤病理结果可明确诊断。对于缺少明显血管危险因素，已发生或反复发生卒中，并出现痴呆的中青年患者，如果头颅 MRI 提示皮质下白质改变（双侧颞极对称性白质损害）和难以解释的偏头痛，就需要高度怀疑伴皮质下梗死和白质脑病的常染色体显性遗传性脑动脉病（cerebral autosomal dominant arteriopathy with subcortical infarcts and leukoencephalopathy，CADASIL）的可能，有必要进行基因检测和皮肤活检。

【病例简介】

1. **主诉**　言语不清 2 年，左侧肢体发麻 1 年。

2. **现病史**　患者男性，33 岁，2 年前在无明显诱因下突发言语不清，表现为讲话口齿含糊，能理解对方说话的含义，但自己想表达时却无法讲出，口齿不清，无晨轻暮重及病态易疲劳现象，同时有记忆力减退，表现为近事记忆减退，注意力不集中，反应迟钝。遂就诊当地医院，头颅 CT 检查示"双侧基底节区及右侧放射冠区多发片状低密度灶，符合腔隙性梗死及软化灶 CT 表现"，以"多发性脑梗死"收治入院，予改善脑循环，抗血小板聚集及对症支持，言语较前流利，病情好转后出院。出院后正规服用阿司匹林一年。一年前患者出现左前臂、左手手指、左侧小腿前侧、左脚背麻木，以左手手指明显，麻木感与体位无关，近期左侧肢体麻木略好转，仍有言语不清，记忆力减退的症状。于 2011 年 12 月收治入院。患者自发病以来，神志清楚，精神可，胃纳可，夜眠可，二便无殊，体重无明显变化。

3. **既往史**　否认糖尿病、高血压病史，否认输血史。

4. **个人史**　长期生活居住于原籍，无疫水疫区接触史，无烟酒嗜好。患者为送货员，经常有送错货的经历。

5. **家族史**　否认家族相关遗传病史。已婚已育，家人体健。

6. **查体**

（1）内科系统体格检查：体温 37.0℃，脉搏 80 次 /min，呼吸 18 次 /min，血压 140/90mmHg，心、肺、腹检查无异常。

（2）神经系统专科检查：精神智能状态示神志清楚，精神可，对答切题，查体合作。

韦氏智力量表：智力处于正常水平。韦氏记忆量表：记忆力处于重度缺损水平。脑神经：额纹对称，双侧瞳孔等大等圆，直径 2.5mm，双眼直接间接对光反射灵敏，眼球各向活动正常，无眼震。左侧鼻唇沟变浅，口角向左歪斜，伸舌居中。颈软，转颈、耸肩可完成。运动系统：四肢肌张力正常，四肢肌力 5 级。反射：双侧肱二头肌、肱三头肌、桡骨膜、膝反射、踝反射（++）。感觉系统：深浅感觉正常。病理征：未引出。共济运动：闭目难立征（-），直线行走完成可，轮替较差，双侧指鼻试验（-），双侧跟膝胫试验左侧稍差，右侧正常。脑膜刺激征阴性。

7. 辅助检查

（1）实验室检查：血常规、肝肾功能、电解质、血脂、心肌蛋白全套、血黏度、血小板聚集率、凝血功能均正常。维生素 B_{12} 正常，叶酸 1.97ng/ml ↓（参考值 3.80～10.50ng/ml），同型半胱氨酸 > 50.00μmol/L ↑（参考值 5.90～16.00μmol/L）。免疫球蛋白及抗核抗体全套阴性。脑脊液：常规生化无异常，白蛋白和 IgG 均在正常范围，IgG 指数正常，处于轻度单纯血脑屏障功能受损区，血清和脑脊液中均未见异常 IgG 寡克隆条带。2011 年 12 月 21 日，乳酸 3.12mmol/L ↑（参考值 0.70～2.70mmol/L），红细胞沉降率 7mm/h（参考值 0～20mm/h），CRP 7.82mg/L ↑（参考值成人 < 5mg/L）。血 *Notch3* 基因检测：c.464G > A。

（2）辅助检查：头颅 MRI 平扫＋增强（2011-12-20）示左额叶亚急性脑缺血灶，双侧基底节区、侧脑室体旁及额颞枕叶多发脑白质脱髓鞘变，部分为脑缺血灶及腔隙灶伴周围少许胶质增生；脑白质变性（图 28-1）。皮肤病理诊断：血管平滑肌细胞病变。微小动脉平滑肌细胞表面出现颗粒状嗜锇物质（granular osmiophilic material，GOM），符合 CADASIL 的病理改变特点（图 28-2）。

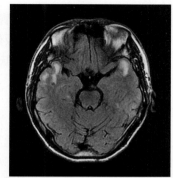

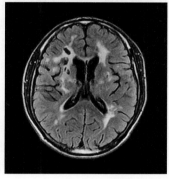

图 28-1　MRI FLAIR 示双侧颞极对称性白质损害

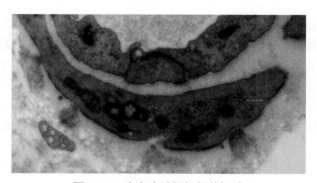

图 28-2　患者皮肤组织超薄切片

皮肤组织超薄切片检查示定向检查微小动脉平滑肌细胞，在数个微小血管的平滑肌细胞表面可见颗粒样嗜锇物质（GOM）沉积，呈致密无包膜的球样或不规则结构，其致密程度在不同沉积物之间存在差异，对应的平滑肌细胞表面出现凹陷。

8. **入院诊断**　脑白质病。

【临床分析与决策】

1. **定位诊断**　患者主要表现为运动性失语，记忆力减退，中枢性面瘫，定位于大脑皮质及锥体束损伤。结合 MRI 示双侧基底节区、侧脑室体旁及额颞枕叶白质内见多发斑片状异常信号灶，部分病灶长轴垂直于侧脑室体部，T_1WI 呈低和稍低信号，FLAIR 部分病灶呈高信号，部分病灶信号被抑制，周围伴少许片状高信号，可定位于皮质下白质改变。

2. **定性诊断**　患者为青年男性，以脑缺血性卒中、进行性痴呆为主要表现，慢性病程，予改善循环、抗血小板聚集治疗后病情有所好转，影像学示皮质下白质病变，基因检测示 *Notch3* 基因突变，皮肤病理诊断微小动脉平滑肌细胞表面出现 GOM，定性为小血管病变，诊断为 CADASIL。

3. **鉴别诊断**

（1）多发性硬化（MS）：常见的自身免疫性神经系统疾病，表现为空间和时间多发性，可出现肢体无力、感觉异常、眼部症状、共济失调等，我国患者多出现视神经和脊髓损害，这些部位的损害在 CADASIL 中非常罕见。大部分多发性硬化患者查脑脊液寡克隆 IgG 带阳性、头颅 MRI 表现为中枢神经系统白质内多灶性损害。该患者以脑缺血性卒中、进行性智能减退为主要表现，血清和脑脊液中均未见异常 IgG 寡克隆条带，头颅 MRI 增强扫描脑内未见明显异常强化灶，结合皮肤病理和基因检测结果均可排除 MS 的诊断。

（2）宾斯旺格病（Binswanger disease）：与 CADASIL 同属脑小血管病（cerebral small vascular diseases，CSVD），也是一种皮质下动脉硬化性血管性疾病，多在中、老年人散发。临床特点为阶梯性发展的痴呆以及反复出现的脑卒中发作，有长期严重的高血压病史。MRI 检查可以发现脑室周围白质弥漫性损害，也可以发现基底节、丘脑、脑干梗死改变，一般无双侧颞极的典型白质损害。外周血管病理检查可以发现高血压小动脉硬化导致的内膜肥厚，但在血管平滑肌细胞表面无 GOM。该患者为青年男性，既往无高血压病史，皮肤病理检查出现典型 GOM，故不考虑该病。

（3）中枢神经系统血管炎：包括原发性和继发性两大类型，一般散发出现，各个年龄均可以发病，主要症状包括认知障碍、头痛和癫痫发作，继发性患者多出现脑外血管炎或其他结缔组织病的临床特点。头颅 MRI 检查可以发现多发性脑缺血性改变伴随强化改变，缺乏双侧颞极白质损害。血管造影发现脑血管串珠样节段性狭窄是诊断此病的标准之一。外周血管平滑肌细胞表面无 GOM。该患者查 ANA、ENA、ANCA、IG 全套等免疫指标无明显异常，可排除免疫系统疾病。

【诊断】

伴皮质下梗死和白质脑病的常染色体显性遗传性脑动脉病（CADASIL）

【诊治过程】

患者入院后予以甲钴胺、呋喃硫胺营养神经，吡拉西坦、银杏达莫注射液及法舒地尔改善脑代谢、活血及扩张脑血管治疗，症状改善明显后出院。

【预后及随访】

患者出院后失随访。目前 CADASIL 的治疗尚无循证医学依据，仍以经验性治疗为主。治疗仍局限于缓解患者的临床症状。本病预后较差，病程呈进行性发展，大多数超过

65 岁的患者最终发展为明显的血管性皮质下型痴呆或严重的认知功能减退。

【讨论】

作为成人最常见的一种以脑卒中（和／或短暂性脑缺血发作（transient ischemic attack，TIA））和痴呆为主要表现的遗传性脑小血管病变，CADASIL 在临床上逐渐被认识和了解，近来更是成为 CSVD 的代表性疾病。

CADASIL 的临床特点为反复发作的脑缺血性小卒中、进行性或阶梯样发展的智能减退以及精神异常，此外约 20%～40% 的患者常在疾病早期出现伴先兆的典型偏头痛。头颅 MRI 检测显示脑深部白质和灰质核团腔隙性脑梗死以及白质脑病，其中双侧颞极的对称性白质损害最为特征性。病理特点是腔隙性脑梗死和大脑白质脱髓鞘改变，而特征性的病理改变是在电镜下发现微小动脉的平滑肌细胞表面出现颗粒状嗜锇物质。CADASIL 的致病基因定位于 19p12 的 Notch3 基因。

在 CADASIL 患者中，反复发生 TIA 和／或缺血性脑卒中是最常见的表现，占患者的 85%。缺乏常见的脑血管病危险因素是 CADASIL 的重要特征之一。卒中几乎发生在皮质下，部位主要在颞叶、顶叶、额叶白质、内囊、外囊、基底节和丘脑。痴呆为第二常见症状，痴呆符合血管性痴呆的诊断标准，以额叶症状和记忆障碍为主要表现，包括注意力下降、动作缓慢、反应迟钝和执行能力下降，近记忆力减退及视空间障碍。伴随着反复发生的皮质下缺血性卒中，认知功能障碍呈阶梯样进展。约 20% 患者有情绪异常，如严重抑郁、淡漠。

CADASIL 的诊断标准为：①发病情况：中年起病，常染色体显性遗传，多无高血压、糖尿病、高胆固醇等血管病的传统危险因素；②临床表现：脑缺血性小卒中发作、认知障碍或情感障碍等表现中的 1 项或多项；③头颅 MRI：大脑白质对称性高信号病灶，颞极和外囊受累明显，伴有腔隙性脑梗死灶；④病理检查：血管平滑肌细胞表面 GOM，或 Notch3 蛋白免疫组化染色呈现阳性；⑤基因检测：Notch3 基因突变。病理和基因检测是诊断 CADASIL 的金标准，满足前 3 条加 4 或 5 为确定诊断；只有前 3 条为很可能诊断；只有前 2 条为可能诊断。国外有专家认为阳性家族史并不是必须具备的条件，因为要考虑到新型突变发生的可能。

目前，对 CADASIL 缺少对因治疗，除了对症处理伴随症状如偏头痛外，治疗的主要目的在于防止或减少急性脑血管事件的发生，改善认知功能，对于前者，可采用适量抗血小板聚集药物，并控制血压，对于后者可采用胆碱酯酶抑制剂改善记忆力。但由于本病是非动脉粥样硬化性血管病变，且本病患者的 MRI 检查中时常发现微小脑出血，因此，急性发病溶栓风险大，应用抗血小板聚集药物可诱发脑出血或使脑出血加重，需要慎重。

（谢心怡　任汝静）

【专家点评】

对于 CADASIL 的确诊需要皮肤病理和基因检测，但并不是所有单位都能实施。因此，如何在临床上想到所就诊的患者存在遗传性小血管病的可能，则是我们需要掌握的：对于缺少明显血管危险因素，已发生或反复发生卒中，并出现痴呆的中青年患者，如果头颅 MRI 提示皮质下白质改变（双侧颞极对称性白质损害）和难以解释的偏头痛，就需要高度怀疑 CADASIL 的可能，有必要进行基因检测和皮肤活检。由于卒中的反复发生和颅内病灶的多发性（类似时间 - 空间多发性），因此，临床上常需要与多发性硬化进行鉴别，该患者入院时首先考虑排除多发性硬化，通过相关脑脊液及影像学检查后，均不支持多发性硬化诊断。

（王刚）

| 参 考 文 献 |

1. CHABRIAT H, JOUTEL A, DICHGANS M, et al.Cadasil[J]. Lancet Neurol, 2009, 8（7）:643-653.

2. HERVE D, CHABRIAT H. Cadasil[J]. J Geriatr Psychiatry Neurol, 2010, 23（4）: 269-276.

3. THAL D R, GRINBERG L T, ATTEMS J. Vascular dementia: different forms of vessel disorders contribute to the development of dementia in the elderly brain[J]. Exp Gerontol, 2012, 47（11）:816-824.

4. 袁云 . CADASIL 的诊断与鉴别诊断 [J]. 中国神经精神疾病杂志 , 2007, 33(11):641-643.

病例 29

以认知障碍发病的伴皮质下梗死和白质脑病的常染色体隐性遗传性脑动脉病

 导读 脑小血管病（cerebral small vascular diseases，CSVD）是由各种原因影响脑小动脉、微动脉、毛细血管、微静脉和小静脉所导致的一系列临床、认知、影像学和病理学表现综合征。CSVD 通常分为散发性和遗传性，后者有明确的基因突变，呈家族聚集性。该患者早期以记忆力下降起病，随后出现性格改变和精神行为异常，进而影响日常生活能力，符合阿尔茨海默病（Alzheimer's disease，AD）的早期特征和临床发展过程。但患者有显著的认知障碍和脑血管病家族史，影像学有脑白质病变、腔隙性脑梗死、微出血和脑萎缩等提示存在脑小血管病特征，是 AD 伴血管因素还是遗传性脑小血管病，作者对临床诊断进行了深入的探讨，通过完善脑血管病基因检测，提示患者存在 *HTRA1* 基因突变，该患者符合伴皮质下梗死和白质脑病的常染色体隐性遗传性脑动脉病（cerebral autosomal recessive arteriopathy with subcortical infarcts and leukoencephalopathy，CARASIL）的诊断。尽管本例患者没有 CARASIL 常见的秃头和急性腰痛，但不能排除对 CARASIL 的诊断。通过对层层剖析，精准诊断，为临床医师提高对遗传性脑小血管病的认识提供了一个很有价值的病例。

【病例简介】

1. **主诉** 记忆力下降 1 年，性格改变、行为异常 6 个月，反应迟缓、定向力下降 2 个月。

2. **现病史** 患者男性，58 岁，1 年前无明显诱因出现记忆力下降，以近记忆力下降为主，有时不能回忆刚刚发生的事，重复提问刚刚问过的事情；有时买东西不能算对账；家人未予重视，未就诊。6 个月前开始出现性格改变及行为异常；脾气暴躁，总因一点小事发脾气；变得非常固执，总按自己的意愿行事，不顾及他人感受，不听从他人建议；与陌生人交谈时好像认识对方，过度交谈；白天困倦，晚上失眠；认为家人让他吃药是害他；反复冲马桶，拾捡垃圾；未就诊。2 个月前两次在家门口迷路，无法自己找回家；去熟悉的地方坐错公交车；反应迟缓，不愿与家人交流，于 2018 年 1 月 2 日就诊笔者所在医院痴呆门诊。

3. **既往史** 高血压病史 7 年，血压最高达 160/100mmHg，平素口服硝苯地平每日 1

次 30mg 口服降压，平素血压 130/80mmHg。否认糖尿病、冠心病病史。脑梗死病史 2 个月，无明显后遗症。否认肝炎、结核、疟疾等传染病病史；否认外伤史；否认输血史；否认食物药物过敏史。

4. 个人史　初中学历，司机。吸烟史 20 年，10 支 /d；偶尔饮酒。

5. 家族史　父母均有记忆力下降的病史。三个哥哥有腔隙性脑梗死病史。

6. 查体　内科查体：正常。神经科查体：神志清楚，主动语言减少，记忆力、计算力、定向力减退，双瞳孔 3mm，光反射（+），眼动正常，无眼震，无复视，双侧鼻唇沟对称，伸舌居中，咽反射（+），颈软，四肢肌力 5 级，肌张力正常，腱反射（++），双侧 Babinski 征（-），双侧浅感觉对称，双侧共济稳准。

7. 辅助检查　血常规、生化全项、血液三项、甲状腺功能、梅毒螺旋体、HIV、风湿免疫全项、肿瘤标志物、尿常规、粪便常规相关检测均正常。尿 AD7c-NTP：0.22ng/ml（参考值 0 ~ 1.5ng/ml）。颈动脉超声示颈动脉硬化。

头颅 MRI 示右侧脑室枕角旁 DWI 稍高信号，考虑梗死灶；双侧小脑、脑桥、双侧丘脑区、双侧基底节区、双侧脑室旁、双侧半卵圆中心、双额及胼胝体腔隙灶及软化灶；双侧基底节、双侧丘脑、右侧颞枕交界、双侧脑室旁、左额及右顶点状 GRE 低信号，考虑含铁血黄素沉积；缺血性脑白质脱髓鞘改变。脑白质病变：Fazekas 分级 3 级（图 29-1）。头颅 MRA 示左侧大脑后动脉 P2 段局限性狭窄；右侧大脑后动脉 P2 段局限性显细。

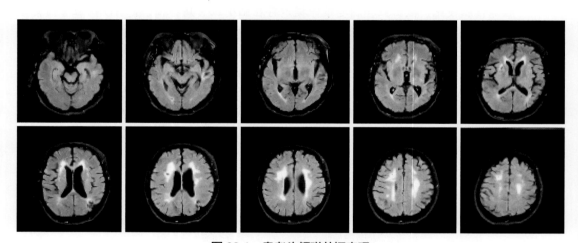

图 29-1　患者头颅磁共振表现

神经心理学评估得分：画钟试验（clock drawing test，CDT）3/5 分，简易精神状态检查（MMSE）10/30 分，蒙特利尔认知评估（MoCA）：7/30 分，神经精神问卷（NPI）22/144 分，NPI- 护理 11/60 分，日常生活活动（ADL）23/80 分，汉密尔顿焦虑量表（HAMA）2/56 分。汉密尔顿抑郁量表（HAMD）4/58 分（表 29-1，基线部分）。

【入院诊断】

认知及行为异常查因：阿尔茨海默病？遗传性脑小血管病？

【临床分析与决策】

1. 定位诊断　根据患者的主诉和病史、体格检查，影像学特征及神经心理量表评估，患者近记忆力减退定位颞叶、海马、边缘系统。性格改变，行为异常定位额叶和颞叶，定向力、计算力下降定位顶叶，语言减少定位额叶、颞叶，广泛认知功能损害及精神行为症状定位大脑皮质边缘系统。患者多领域高级神经功能障碍，可疑大脑皮质及边缘系统受累。

2. 定性诊断及鉴别诊断思路　基于神经系统定性诊断"MIDNIGHTS"原则，结合患者的病史、体格检查、影像学特征及神经心理量表评估结果，神经退行性疾病和血管性认知障碍被划入重点鉴别范围。于是在诊断过程中提出两个问题：

（1）该患者可能是阿尔茨海默病合并血管因素吗？

众所周知，最常见的神经退行性疾病包括阿尔茨海默病、额颞叶痴呆、路易体痴呆、帕金森叠加综合征等，该患者早期以记忆力下降起病，随后出现性格改变和精神行为异常，进而影响日常生活能力，是符合典型阿尔茨海默病的早期特征的。目前研究表明，血管性因素与阿尔茨海默病的发生和发展密切相关。阿尔茨海默病可同时伴有血管性病变，阿尔茨海默病最常见的血管性病变包括脑淀粉样血管病（98%），脑动脉硬化（91%），白质疏松（63.5%），脑梗死（31%～43%），脑出血（7%～13.5%）。该患者既往有脑梗死病史，于是我们首先考虑该患者是否为阿尔茨海默病合并血管因素。

（2）该患者可能是遗传性脑小血管病吗？

同时我们再仔细回顾该患者的病史及病程进展（图29-2），并且详细追问家族史，患者哥哥60多岁时曾有迷路现象，已过世；患者大姐38岁患脑梗死，已过世；患者二姐40岁患脑梗死，已过世；患者弟弟50岁患脑梗死。且患者的头MRI可见近期皮质下小梗死，微出血，腔隙灶和白质病变，符合脑小血管病的影像学表现。于是我们考虑该患者是否为遗传性脑小血管病。遗传性脑小血管病中最常见的是伴皮质下梗死和白质脑病的常染色体显性遗传性脑动脉病（CADASIL），临床表现包括脑卒中发作，认知功能障碍（或痴呆），先兆性偏头痛、情感障碍（抑郁、躁狂、幻觉和妄想）等，由 *Notch3* 基因突变引起。

我们完善了该患者脑血管病基因检测，基因检测结果并未发现 *Notch3* 基因突变，而是发现 *HTRA1* 基因突变（chr10：124221646 c.472+6C ＞ A）。同时完善了脊椎MRI，可见颈椎和腰椎退行性病变（图29-3）。

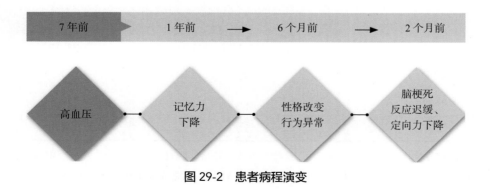

图 29-2　患者病程演变

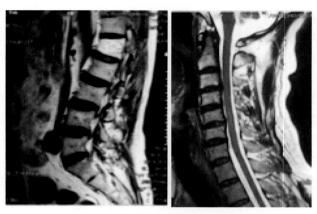

图 29-3　患者颈、腰部磁共振表现

【诊断】

伴皮质下梗死和白质脑病的常染色体隐性遗传性脑动脉病（CARASIL）

【诊治过程】

给予美金刚 5mg 每日 1 次口服，1 周后加量至 10mg 每日 1 次口服维持；奥拉西坦片 0.8g 每日 3 次口服。银杏叶片 0.19g 每日 3 次口服。

【预后及随访】

半年后随访临床表现：患者对家里的事和家人漠不关心，情感淡漠。在妄想、激越、脱抑制、睡眠障碍方面较前无明显变化，而在易激惹、异常行为运动方面程度较前增加。量表评分见表 29-1。

表 29-1　神经心理学评估

量表	基线	半年后随访
MMSE/ 分	10	11
MoCA/ 分	7	6
CDT/ 分	3	3
ADL/ 分	23	23
NPI/ 分	22,11	23,12
HAMD/ 分	4	4
HAMA/ 分	2	2
CDR/ 分	1	2

注：MMSE，简易精神状态检查；MoCA，蒙特利尔认知评估；CDT，画钟试验；ADL，日常生活活动；NPI，神经精神问卷；HAMD，汉密尔顿抑郁量表；HAMA，汉密尔顿焦虑量表；CDR，临床痴呆评定量表。

【讨论】

1. 遗传性脑小血管病　CSVD 在临床上主要以轻度脑卒中（小梗死、脑出血）、认知功能障碍等为突出临床表现。其主要影像学表现包括腔隙性脑梗死、脑白质脱髓鞘、脑微出血及扩大的血管周围间隙和脑萎缩等。CSVD 通常分为散发性和遗传性，后者有明确的基因突变，呈家族聚集性。近年来，关于 CSVD 的单基因病因的报道越来越多，包括 CADASIL、CARASIL、遗传性视网膜血管病伴有白质脑病（retinal vasculopathy with cerebralleukodystrophy，RVCL）、Ⅳ型胶原蛋白 al/a2（COL4A1/COL4A2）相关白质病变、Fabry 病、遗传性淀粉样血管病等，其中以 CADASIL 最为常见，但其确切的发病率尚未明确，CARASIL 比 CADASIL 更为少见（表 29-2）。

表 29-2　CADASIL 与 CARASIL 的鉴别

鉴别点	CADASIL	CARASIL
基因	Notch3 基因突变 常染色体显性遗传	HTRA1 基因突变 常染色体隐性遗传
病理	平滑肌嗜锇颗粒	小动脉硬化玻璃样变
临床表现	脑卒中、认知障碍、偏头痛	脑卒中、认知障碍 秃头和腰痛
影像学	颞极和外囊	弥漫性白质疏松
皮肤活检	确诊意义	无意义

2. CARASIL 的临床表现　CARASIL 于 1965 年由日本学者首先报道的常染色体隐性遗传性疾病。病理学表现与非遗传性缺血性小血管病类似，即小动脉出现动脉粥样硬化伴内膜增厚和胶原纤维沉积、平滑肌缺乏、中膜中层玻璃样变性。目前该病临床诊断基于常染色体隐性遗传方式、临床表现及神经影像改变等，确诊依靠基因诊断。目前遗传学研究表明，该病发病与编码 HTRA1 的基因突变相关。HTRA1 基因位于 10 号染色体（10q25.3-q23.2），其突变会导致 HTRA1 蛋白酶活性丧失，不能抑制转化生长因子（TGF）–β 家族信号转导，导致脑小血管病变。HTRA1 基因是已知的唯一与 CARASIL 相关的基因。临床上以秃头、反复卒中发作、进行性认知水平下降以及腰痛为主要临床表现，颈椎、腰椎 MRI 可见椎体和椎间盘退行性改变。患者多于 10 余岁出现脱发，20～30 岁出现步态异常，20～40 岁出现腰痛，30 岁左右出现情绪改变及进行性认知损害，病程 5～20 年。但本例患者并没有出现秃头的表现，查阅文献后发现，日本学者曾报道的 CARASIL 可不伴脱发家系，在 c.821G＞A（p.R274Q）位点突变，本例先证者及其大哥和二哥均未见有脱发秃头症状。

CARASIL 认知障碍特点呈进展性加重，主要体现在执行功能、定向力（时间、地点）、近记忆力方面受损，常伴情感失控及性格改变等症状，往往比 CADASIL 出现早，有时在发病时或疾病早期即出现有人格改变包括激惹和情感依赖，但很少表现出抑郁。本例患者以记忆力下降及性格改变主诉就诊，既往 1 次腔隙性脑梗死病史，就诊前 1 年出现记忆力下降，就诊前 3 个月进展加重，以至出现两次在家门口散步不能找到回家的路，并出现脾气暴躁，异常固执，经常说平时不说的粗话，出现妄想，坚信家人让他吃药是害他，总是早醒，反复冲马桶，不愿与家人交流等精神行为症状。认知功能评分提示其在视空间与执行功能、命名、语言、抽象、延迟回忆及定向力亚项下降明显，半年随访无明显变化。在神经精神行为方面，半年随访发现患者出现情感淡漠，在妄想、激越、脱抑制、睡眠障碍方面较前无变化，而在易激惹、异常行为严重程度较前增加。

（陈嫄）

【专家点评】

本病例患者以类似阿尔茨海默病的认知障碍起病就诊，既往脑梗死病史，头颅 MRI 可见亚急性期梗死灶，容易让我们首先考虑合并血管性因素的阿尔茨海默病或简单地以血管性痴呆定论，但仔细阅读影像却发现，患者同时存在明显的脑白质病变，家族史中发现哥哥姐姐弟弟均出现脑梗死病史，更引起高度警惕，提示家族性遗传特点，故即完善基因检测以明确诊断。同时根据疾病特点，脊柱 MRI 结果符合该疾病的临床特点。近几年，脑小血管病的研究已成为如今医学界关注的热点，可谓"小血管病引起大问题"，尤其在认知障碍方面的问题，更不容临床医师忽视。该病例提示 CARASIL 病可没有秃头和典型的急性腰痛及发病年龄晚等特点。重视 CARASIL 的临床诊断、完善 CARASIL 基因诊断策略，进一步加强相关基因突变的功能研究，对于本病的诊断与治疗将起到至关重要的作用。基因检测仍是遗传性脑小血管病的金标准，不仅为临床诊断提供确诊依据、降低误诊及漏诊率，而且还将在临床遗传咨询以及提高患者的生活质量等诸多方面起到重要作用。该病例罕见易误诊，可为年轻医师提供一定指导作用，笔者还需进一步完善随访以进一步观察远期认知障碍的变化特点。

（周玉颖）

参考文献

1. DE LA TORRE J. The Vascular Hypothesis of Alzheimer's Disease: A Key to Preclinical Prediction of Dementia Using Neuroimaging[J]. Journal of Alzheimers Disease, 2018, 63(Pt 1):1-18.

2. RINCON F , WRIGHT C B . Current pathophysiological concepts in cerebral small vessel disease.[J]. Frontiers in Aging Neuroscience, 2014, 6(4):24.

3. NOZAKI H, NISHIZAWA M, ONODERA O. Hereditary cerebral small-vessel disease.[J]. Nihon Rinsho Japanese Journal of Clinical Medicine, 2013, 71(3):545.

4. SØNDERGAARD C B, NIELSEN J E , HANSEN C K , et al. Hereditary cerebral small vessel disease and stroke[J]. Clinical Neurology & Neurosurgery, 2017, 155:45.

5. MORETON F C, RAZVI S S, DAVIDSON R, et al. Changing clinical patterns and increasing prevalence in CADASIL[J]. Acta Neurologica Scandinavica, 2015, 130(3):197-203.

6. MAEDA S，NEMOTO K，SUWA N，et al. Clinicopathological confefence on a ease of encephalomalacia (a question of Binswanger's disease) [J]. Saishin Igaku，1965，20:933-940.

7. LEASK A，ABRAHAM D J.TGF-beta signaling and the fibrotic response[J]. FASEB J,2004，18(7):816-

827.

8.　MISHRA A, CHAUHAN G, VIOLLEAU M H, et al. Association of *HTRA1* Mutations and Familial Ischemic Cerebral Small-Vessel Disease[J]. New England Journal of Medicine, 2009, 360(17):1729-1739.

9.　NISHIMOTO Y , SHIBATA M , NIHONMATSU M , et al. A novel mutation in the *HTRA1* gene causes CARASIL without alopecia.[J]. Neurology, 2011, 76(15):1353-1355.

病例 30

以快速进展性痴呆伴行为精神异常发病的脑淀粉样血管变性

导读 脑淀粉样血管变性（cerebral amyloid angiopathy，CAA）是一种常见的小血管疾病，临床特征以痴呆、精神症状、反复和 / 或多发性脑叶出血为主要表现。由于 β 淀粉样蛋白在血管壁内沉积，CAA 是颅内自发性出血的主要原因之一，除出血性脑损伤以外，CAA 也和广泛的脑缺血损伤有关。CAA 既可以独立存在，也可以和阿尔茨海默病共存。本文报道一例以快速进展性痴呆伴行为精神症状（behavioral and psychological symptoms of dementia，BPSD）为主要特征的 CAA。

【病例简介】

1. **主诉** 进行性记忆下降 1 年余，幻视妄想半年余。

2. **现病史** 患者女性，73 岁，小学教育。于 1 年多前开始出现短时记忆下降，主要表现为出门忘记带钥匙、忘记东西放哪儿等，未予重视，记忆功能快速下降，1 年内即出现日常生活能力明显受损，社交、理财不能独立完成，目前已经影响基本生活能力，如独自穿衣困难，有时不能认出丈夫，偶有迷路和尿失禁等。脾气变得暴躁，经常骂人。半年前，患者开始出现幻视和妄想，经常说看到陌生人或已过世的人，怀疑其丈夫有外遇等。发病以来否认肢体无力及震颤等。否认睡眠障碍等。

3. **既往史** 有高血压病史二十余年，血压控制良好。否认糖尿病、心脑血管病病史，否认乙肝、结核等传染病病史，否认肿瘤等慢性病病史。

4. **个人史** 预防接种史不详，否认疫水疫地接触史，否认冶游史，否认烟酒等不良嗜好。

5. **家族史** 其兄有类似病史，具体诊断不详。

6. **查体**

（1）内科系统检查：体温 36.8℃，心率 70 次 /min，血压 135/80mmHg，心、肺和腹部检查未见异常。

（2）神经专科检查：神志清楚，精神尚可，言语欠流利，查体配合，言语理解力差，时间、空间、人物定向力均差，计算力和记忆力下降，详细认知评估无法完成。颈软，双侧瞳孔等大等圆，直径约 0.3cm，对光反射灵敏，双眼球活动自如，无眼震及凝视，双侧鼻唇沟正常，伸舌居中。四肢肌张力正常，四肢腱反射（+），四肢肌力 5 级，双侧病理征阴性，双侧克氏征（-），布氏征（-）。双侧针刺觉对称，双上肢指鼻试验稳准，快速轮替动作准确，双下肢跟膝胫试验稳准，步态尚可，闭目难立征（-）。

7. 辅助检查

（1）实验室检查：血常规、肝肾功能、血脂、血糖、电解质、叶酸、维生素 B_{12}、甲状腺功能、肿瘤坏死因子、白细胞介素 5 项、肿瘤标志物等均正常。梅毒螺旋体和 HIV 检测阴性。

（2）头颅 MRI：SWI 示颅内皮质、皮质下和基底节区多发斑点样低信号灶，考虑微出血灶可能。脑内多发腔隙性脑梗死和广泛白质病变，右侧脑室后角旁点状偏急性腔隙性脑梗死灶。内侧颞叶轻度萎缩（图 30-1）。

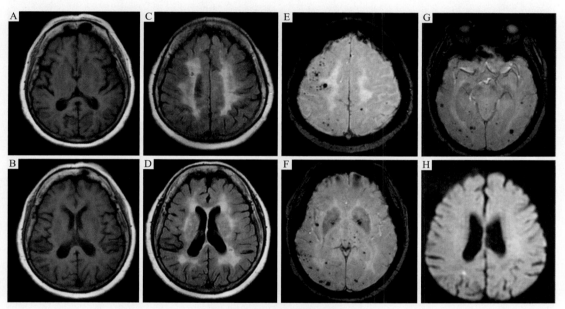

图 30-1　头颅 MRI 表现

A、B.T_1WI；C、D：T_2-FLAIR 序列；E、F、G.ESWAN 序列；H.DWI 序列。

（3）PET/CT 检查：提示双侧顶叶、双侧后扣带回、双侧枕叶、右侧额叶 FDG 代谢弥漫性减低（图 30-2）；额叶、颞叶、顶叶、扣带回及枕叶皮质淀粉样蛋白异常沉积（图 30-3）。

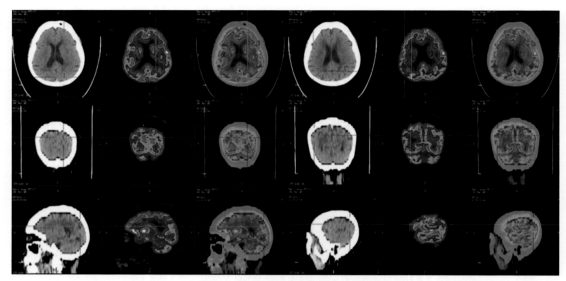

图 30-2　^{18}F-FDG 葡萄糖脑代谢显像

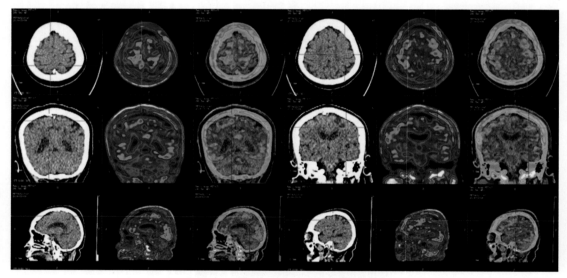

图 30-3　^{18}F-AV45 β 淀粉样蛋白显像

8. 入院诊断　脑淀粉样血管变性（CAA）；高血压。

【临床分析与决策】

该患者的临床表现可概括为快速进展性的认知障碍，且已经影响日常生活能力，达到痴呆的临床诊断标准。同时伴有以视幻觉和妄想为主的行为精神症状（BPSD），体格检查无特殊异常。

根据修订版的波士顿诊断标准 v1.5：确诊 CAA 须依靠脑组织病理活检或者尸检。很可能的 CAA 标准如下：临床表现、MRI 或 CT 检查发现局限于脑叶、皮质或皮质下多灶性出血（颅内出血、微出血，包括小脑出血）或单个脑叶、皮质/皮质下区域的单发出血以及局灶或播散性的皮质铁血黄素沉积；年龄 ≥ 55 岁；排除其他引起出血的原因。影像已经成为临床诊断 CAA 非常重要的工具。微出血的部位对病因有提示作用，皮质可能和软脑膜血管 CAA 相关，深部可能和高血压、糖尿病等导致的穿支脑小血管病变相关。本例患者为老年女性，头颅 MRI 表现为广泛的脑内微出血，部位以皮质 - 皮质下为主，基底节也存在，提示可能为 CAA 和高血压共同所致，且以前者为主。根据上述标准，本病例诊断为很可能的 CAA。

患者还发现存在中重度、对称性白质病变。相对于健康老年人或阿尔茨海默病患者，CAA 患者的脑白质病变也更为严重，并可引起急性缺血性卒中，本例患者 MRI 即发现无症状脑室旁亚急性腔隙性脑梗死灶。

据报道，与 AD 患者类似，CAA 患者的 PET/CT 分子显像可有广泛的淀粉样蛋白沉积，但 AD 患者枕叶沉积较少，而 CAA 枕叶沉积更占优势。本例患者的淀粉样蛋白显示广泛沉积在多个脑叶，也倾向支持 CAA。

【诊断】

很可能的 CAA

高血压

【诊治过程】

目前尚无针对 CAA 特异性治疗的高级别证据。明确诊断后，主要治疗措施是明确病因，预防或治疗偶发和复发出血事件，避免诱发出血的各种因素。基于此，我们对患者采取的治疗决策如下：① MRI 显示右侧脑室后角旁偏急性腔隙性脑梗死，病因考虑为 CAA，抗栓药物的应用可能会增加出血的风险，故不予抗栓治疗，嘱患者 3 个月后复查 MRI，密切监测 CAA 相关的脑血管事件；②该患者有高血压病史，故嘱患者严格控制血压在 130/80mmHg 以下，避免激动、用力等诱因，预防脑出血；③认知障碍和 BPSD 症状，可予促智药物和间断性非典型抗精神病药物进行治疗。

【预后及随访】

患者随访中，认知障碍仍有加重，精神症状部分控制，没有新发脑血管事件。

【讨论】

CAA 是老年人常见的病理改变。国外有尸检发现，在 70 岁以上的老年人中，CAA 发病率大约可达 25%，在痴呆患者中，其患病率更高达 50% ~ 80%。CAA 是以淀粉样蛋白在皮质小血管和软脑膜血管的血管壁中沉积为特点的病变，较少出现在皮质的毛细血管中。轻度 CAA 主要为少量淀粉样蛋白沉积于皮质下小血管及软脑膜中。中 - 重度 CAA，大部分动脉及小动脉都会有淀粉样蛋白沉积，严重时，动脉中层弹力层完全被淀粉样蛋白所代替，导致中层薄弱，血管脆性增加，继而出现血管扩张、微动脉瘤形成甚至破裂出血。近年来研究发现多种 CAA 相关血管病变，包括双腔样改变、微动脉瘤形成、纤维素坏死、葱皮样血管、淋巴细胞浸润，微小动脉以及血管内膜玻璃样变等，常见于重度 CAA 患者，可引起严重管腔狭窄，使 CAA 及其相关疾病的发生率均增加。

CAA 临床表现较复杂，缺乏特异性。轻度 CAA 常存在于正常老年人脑中而不表现出任何症状，重度 CAA 可表现为反复和 / 或多发的脑叶出血、快速进展性认知功能减退和痴呆以及短暂性局灶性神经功能症状和体征（transient focal neurological symptoms and signs，TFNSS），TFNSS 有时类似偏头痛视觉先兆、部分运动癫痫样发作或短暂性脑缺血发作，但其潜在病因可能是皮质渗血、微梗死或凸面蛛网膜下腔出血等。

目前，诊断 CAA 主要参考修订版的波士顿诊断标准 v1.5。临床上确诊 CAA 主要依靠脑组织病理活检或者尸检，但很难实现。MRI SWI 序列能敏感地识别各个时期的出血灶，发现微出血的分布范围。大量的脑叶微出血，尤其是在排除深部微出血和微出血的其他病因（如高血压、CADASIL 等）情况下，被看作是 CAA 影像学的一个典型特征。

CAA 也常导致微梗死和脑白质病变。微梗死主要出现在皮质和皮质下脑叶，常在重度 CAA 中出现。白质高信号的体积会随着时间增加较迅速，可在 1 ~ 2 年中，增加约 18%，其机制之一可能是由于淀粉样蛋白的负荷较多导致血管闭塞和脑灌注减低造成。2016 年有学者提出了基于临床和影像的"很可能的 CAA 相关炎症（CAA related inflammation，CAA-ri）"修订的诊断标准，该标准中 MRI 特征描述为：单发或多发白质高信号，非对称性并延伸至皮质下白质，且并非以往脑出血导致，并提出对此类患者可以试验性应用免疫抑制剂治疗。

对于新诊断的 CAA 相关出血，在治疗上，与其他原因脑出血的内科治疗大体相似。CAA 并发 TIA 或脑梗死者，按缺血性卒中相应原则处理，但不建议使用抗血小板聚集药、抗凝药及溶栓药。伴有痴呆者可应用胆碱酯酶抑制剂及抑制兴奋性氨基酸制剂等。

（陆佩文　俞羚）

【专家点评】

本例患者影像白质病变较为对称，临床症状中也没有明显头痛、意识水平下降、癫痫、局灶神经系统体征等证据，因此没有诊断为很可能 CAA-ri，未给予免疫抑制治疗。尽管存在亚急性脑梗死，但考虑和 CAA 相关性较大，故不应用抗栓药物，并建议患者今后发生缺血性血管事件，也要慎用抗栓药物，同时严格控制高血压。

CAA 可能导致老年人皮质出血、皮质或皮质下微梗死、蛛网膜下腔出血（大脑凸面）、TFNSS 和 CAA-ri 等，而这些事件都会加速 CAA 认知障碍和痴呆的进程。

临床启示：①对老年人发生血管性事件，特别是没有明显常见血管危险因素的患者，条件允许，排除 CAA，进行个性化的病因诊断和治疗；②对于老年认知障碍的患者，如果急速进展，不能用退行性病变的病程特点解释，要进一步排除血管、炎症等共病因素。

（徐群）

｜参考文献｜

1. YAMADA M. Cerebral amyloid angiopathy: emerging concepts[J]. J Stroke, 2015, 17(1): 17-30.

2. WARDLAW J M, SMITH E E, BIESSELS G J, et al. Neuroimaging standards for research into small vessel disease and its contribution to ageing and neurodegeneration[J]. Lancet Neurol, 2013, 12(8): 822-838.

3. HUANG C Y, HSIAO I T, LIN K J, et al. Amyloid PET pattern with dementia and amyloid angiopathy in Taiwan familial AD with D678H APP mutation[J]. J Neurol Sci, 2019, 398: 107-116.

4. CHARIDIMOU A, FROSCH M P, AL-SHAHI SALMAN R, et al. Advancing diagnostic criteria for sporadic cerebral amyloid angiopathy: Study protocol for a multicenter MRI-pathology validation of Boston criteria v2.0[J]. Int J Stroke, 2019, 14(9): 956-971.

5. YAMAGUCHI H, YAMAZAKI T, LEMERE C A, et al. Beta amyloid is focally deposited within the outer

basement membrane in the amyloid angiopathy of Alzheimer's disease. An immunoelectron microscopic study[J]. Am J Pathol, 1992, 141(1): 249-259.

6. PEZZINI A, DEL ZOTTO E, VOLONGHI I, et al. Cerebral amyloid angiopathy: a common cause of cerebral hemorrhage[J]. Curr Med Chem, 2009, 16(20): 2498-2513.

7. CHEN Y W, GUROL M E, ROSAND J, et al. Progression of white matter lesions and hemorrhages in cerebral amyloid angiopathy[J]. Neurology, 2006, 67(1): 83-87.

8. AURIEL E, CHARIDIMOU A, GUROL M E, et al. Validation of clinicoradiological criteria for the diagnosis of cerebral amyloid angiopathy-related inflammation[J]. JAMA Neurol, 2016, 73(2):197-202.

病例 31

以快速进展性痴呆发病的谷氨酸脱羧酶抗体相关性脑炎

导读 快速进展性痴呆（rapidly progressive dementia，RPD）是一种快速的、逐渐加重的认知功能障碍。有别于传统的痴呆，RPD进展非常迅速，通常3个月左右达到高峰。潜在的疾病谱系也与传统的痴呆有很大的不同。自身免疫性脑炎（包括谷氨酸脱羧酶抗体相关性脑炎）是RPD重要的原因之一，且可治、可逆。在临床诊治过程中，需要先考虑可治性疾病。谷氨酸脱羧酶抗体相关的临床综合征还包括僵人综合征（stiff person syndrome，SPS）、快速进展性脑脊髓炎伴强直和阵挛（progressive encephalomyelitis with rigidity and myoclonus，PERM）等。

【病例简介】

1. **主诉** 进行性记忆下降3个月。

2. **现病史** 患者女性，46岁。3个月前无明显诱因下出现记忆力减退，无法回忆刚刚做过的事情，对即时发生的事件转瞬就忘记。2个月前，症状逐渐加重。家人发现患者精神行为怪异；时常半夜起床，独自站立，自言自语；易兴奋和激惹，时常不能控制情绪和脾气。1个月前，患者计算能力也出现减退，日常生活能力受到影响。当地医院行脑电图检查发现弥漫性背景节律异常，考虑病毒性脑炎，予以阿昔洛韦等常规抗病毒治疗，效果不佳。于2014年6月以"中枢神经系统感染"收治入院。追问病史，患者自25岁起，就发现血糖增高，最高值25～30mmol/L，被诊断为糖尿病，但具体类型不详。口服降糖药物，未用胰岛素治疗。发病前，无明显呼吸道感染，腹泻病史；发病以来无发热、头痛、盗汗。睡眠饮食不受影响，体重无变化，二便正常。

3. **既往史** 糖尿病20余年。

4. **个人史** 长期居住生活于原籍，否认疫区疫水接触史。足月产，出生评分好。未婚未育。月经史：3～4天，28天为1个周期。

5. **家族史** 无家族相关性疾病史。

6. **查体**

（1）内科系统体格检查：体温37℃，脉搏82次/min，呼吸16次/min，血压110/68mmHg，心、肺、腹检查无异常。

（2）神经系统专科检查：精神智能检查：神志清楚，反应迟钝，复杂问题无法理解，查体合作，计算能力下降。瞬时记忆力下降：皮球、国旗、树木三个问题，5分钟后均不能回忆。MMSE 评分 16 分。命名尚可，阅读、书写、运用功能尚可。脑神经：双眼各方向运动正常，双瞳孔等大等圆，直径 3mm，对光反射灵敏，下颌反射（-）。双侧鼻唇沟对称，伸舌居中，无舌肌萎缩、纤颤。眼底检查：无视网膜色素变性。感觉系统：浅、深感觉及皮质复合感觉正常。运动系统：四肢肌张力正常，肌力 5 级。反射：双侧肱二头肌、肱三头肌、桡骨膜、膝、踝反射均（+++）。病理征：阴性。共济运动：双侧指鼻试验、跟膝胫试验完成差。步态：步态基本正常。脑膜刺激征：阴性。

7. 辅助检查

常规实验室辅助检查：血常规，肝肾功能，电解质，血脂、血清铁，尿常规均正常。甲状腺功能全套提示 TPO 抗体 463μIU/ml ↑。血气分析正常。空腹血糖 14mmol/L ↑，餐后 2 小时血糖 23mmol/L ↑。免疫学：P-ANCA 阴性（-），C-ANCA 阴性（-），Ⅰ型胶原羧基端肽 β 特殊序列、总Ⅰ型前胶原氨基末端肽、铁蛋白、CA125、CA153、CA199、癌胚抗原、AFP、CEA、NSE、细胞角蛋白、甲状旁腺素、黄体生成素、促卵泡激素、雌二醇、骨钙素均为正常范围。抗核抗体阴性（-），抗 RNP/Sm 抗体阴性（-），抗 Sm 抗体阴性（-），抗 SSA 抗体阴性（-），抗 SSB 抗体阴性（-），抗 SCL-70 抗体阴性（-），抗 Jo-1 抗体阴性（-）。循环免疫复合物、类风湿因子、抗链球菌溶血素 O、IgG、IgA、IgM、转铁蛋白、甲状旁腺素、C 反应蛋白均正常。HIV 抗体阴性，梅毒螺旋体 RPR 阴性。

脑脊液检查：压力 160mmH₂O。细胞数、蛋白、糖、氯化物均正常范围。脑脊液 HSV1 型和 2 型病毒 PCR 检测（-）。

脑电图：非特异性慢波，未见"delta-brush"。

头颅 CT、心电图未见异常。

头颅 MR 平扫 + 弥散成像：双侧颞叶内侧 T_2 FLAIR 高信号（图 31-1）。

自身免疫抗体检测：脑脊液抗 Hu、Yo、Ri、Ma2、CRMP5、amphiphysin、GABABR、AMPAR、DPPX、VGKC、LGI1、Ma2、Glycine R 抗体均阴性。抗 NMDAR（-）。血清水通道蛋白抗体（-）。脑脊液和血清谷氨酸脱羧酶（glutamic acid decarboxylase）GAD 65 抗体（+）。

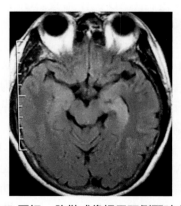

图 31-1　患者头颅 MR 平扫 + 弥散成像提示双侧颞叶内侧 T_2 FLAIR 高信号

8. 入院诊断　快速进展性痴呆查因。

【临床分析与决策】

此患者最大特点是 RPD，临床分析思维应当聚焦 RPD 的鉴别。VITAMIN 原则，即脑血管病（vascular，V）、感染（infectious，I）、中毒/代谢（toxic-metabolic，T）、自身免疫性脑炎（autoimmune，A）、肿瘤（metastasis，M）、医源性（iatrogentic，I）、神经系统变性病（neurodegenerative，N）、系统性疾病/癫痫（systemic/seizures，S），是非常好的记忆方法。但是，建议临床医师需要有"先考虑可治性疾病"的思维。在 RPD 中，能够治疗的疾病最常见于感染（比如梅毒螺旋体感染导致的快速进展性痴呆）、自身免疫性疾病（如自身免疫性脑炎和其他结缔组织疾病）、代谢（比如维生素 B_1，维生素 B_{12} 缺乏等）。这些疾病如果及时治疗，时常能够有效地控制。尽管 CJD 也是 RPD 的原因之一，但是预后不佳。所以，进一步决策需要首先针对这些可治性的 RPD 疾病进行筛查。同时，值得注意的是，本例患者有很长时间的高血糖，控制不佳，能否与 RPD 共同原因解释？

1. 定位诊断

（1）该患者系中年女性，主要表现是进行性加重的认知功能障碍、记忆力下降，故定位在颞叶内侧边缘系统。

（2）患者有人格改变，精神行为异常，易激惹和兴奋，情绪控制不佳，故额叶内侧受累不能除外。

（3）查体发现患者双侧共济运动差，故小脑皮质和齿状核可能受累。

2. 定性诊断

（1）亚急性起病，考虑非特异性感染或脑病。该患者属于 RPD 范畴。所以，鉴别诊断的思路也可以围绕 RPD 展开。

（2）脑脊液基本正常排除细菌、真菌感染。病程太长，不考虑常见病毒的感染。倾向于自身免疫性脑病。

（3）定位在颞叶内侧边缘系统以及额叶。

（4）该女性患者长期血糖增高实为 1 型糖尿病。结合患者有 1 型糖尿病，边缘性脑炎/脑病以及小脑共济失调，需要进行 GAD 抗体筛查。GAD 抗体自身免疫性脑炎/脑病是肿瘤相关性最不密切的自身免疫性脑炎。

3. 鉴别诊断

（1）颅内感染性疾病：如单纯疱疹病毒（HSV）、HIV、梅毒螺旋体引起的颅内感染性疾病，此类疾病可治，实验室检查是诊断的关键，表现为血清或脑脊液的抗体检测，如 HIV、RPR（血梅毒快速血浆反应）、TPPA（梅毒螺旋体特异性抗体）为阳性。本例患者相关抗体检测均为阴性，故排除。

（2）其他自身免疫性脑炎：包括 Hu、Yo、Ri、Ma2、CRMP5、amphiphysin、GABAbR、AMPAR、DPPX、VGKC、LGI1、Ma2、Glycine R、NMDAR 等抗体脑炎。几乎所有类型的自身免疫性脑炎都可以引起快速进展性认知功能障碍。最为重要的鉴别是相关抗体的检测结果，本例患者血清和脑脊液 GAD 抗体阳性，其他相关抗体均为阴性，故排除。

（3）系统性自身免疫性疾病相关性脑病：如红斑狼疮、干燥综合征、类风湿关节炎等，此类疾病一般有全身其他系统的临床表现，如皮肤、肾脏、关节等，再结合相关的抗体的检测结果，鉴别不难。但部分患者以神经系统症状首发，以后再出现其他系统的症状。该患者缺乏其他系统的临床表现，相关抗体如 ANA、SSA 等抗体为阴性，目前排除。

（4）代谢性疾病如维生素 B_1、维生素 B_{12} 缺乏；中毒性疾病；快速进展的肿瘤（包括淋巴瘤和胶质瘤等）目前都不符合，故排除。

【诊断】

谷氨酸脱羧酶抗体相关性脑炎

【诊治过程】

尽快进行免疫治疗对于疾病的预后至关重要。一线推荐使用人免疫球蛋白 IVIG 0.4g/（kg·d），连续使用 5 日或采用血浆交换。大剂量激素如甲泼尼龙 500 ~ 1 000mg 每日 1 次静脉滴注，3 ~ 5 日后减量至停药。该患者经过激素和静脉丙种球蛋白治疗后认知功能有明显改善，目前小剂量激素维持中。但是该患者有糖尿病，在激素使用过程中，需要密切监测血糖。一线的免疫治疗无效或效果不理想的患者可以考虑采用二线治疗，包括利妥昔单抗、环磷酰胺等。其他药物包括硫唑嘌呤和吗替麦考酚酯。

【预后及随访】

GAD 抗体自身免疫性脑炎通常对免疫治疗敏感，但可能需要长期维持治疗。激素减量过快可能引起疾病的复发。但是 GAD 抗体导致的 PERM 预后不佳。GAD 抗体合并肿瘤风险较低，但常规的肿瘤筛查仍然必要。

【讨论】

谷氨酸脱羧酶（GAD）抗体相关综合征也称 GAD 抗体谱系疾病，是一组与 GAD 抗体密切相关的神经综合征，与肿瘤关系不密切。但患者可以合并 1 型糖尿病。临床表现为经典的边缘性脑炎，快速进展的认知功能障碍、癫痫、亚急性起病的小脑共济失调，急性或亚急性进展性脑脊髓炎伴强直和阵挛（PERM）或僵人综合征中的一种或几种表现。临床诊断主要依靠血清和脑脊液 GAD 抗体的检测，阳性率为 90%。尤其对于脑病症候群又同时伴有不明原因糖尿病的患者要注意筛查 GAD 抗体。GAD 抗体相关综合征对于激素和免疫球蛋白治疗有效。对于躯干强直、痛性痉挛的患者如怀疑合并僵人综合征，可以行肌电图明确，治疗可以加用苯二氮䓬类药物如地西泮控制痉挛。

谷氨酸脱羧酶（GAD）是位于细胞内的靶抗原，抗 GAD 自身免疫性脑炎的发生机制可能与酶活性异常有关。但也有学者持不同意见，他们认为 GAD 抗体不具备致病性，原因在于在患者观察中，症状的好转与 GAD 抗体滴度不一定有关联，而且 GAD 抗体不容易被清除。与细胞内肿瘤神经抗原不同，GAD 抗体阳性的自身免疫性脑炎似乎是与恶性肿瘤关系最不密切的自身免疫性脑炎，且对免疫治疗敏感，但更倾向复发。GAD 抗体阳性还可以见于 SPS，亚急性小脑性共济失调和 1 型糖尿病。如果患者同时存在自身免疫性脑炎症状和难以控制的糖尿病时，应当筛查 GAD 抗体。

其他类型的细胞内抗原包括细胞内肿瘤神经抗原 Hu、Yo、Ri、Ma2、CRMP5 和非肿瘤的抗原 amphiphysin。抗 Hu 主要与边缘性脑炎、脑脊髓炎、感觉神经节病相关，主要是由肺小细胞癌引起的。抗 Ri 和 Yo 主要导致亚急性小脑共济失调，多与妇科恶性肿瘤相关。抗 Ma 2 蛋白主要见于男性性腺恶性肿瘤如睾丸癌。其临床表现有一定的特异性。主要是边缘叶脑炎，下丘脑和高位脑干的对称受累（图 31-2）。临床以进展性认知功能障碍，睡眠过多，猝倒发作（cataplexy）和显著的运动过少为特征。

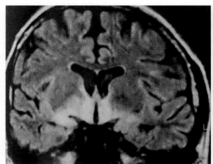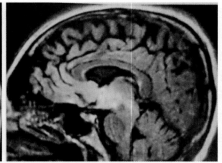

图 31-2　抗 Ma2 自身免疫性脑炎头颅 MRI 典型表现

下丘脑和高位脑干的对称受累。

值得关注的是，本例患者甲状腺过氧化物酶抗体（TPO）抗体也升高，为什么不考虑桥本脑病？事实上，这两者很难区分。一元论的原则更支持 GAD 抗体相关综合征即边缘性脑炎＋小脑共济失调＋1 型糖尿病。研究报道，在 GAD 抗体相关综合征患者中，桥本甲状腺炎发生率在 20%～40%。似乎很难明确哪种抗体才是神经元损伤的真正元凶，或是两者皆有作用。从临床表现来看，桥本脑病很少直接导致小脑共济失调，也不会导致 1 型糖尿病；此外，该患者血液中 TPO 抗体的滴度不是很高，并未超过 1 000μIU/ml，文献报道的桥本脑病，TPO 抗体滴度多超过 1 000μIU/ml。此外，该患者血清和脑脊液 GAD 抗体均阳性也支持 GAD 抗体谱系疾病的诊断。其实，对疑似桥本脑病的患者也应当筛查 GAD 抗体，排除 GAD 抗体谱系疾病的可能。

【总结】

自身免疫性脑炎研究发展得很快。抗体谱不断地被拓宽。2019 年，Mandel-Brehm 等在 *N Engl J Med* 发表一组全新的自身免疫性脑炎抗体——精原细胞瘤相关副肿瘤性脑炎中的 Kelch 样蛋白 11（KLHL11）抗体。抗 KLHL11 脑炎患者的临床特点是脑干脑炎和共济失调、抗 Ma2 抗体阴性、免疫治疗有效。足以见得，自身免疫性脑炎发展的速度。但是自身免疫性脑炎的致病机制目前还不完全清楚。如果抗体针对的是细胞表面的受体，则致病性能够确定；但是如果抗体针对的抗原是细胞内的靶抗原，如 GAD 等，那么，抗体的致病机制有待进一步的研究。

（陈晟）

| 参考文献 |

1. BORONAT A, GELFAND J M, GRESA-ARRIBAS N, et al. Encephalitis and antibodies to dipeptidyl-peptidase-like protein-6, a subunit of Kv4.2 potassium channels[J]. Ann Neurol，2013,73(1):120-128.

2. FAUSER S, UTTNER I, ARIÑO H, et al. Long latency between GAD-antibody detection and development of limbic encephalitis--a case report[J]. BMC Neurol，2015，15:177.

3. FOUKA P, ALEXOPOULOS H, AKRIVOU S, et al. GAD65 epitope mapping and search for novel autoantibodies in GAD-associated neurological disorders[J]. J Neuroimmunol，2015，281:73-77.

4.　MARKAKIS I, ALEXOPOULOS H, POULOPOULOU C, et al. Immunotherapy-responsive limbic encephalitis with antibodies to glutamic acid decarboxylase[J]. J Neurol Sci，2014，343(1-2):192-194.

5.　LOPEZ-SUBLET M, BIHAN H, REACH G, et al. Limbic encephalitis and type 1 diabetes with glutamic acid decarboxylase 65 (GAD65) autoimmunity: improvement with high-dose intravenous immunoglobulin therapy[J]. Diabetes Metab，2012，38(3):273-275.

6.　AKMAN C I, PATTERSON M C, RUBINSTEIN A, et al. Limbic encephalitis associated with anti-GAD antibody and common variable immune deficiency[J]. Dev Med Child Neurol，2009，51(7):563-567.

病例 32
以快速进展性痴呆及严重失眠发病的家族性致死性失眠症

 导读 本文呈现一例临床表现为快速进展性痴呆，伴有严重失眠、睡眠期间出现特殊喉鸣声及不自主运动，最终经基因检测确诊为家族性致死性失眠症（fatal familial insomnia，FFI）的病例。如何正确识别 FFI 是临床医师面临的挑战，本病例提高了对 FFI 临床特征、辅助检查及诊断标准的认识。

【病例简介】

1. **主诉** 认知障碍 6 个月，失眠伴精神行为异常 4 个月。

2. **现病史** 患者入院前 6 个月出现了智能下降，表现为烦躁，注意力不集中，近期记忆明显下降，听不进别人说的话，忘记刚刚发生的事情，经常找不到东西。4 个月前出现抑郁症状，有自杀倾向，同时出现了严重的失眠，表现为夜间不易入睡，睡眠浅，易醒，多梦，睡眠时自语，白天易困、经常小睡。睡眠中有摸索、穿针引线样动作、下肢有不自主运动，伴有喉鸣音。病情进行性进展，出现幻听、幻视，听到家人和他说话，看到玉米、小麦等不存在的物体，记忆力下降进行性加重，不认识家人，定向力障碍，不知道自己在什么地方。就诊于当地精神病医院，诊断"不伴有精神症状的重度抑郁发作"，经药物治疗后无效。近 1 个月来患者出现走路不稳，容易摔跤，出汗较前明显增多，体重减轻 20kg，为系统诊治而入院。

3. **既往史** 患者入院前 8 个月出现上呼吸道感染症状，表现为咳嗽、咳白痰，无发热，当地医院诊断为"支气管炎"，经药物治疗后症状无好转。发现"高血压"病史 10 个月，血压最高达 180/110mmHg。否认糖尿病、冠心病病史。

4. **个人史** 生于原籍，无外地久居史，无血吸虫病疫接触史，无地方病或传染病流行区居住史，无毒物、粉尘及放射性物质接触史，生活规律，无吸烟、饮酒史。已婚，配偶健康，无冶游史。

5. **家族史** 患者父亲 76 岁因"脑梗死"去世；母亲健在；患者哥哥有类似症状，约在发病 1 年去世。患者家系图见图 32-1。

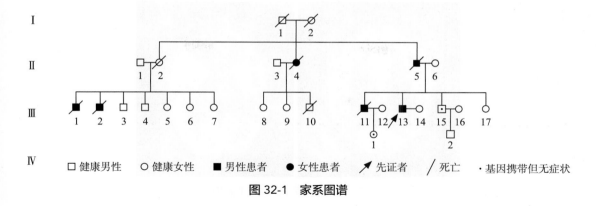

图 32-1　家系图谱

6. **查体**　心率 98 次 /min，血压 157/108mmhg，神志清楚，淡漠，反应迟钝，时间和地点定向力障碍，人物定向力尚可，记忆力、计算力、理解判断力均差。脑神经正常，双侧上肢肌力 5 级，双下肢肌力 5 级，左侧上肢肌张力增高，余肢体肌张力正常，四肢腱反射活跃，左侧 Babinski 征可疑阳性。行走步基宽，需要搀扶，一字步行走不能。白天思睡，可见双手摸索和双下肢不自主活动。神经心理学量表 MMSE、MoCA 均不能配合完成。

7. **辅助检查**　血常规、动态红细胞沉降率、生化全项 + 同型半胱氨酸、维生素 B$_{12}$、叶酸、肿瘤全项、甲状腺功能　全项、糖化血红蛋白、风湿三项 + 免疫五项、自身免疫性抗体等指标均未见异常。

腰穿脑脊液压力 170mmH$_2$O（1mmH$_2$O=0.009 8KPa），白细胞计数 1×10^6/L，蛋白、葡萄糖、氯化物水平均正常，涂片找菌、墨汁染色找隐球菌、找抗酸杆菌均未找见，自身免疫性抗体、脑脊液 TORCH 8 项、寄生虫抗体、布鲁氏菌虎红实验、血和脑脊液副肿瘤抗体、血和脑脊液寡克隆区带均阴性。

头颅 MRI：头颅平扫未见异常信号，有轻度脑萎缩（图 32-2）。

^{18}F-FDG-PET：双侧大脑皮质，尾状核头、丘脑代谢重度减低（图 32-3）。

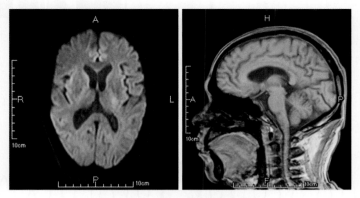

图 32-2　患者头颅磁共振表现

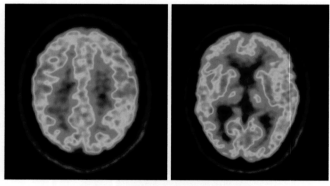

图 32-3　患者 ^{18}F-FDG-PET 表现

　　脑电图：全导联低 - 中幅慢波，无周期性三相波，无癫痫波。

　　睡眠多导图（polysomnography，PSG）（图 32-4）示：睡眠效率降低，睡眠潜伏期正常，睡眠中觉醒时间增多，觉醒次数增多。睡眠结构紊乱，N1 期和 N2 期比例增高，N3 期和 REM 期比例降低，REM 潜伏期延长。睡眠监测中未见异常行为发作。睡眠监测中未见周期性腿动事件。REM 睡眠期可见异常肌电活动增高。

　　基因检测：PRNP 基因分析示该样本在此基因外显子区域发现一处杂合突变：c.532G > A（胞嘧啶 > 胸腺嘧啶），导致氨基酸改变 p.D178N（天冬氨酸 > 天冬酰胺）（图 32-5）。由中国疾病预防控制中心病毒预防控制所提取患者脑脊液 14-3-3 蛋白进行蛋白质印迹电泳，结果显示 14-3-3 蛋白阴性。

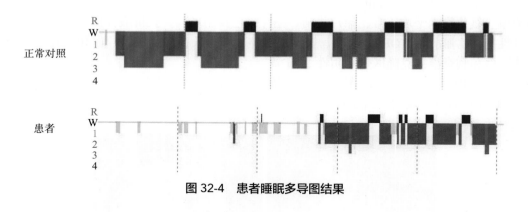

图 32-4　患者睡眠多导图结果

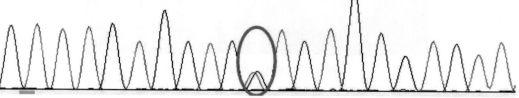

图 32-5　患者基因检测结果

8. **入院诊断**　家族性致死性失眠症（fatal familial insomnia，FFI）。

【临床分析与决策】

本例患者临床表现为快速进展性痴呆（rapidly progressive dementia，RPD）。RPD 是一类进展快速的痴呆综合征，病因复杂，临床表现多样，常见病因包括朊蛋白病、中枢神经系统感染性疾病、自身免疫病、颅内占位性病变等。其早期诊断困难，容易漏诊和误诊。部分病因呈可逆性，早期诊断对 RPD 的预后至关重要。本例患者除了 RPD，最突出临床表现为药物不能改善的失眠，这种失眠称之为器质性失眠，睡眠中伴有特征性的喉鸣音和不自主运动，精神症状，幻觉，此外还有多汗，心率增快，呼吸不规则，高血压等自主神经功能紊乱。该患者临床症状较多，特异性低，且初期的问诊中容易忽略失眠，自主神经损害等症状，造成误诊及漏诊。先后诊断为呼吸系统疾病和精神疾病，给患者带来了不必要的药物治疗和经济损失。就诊首都医科大学宣武医院后经过腰穿、影像学检查排除了中枢神经系统感染性疾病、自身免疫病、颅内占位性病变等疾患，将诊断指向了朊蛋白病中的一类疾病——FFI，最终经基因检测确诊。由于 FFI 临床特征的异质性，且各种诊断方法的敏感度较低，给早期诊断带来很大困难。

【诊断】

家族性致死性失眠症（fatal familial insomnia，FFI）

【诊治过程】

入院后该患者未给予特殊治疗，给予营养脑细胞、维生素营养神经及奥氮平改善精神症状等措施，症状未得到明显改善。

【预后及随访】

电话随访：患者死亡，从发病到死亡整个病程 10 个月。

【讨论】

家族性致死性失眠症（fatal familial insomnia，FFI）是一种罕见的致命的遗传性朊蛋白病，核心的临床表现为：睡眠障碍、进行性智能下降、自主神经功能损害等。该病罕见且其临床症状无特异性，故早期识别困难，易误诊及漏诊。国外研究已报告了 50 个家庭 100 多例 FFI 病例，报告的病例大部分来自欧洲，特别是意大利、西班牙和德国。我国尚未有大样本病例报道，截至目前总共报道 10 余例，其中大部分为个案报道。2019 年笔者团队报道了 8 例 FFI 患者，对其临床特征进行了详细的总结。

FFI 一般亚急性起病，呈快速进展病程。文献报道我国患者的发病年龄从 21 岁到 68 岁不等，平均发病年龄 46.5 岁。本例患者亚急性起病，发病年龄 49 岁，与文献报道一致。研究提示中国汉族人群的 FFI 从发病到死亡的整个病程从 6 个月到 38 个月不等，大部分患者有家族史，也有一些没有明确的家族史。本例患者病程 10 个月，从家系图中可以看出先证者父亲为致病基因携带者，然而并未发病，提示可以有不完全外显。FFI 最突出的症状为睡眠障碍，往往为首发症状，且贯穿整个病程的始终。常有睡眠中的自动行为，也可伴有复杂幻觉和内容生动梦境。睡眠中可以出现四肢不自主运动和体位频繁改变，伴有喉鸣和呼吸困难。本例患者均符合上述表现，智能下降为本例患者首发症状。自主神经障碍也是 FFI 早期表现，包括发热、血压增高、汗腺分泌亢进出汗、心动过速、不规则呼吸造成的呼吸困难／暂停，男性可以有阳痿。自主神经功能障碍在问诊和查体中容易被忽略。

    PSG 和 FDG-PET 是对 FFI 诊断有帮助的检查手段。FFI 患者的 PSG 显示睡眠纺锤体和 K 复合体减少或消失；睡眠效率降低，睡眠潜伏期延长，总睡眠时间减少；PSG 的特征性改变为快速眼动（rapid eye movement，REM）期减少或缺失，以及非快速眼动（non-rapid eye movement，NREM）期阻塞性呼吸暂停、血氧饱和度减低和喉鸣；同时也可以监测到 NREM 期不自主运动。FDG-PET 所示选择性丘脑代谢减低是 FFI 的特征性变化。

    由于对 FFI 的发病机制认识不够深刻，早期诊断比较困难。国外 2014 年提出了新的诊断思路，但其临床可操作性欠理想，也只有大约 80% 的 FFI 患者能被准确地识别。笔者团队通过总结收集的 10 余例 FFI 患者的临床特征，结合国外文献，提出了 FFI 诊断的专家共识，其临床可操作性好，给临床医师提供了很大的帮助，并且得到了国内同行的认可。根据 FFI 患者临床特征、家族史以及实验室检查结果，将 FFI 诊断分为三种可能：可能的 FFI，很可能的 FFI 及确诊的 FFI。具体诊断标准如下：

    1. 可能的 FFI 睡眠障碍（A 组症状）+1 或 2 项其他核心特征（B/C 组）：A. 睡眠障碍：失眠、深睡眠丧失、片段睡眠以及 REM 睡眠减少或丧失，喉部喘鸣、睡眠呼吸紊乱以及不自主运动；B.RPD：伴或不伴有共济失调，锥体束征或锥体外系症状 / 体征以及精神症状；C. 进行性自主神经功能障碍：高血压、出汗、心动过速、呼吸不规律。

    2. 很可能的 FFI 如果以下提示性特征中出现一项或多项，且出现以上两项或以上核心特征（A/B/C 组症状），则可诊断为很可能的 FFI。这些提示性特征包括：① RPD 以及失眠的阳性家族史；②由多导睡眠图证实的失眠、睡眠相关呼吸困难、喉部喘鸣及不自主运动；③ SPECT/PET 成像显示丘脑葡萄糖摄取减低。

    3. 确诊的 FFI 如果朊蛋白基因（*RPNP*）检测结果为阳性，则可确诊 FFI。RPNP 基因检测结果显示：*D178N* 基因突变，且伴有 129 密码子甲硫氨酸多态性。

（靖冬来）

【专家点评】

    本文详细介绍了一例临床表现典型的 FFI 患者，简要地介绍了其发病机制、临床特征、辅助检查特点，并提出了 FFI 的诊断标准，从而提高临床医师对 FFI 的识别。该病例提示临床以睡眠障碍起病，伴有神经精神症状和快速进展痴呆患者，在排除其他疾病的情况下，无论有无家族史，均应当考虑 FFI 的可能性。疑诊 FFI 的患者，应行 FDG-PET 和 PSG 检查，以及 *PRNP* 基因检测，以明确诊断。

（武力勇）

| 参考文献 |

1. WU L Y, ZHAN S Q, HUANG Z Y, et al. Expert Consensus on Clinical Diagnostic Criteria for Fatal Familial Insomnia[J]. Chin Med J (Engl), 2018,131(13):1613-1617.

2. MONTAGNA P. Fatal familial insomnia: a model disease in sleep physiopathology[J]. Sleep Med Rev, 2005,9(5):339-353.

3. 靖冬来, 陆慧, 黄朝阳, 等. 家族性致死性失眠症八例 [J]. 中华神经科杂志, 2019,52(1):34-40.

4. HARDER A, GREGOR A, WIRTH T, et al. Early age of onset in fatal familial insomnia. Two novel cases

and review of the literature[J]. J Neurol, 2004,251(6):715-724.

5. SHI Q, CHEN C, GAO C, et al. Clinical and familial characteristics of ten chinese patients with fatal family insomnia[J]. Biomed Environ Sci, 2012,25(4):471-475.

6. KRASNIANSKI A, SANCHEZ J P, PONTO C, et al. A proposal of new diagnostic pathway for fatal familial insomnia[J]. J Neurol Neurosurg Psychiatry, 2014,85(6):654-659.

病例 33

以行为异常和认知减退
发病的抗 NMDA 受体脑炎
合并隐球菌性脑炎

 导读 抗 N- 甲基 -D- 天门冬氨酸受体（anti-N-methyl-D-aspartate receptor，NMDAR）脑炎是最常见的自身免疫性脑炎之一，其特征是针对 NMDA 受体的 GluN1 亚基的特异性 IgG 抗体。其发病被认为与肿瘤密切相关。然而，由感染后效应引发的免疫失调也可能发挥重要的作用。本例抗 NMDA 受体脑炎合并颅内新型隐球菌感染患者以认知障碍，行为异常起病，不伴感染症状，同时存在桥本甲状腺炎和维生素 B₁₂ 缺乏等症状，容易漏诊并存的颅内感染。

【病例简介】

1. **主诉** 反应迟钝、行为异常及自发语言减少 2 周。

2. **现病史** 患者女性，68 岁。于 2018 年 2 月下旬无明显诱因下逐渐出现反应迟钝，伴有行为异常（偶有衣着不整外出或随地便溺）、自发言语减少明显，与家人交流减少，仅以点头摇头示意，患者发病过程中无头痛恶心，无发热，无咳嗽咳痰等症状，胃纳夜眠可，二便正常，体重无明显变化。遂就诊于昆山市某中医医院，检查发现维生素 B₁₂ 106.00ng/L ↓，抗甲状腺过氧化物酶抗体 > 1 000.0IU/ml ↑，抗甲状腺球蛋白抗体 48.32IU/ml ↑。诊断考虑痴呆（原因待查），维生素 B₁₂ 缺乏，桥本脑病。予以改善脑代谢、补充维生素、活血等对症支持治疗，患者症状无改善。遂转入笔者所在医院进一步诊治。

3. **既往史** 患者有桥本甲状腺炎病史 1 年余，长期服用左甲状腺素钠片 25μg/d 治疗，发病前 1 个月，自行停服。否认高血压，糖尿病，肿瘤、否认乙肝、结核等慢性病病史。否认饲养宠物，否认鸽粪接触史。

4. **个人史** 预防接种史不详，否认疫水疫地接触史，否认冶游史。

5. **家族史** 否认遗传病史。否认家族痴呆病史。

6. **查体** 神志清楚，精神尚可，查体欠合作，对答不切题，言语欠流利，理解力及时间、空间定向力差，人物定向力可，计算力、记忆力下降。颈软，双瞳等大等圆，直径 0.3cm，对光反射灵敏，双眼球活动自如，无眼震及凝视，双侧鼻唇沟对称，伸舌居中。四肢肌张力正常，四肢肌力 5 级，双上肢腱反射（++），双下肢腱反射（+），双侧病理征阴性，双侧克氏征（-），布氏征（-）。双上肢偶有姿势性及动作性震颤，双侧针刺觉对称，双上肢指鼻试验欠稳准，快速轮替动作笨拙，双下肢跟膝胫试验欠稳准，步态不稳，闭目难立征可疑阳性。简易精神状态检查（MMSE）评分9分（患者小学学历）。

7. 辅助检查

（1）脑脊液：压力12cmH$_2$O，常规：无色、透亮、无凝固物，有核细胞计数6.00×10^6/L，潘氏试验阳性（+++）；生化：蛋白定量2 774.18mg/L↑，氯化物119.0mmol/L，糖0.50mmol/L↓；脑脊液涂片：未找见真菌、细菌。新型隐球菌乳胶凝集试验阳性（+），1∶160。

（2）脑脊液及血清自身免疫性脑炎抗谷氨酸受体（NMDA）抗体IgG（+）。

（3）甲状腺彩超：甲状腺质地不均，甲状腺右侧叶结节（TIRADS3类），甲状腺左侧叶结节（TIRADS3类）。

（4）甲状腺功能：T3 0.71ng/ml，T4 4.87μg/dl，FT3 2.37pg/ml，FT4 0.89ng/dl，TSH 2.28μIU/L，抗甲状腺过氧化物酶抗体＞1 000.0IU/ml↑，抗甲状腺球蛋白抗体48.32IU/ml↑。

（5）胸部CT：两肺纹理增多伴少许条索影、渗出灶。

（6）叶酸9.38ng/ml，维生素B$_{12}$＞1 500.0pg/ml↑（治疗前：维生素B$_{12}$ 106.0ng/L↓）

（7）头颅MRI：小脑蚓部异常信号，考虑变性（图33-1），颅内多发性腔隙灶。

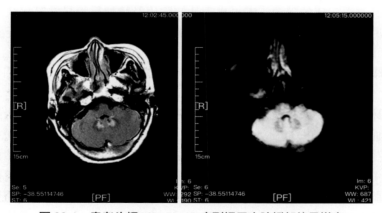

图33-1　患者头颅MRI FLAIR序列提示小脑蚓部信号增高

8. 入院诊断　认知及精神障碍查因，桥本脑炎？

【临床分析与决策】

该患者临床表现为快速进展的认知障碍及精神行为异常，体格检查主要发现脑高级皮质功能受损及可疑的小脑性共济失调症状，脑脊液检查结果回报前，结合患者既往病史，笔者认为该患者可能为桥本脑炎，然而当得到脑脊液结果后，再次追问患者病史，家属回忆患者发病2年前曾前往广西等地（隐球菌感染高发地区）参加广场舞比赛活动。至此，更正了诊断，考虑该患者为自身免疫性脑病（抗NMDAR脑炎）合并新型隐球菌性脑膜炎。考虑到该患者同时合并隐球菌感染应用激素存在禁忌，因此制订了静脉用免疫球蛋白

（intravenous immunoglobulin，IVIG）治疗联合抗真菌治疗（氟康唑注射液 400mg 每 12 小时静脉滴注联合氟胞嘧啶 1.5g 每日 4 次口服抗感染治疗）的方案。患者病情在 2 周内得到控制，治疗 4 周后，能与家人正常交流，无嗜睡等意识障碍表现，无异常行为，MMSE评分达到 22 分。

1. **定位诊断**　依据患者记忆力、计算力、定向力及视空间功能和等高级认知功能受损且伴有精神行为异常，定位于大脑皮质；同时患者存在共济失调表现，且脑 MRI 提示小脑蚓部异常信号，故定位在小脑。

2. **定性诊断**　结合患者实验室检查及影像学结果，脑脊液蛋白含量增高，糖低，乳胶凝集试验（＋），抗 NMDAR 抗体（＋），考虑为自身免疫性脑病（抗 NMDAR 脑炎）合并新型隐球菌性脑膜炎。

【诊断】

自身免疫性脑病（抗 NMDAR 脑炎）合并新型隐球菌性脑膜炎

【诊治过程】

患者明确诊断后予以 IVIG 冲击治疗 [0.4g/（kg·d），连续静脉注射 5 日] 联合氟康唑注射液每 12 小时 1 次，每次 400mg 静脉注射，氟胞嘧啶每日 4 次，每次 1.5g 口服抗真菌治疗。四周后，再次 IVIG 冲击治疗 [0.4g/（kg·d），连续静脉注射 5 日] 联合氟胞嘧啶每日 4 次，每次 1.5g 口服抗真菌治疗。患者出院后，长期口服氟胞嘧啶每日 4 次，每次 1.5g口服治疗，每两个月随访复查脑脊液。

【预后及随访】

患者目前经过近一年的随访，未再出现认知障碍及精神行为异常等症状。

治疗 6 个月后复查脑脊液，压力 16cmH₂O，常规：无色，透亮，无凝固物，有核细胞计数 7.00×10^6/L；生化：蛋白定量 658mg/L ↑，氯化物 123.0mmol/L，糖 1.9mmol/L ↓；新型隐球菌乳胶凝集试验阳性（＋），1∶5。MMSE 评分 23 分。

【讨论】

该患者临床症状主要包括亚急性发作的精神症状和认知功能障碍。结合患者过去的甲状腺炎病史和血清中抗 TPO 抗体水平的升高以及维生素 B_{12} 降低的情况，最初被诊断为代谢性脑病（维生素缺乏）或桥本脑病（Hashimoto encephalopathy，HE），然而在纠正患者血液中维生素 B_{12} 后，患者症状没有改善，反而进行性加重，因此桥本脑病被认为是可能的诊断。桥本脑病是一种少见病，也被称为与自身免疫性甲状腺炎相关的类固醇反应性脑病。它会影响各个年龄段的个体，但在女性 5 ~ 60 年龄段的生活中更为普遍。大多数患者被诊断出有桥本甲状腺炎，有些患者是毒性弥漫性甲状腺肿（Grave's 病），还有大约 42%的病例甲状腺功能是正常的。在可检测到的抗甲状腺抗体中最常见的为抗 TPO 抗体。一项对 251 例 HE 病例的回顾性研究发现，血清中抗 TPO 抗体的滴度中位数为 900IU/ml。HE 患者可表现出多种临床症状，包括癫痫、精神异常、认知障碍、肌阵挛、共济失调甚至意识下降，往往无特异性实验室检查；脑电图表现为弥漫性慢波伴脑病，而癫痫波与癫痫发作一致；磁共振检查一般显示不明确的白质病变；脑脊液检测可以发现蛋白增高；然而，脑脊液中抗甲状腺抗体的检测也没有很强的特异性。鉴于此，HE 为排除性诊断，既需要检测抗甲状腺抗体浓度的增加，也需要排除感染性、毒性和代谢性病因。本病例符合HE 的大多数诊断标准，然而当在患者脑脊液中抗 N- 甲基 -D- 天门冬氨酸受体（NMDAR）

抗体和隐球菌包膜多糖抗原阳性后，排除了 HE 的诊断。

抗 NMDAR 脑炎临床表现为快速进行性认知功能障碍和精神病样症状。因此，需要鉴定针对 NMDAR GluN1 亚单位的特异性 CSF-IgG 抗体，以确定诊断。在本病例中，持续检测 CSF 强阳性的抗 NMDAR 抗体，以及其他典型的临床表现，有助于最终诊断抗 NMDAR 脑炎。考虑到其与副肿瘤综合征的关系，患者接受了胸部 CT、腹部和盆腔超声、全身 PET/CT 扫描，所有结果均未发现肿瘤异常。最近的研究报告，在非肿瘤相关的抗 NMDAR 脑炎患者中，抗甲状腺抗体，特别是抗 TPO 抗体水平升高，这表明抗甲状腺抗体患者倾向于出现抗神经元免疫反应，这支持了神经和甲状腺的自身免疫可能代表一个常见的疾病谱系。此外，越来越多的临床观察发现抗 NMDAR 脑炎可以由感染后免疫介导诱发的，而没有肿瘤相关性。本例患者隐球菌包膜多糖抗原的乳胶凝集试验在血清和脑脊液中均呈阳性。新型隐球菌是免疫力低下或者免疫抑制患者，尤其是 HIV 阳性患者最常见的机会性中枢神经系统真菌病原体。在免疫功能正常的，感染隐球菌脑病的患者中，其典型的脑部 MRI 特征是双侧基底神经节强化的囊性病灶或结节，但是临床上只有少部分患者会表现出这些明显的症状。患者的脑脊液常规分析往往伴有脑脊液压力增高，淋巴细胞增多，糖和氯化物降低。根据欧洲癌症研究和治疗组织 / 侵袭性真菌感染协作组和美国国立变态反应和感染病研究院真菌病研究组（EORTC/MSG）标准，结合危险因素、临床症状、影像学和脑脊液检查结果，可以作出中枢神经系统隐球菌感染的推定性诊断，在脑脊液中检测新型隐球菌抗原有助于对隐球菌脑炎进行确诊。本例患者的血清和脑脊液中隐球菌抗原阳性，结合临床症状、环境暴露和发热前驱病程，都支持了隐球菌脑炎的诊断。此外，有效抗真菌治疗后的临床症状显著改善提供了进一步的支持依据。

此前曾报道一名免疫功能正常的女性，出现急性精神病症状，咀嚼自动性症状，怀疑为抗 NMDA 受体脑炎。经静脉注射甲泼尼龙治疗 3 天后，病情恶化，最终导致脑死亡。脑脊液培养和死后活检证实播散性新型隐球菌病。这种情况支持了隐球菌感染也可能诱发自身免疫失调的概念。从本例患者来看，推测其潜在的和慢性的隐球菌感染激活了免疫反应，进一步导致了中枢神经系统自身免疫。值得注意的是，该患者经有效的抗真菌治疗后新型隐球菌抗原滴度在逐步下降，而其抗 NMDAR 抗体仍呈强阳性，这为感染后免疫介导的病因提供了进一步的证据。

众所周知，抗 NMDAR 脑炎的免疫反应是可逆的，免疫反应是自限性的。一些报告描述了自发的改善。在一例与弓形虫感染相关的抗 NMDAR 脑炎的病例中，在抗 T- 弓形虫治疗后，患者在没有免疫治疗的情况下恢复了。在本例患者身上也观察到了类似的结果，通过迅速的抗真菌治疗，尽管有持续强阳性的抗 NMDAR 抗体，但临床症状显著改善，目前仍在随访其临床症状，隐球菌抗原和抗 NMDAR 抗体的水平。

（方芳）

【专家点评】

自身免疫性脑炎（autoimmune encephalitis，AE）是一种因免疫功能紊乱常伴抗自身神经细胞抗体产生的神经系统疾病，通常以急性或亚急性起病，以认知功能障碍、癫痫发作和意识错乱为主要症状，属于非感染性或感染后性脑炎。其病因复杂，在诊断上存在较多的困难。目前，对于自身免疫性脑病，临床更注重患者潜在肿瘤的筛查，而忽略感染性疾病的存在。

　　本例亚急性起病，进行性加重，主要表现为高级认知功能受损伴精神行为异常以及小脑性共济失调，完善相关辅助检查后，发现存在多种引起上述临床症状的原因，包括维生素 B_{12} 缺乏，桥本甲状腺炎，抗 NMDA 自身免疫性脑病及颅内隐球菌感染，最终明确了是由于隐球菌感染后造成的自身免疫性脑病，并通过抗真菌治疗而非免疫抑制剂治疗，取得了非常好的治疗效果，患者认知功能在短期内基本恢复至正常，且随访 1 年状况良好。然而需要指出的是，该患者临床上缺乏典型的颅内感染症状，易出现误诊漏诊，导致误治。通过本病例，获得的经验是，不能轻易忽略或否定缺乏典型症状的疾病，以及明确疾病病因及对因治疗是改善患者预后的关键。

（徐玮）

| 参考文献 |

1. VENKATESAN A,ADATIA K.Anti-NMDA-Receptor encephalitis: from bench to clinic[J]. ACS Chem Neurosci, 2017,8(12):2586-2595.

2. TITULAER M J,MCCRACKEN L, GAbILondo I, et al.Treatment and prognostic factors for long-term outcome in patients with anti-NMDA receptor encephalitis: an observational cohort study[J]. Lancet Neurol, 2013,12(2): 157-165.

3. XU C L,LIU L,ZHAO W Q,et al.Anti-N-methyl-D-aspartate receptor encephalitis with serum anti-thyroid antibodies and IgM antibodies against Epstein-Barr virus viral capsid antigen: a case report and one year follow-up[J].BMC Neurology,2011,11(1):149.

4. ALINK J,DE VRIES T W.Unexplained seizures, confusion or hallucinations: think Hashimoto encephalopathy[J]. Acta Paediatr, 2008,97(4):451-453.

5. NGUYEN M H ,HUSAIN S ,CLANCY C J, et al.Outcomes of central nervous system cryptococcosis vary with host immune function: results from a multi-center, prospective study[J]. J Infect, 2010,61(5):419-426.

6. PIOLA M,MASCOLI N,BARCA S, et al.Cryptococcal encephalitis with fulminant intracranial hypertension mimicking anti-NMDA receptor encephalitis[J]. Neurol Sci, 2015,36(6):1067-1069.

7. CAI X,ZHOU H,XIE Y, et al.Anti-N-methyl-D-aspartate receptor encephalitis associated with acute Toxoplasma gondii infection: A case report[J]. Medicine (Baltimore), 2018,97(7):e9924.

病例 34

以快速进展认知减退伴行走不稳发病的格斯特曼综合征

导读 格斯特曼综合征（Gerstmann syndrome，GSS），又称格-施综合征（Gerstmann-Sträussler syndrome），为一种罕见的遗传性朊蛋白病，临床多以缓慢进展的小脑功能障碍如步态异常、构音障碍等起病，疾病早期可出现锥体外系和锥体系症状，晚期出现进展性痴呆（可为部分患者的首发症状），可伴随有眼球震颤、视力障碍，甚至失明或耳聋等。GSS 患者临床表型多样，即使同一家系，临床表现也不尽相同。

本例患者临床表型同散发型克-雅病（sporadic Creutzfeldt-Jakob disease，sCJD），早期表现为快速进展的认知功能障碍，容易被误诊为 sCJD。因此在临床上接诊表现为快速进展性的认知功能障碍的患者时，不应忽视该病的可能性。

【病例简介】

1. **主诉** 记忆力下降伴行走不稳 2 个月。

2. **现病史** 患者男性，53 岁，已婚。2 个月前无明显诱因下出现记忆力下降，表现为打麻将时忘记牌规，说过的话做过的事转身即忘，伴行走不稳，表现为起步蹒跚，行走时前倾、向左右摇摆，改变体位困难，需扶物或他人搀扶才可改变体位，伴言语不清，表现为交流时言语断续，不能成句表述，可被理解，思考时间延长，双下肢乏力，行走时脚步拖曳，无法跨越障碍物致跌倒两次，无肢体抽搐、肌阵挛、抖动、视物模糊及视物重影、意识障碍、幻觉妄想等，上述阳性症状进行性加重，生活不能完全自理，无法工作。就诊于笔者所在医院门诊，为求进一步诊治，拟"认知障碍"收治入院。自生病来，患者神志清楚，精神可，言语减少，表情淡漠，家人诉性格改变明显。胃纳可，睡眠欠佳，体重无明显变化。

3. **既往史** "高血压"病史 10 年余，平素口服"硝苯地平控释片每日 1 次、30mg，美托洛尔片每日 1 次、25mg"，血压控制不详。10 年前行胆囊切除术。7 年前行主动脉夹层动脉瘤支架植入。5 年前左侧椎动脉搭桥手术史。"脑梗死"病史半年，无明显后遗症。

4. **个人史** 否认羊牛等活畜、化学毒物及放射性物质接触史，否认烟酒嗜好。个体经营（电器维修），初中文化。

5. **家族史** 母亲 50 岁时出现快速进展的认知功能障碍伴视幻、视听，当时诊断"海绵状脑病"，半年后死亡。父亲体健。有 1 弟 1 妹，弟弟 39 岁时出现行走不稳、言语不清，就诊于南京某院，考虑诊断"小脑萎缩"，病程 4.5 年时死于全身烧伤感染。妹妹 45 岁时出现行走不稳，就诊于上海某院，诊断"脊髓小脑性共济失调"，病程中逐渐出现全身无力，8 年后卧病在床，不能言语，仅右手示指可活动，后死于呼吸循环衰竭。患者家系图及家属临床资料见图 34-1 和表 34-1。

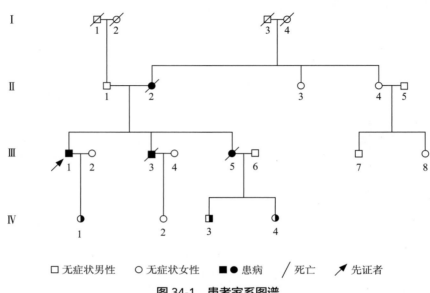

图 34-1　患者家系图谱

表 34-1　患者及家属临床资料

患者	发病年龄 / 岁	病程 / 年	临床表现	临床诊断	辅助检查	病理	基因检测
Ⅱ 2（母亲）	50	0.5	认知障碍 精神症状（幻视、幻听等）	海绵状脑病	不详	未检	未检
Ⅲ 1（先证者）	52	≥ 0.5	认知障碍 小脑性共济失调	GSS 病	详见病历资料	未检	P102L
Ⅲ 3（弟弟）	39	4.5	小脑性共济失调	小脑萎缩	头颅 MRI	未检	未检
Ⅲ 5（妹妹）	45	8	小脑性共济失调	脊髓小脑共济失调	不详	未检	未检

6. 查体　体温 36.5℃，脉搏 60 次 /min，呼吸 16 次 /min，血压 127/80mmHg，共济失调步态，神志清楚，言语欠清，问话部分可答，查体欠配合，粗测记忆力、理解力、判断力可，时间定向力、计算力下降，双侧额纹对称，双瞳等大等圆，直径约 3mm，对光

反射灵敏，双眼各向运动自如，未及眼震，伸舌居中。四肢肌力 5 级，肌张力稍低，双侧指鼻试验、跟膝胫试验笨拙，感觉未见异常，四肢腱反射未引出，双侧病理征阳性，颈软，克氏征（-）。

7. 辅助检查

（1）认知测评：MMSE 19 分（时间定向、计算力、语言复述阅读书写、视空间为失分项），MOCA 8 分（时间定向、延迟回忆、语言、视空间及执行等多个认知域受损）。

（2）实验室检查：血常规、尿常规、肿瘤标志物、HIV、梅毒螺旋体抗体、糖化血红蛋白、肝肾功能、血同型半胱氨酸、甲状腺功能、叶酸、维生素 B_{12} 未见明显异常。

（3）脑电图示正常脑电地形图。MRV 未见明显异常。

（4）脑脊液检查结果详见表 34-2。

表 34-2　脑脊液检测结果

检查项目	结果
颅内压	240mmH$_2$O
脑脊液常规	无色透明，白细胞 9×10^6/L，单个核细胞比 66.6%
脑脊液生化	蛋白 0.45g/L（参考值 0.05 ~ 0.4g/L），氯化物 134mmol/L（参考值 120 ~ 132mmol/L），葡萄糖 4.04mmol/L（参考值 2.5 ~ 4.5mmol/L）
特殊细菌染色	墨汁染色（-）
结核菌涂片	抗酸杆菌（-）
病毒	EB 病毒抗体（-）、单纯疱疹病毒抗体（-）、柯萨奇病毒（-）
14-3-3 蛋白	阴性

（5）头颅 MRI 平扫（2017-02-04）：两侧额颞顶枕叶皮质、尾状核头部、两侧丘脑多发斑片等 T_1 等 T_2 信号，DWI 高信号，考虑脑炎可能，克 - 雅病不除外（图 34-2）。

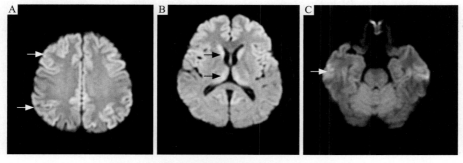

图 34-2　患者头颅磁共振表现（2017-02-04）

A. 箭头所指：额叶、顶叶皮质；B. 箭头所指：尾状核头部及丘脑；

C. 箭头所指：颞叶。

（6）基因检测（中国疾病预防控制中心病毒病预防控制所）：全血 *PRNP* 聚合酶链反应（polymerase chain reaction，PCR）扩增、*PRNP* 基因序列分析发现一处杂合突变位点：c.305C > T（胞嘧啶 > 胸腺嘧啶），chr20：4680171，p.P102L（脯氨酸 > 亮氨酸）。结果：①与标准序列比对序列出现 P102L 突变（标准序列号 NCBI：NM-183079.1）；② 129 位氨基酸多态性为 M/M 型。③ 219 位氨基酸多态性为 E/E 型（图 34-3）。

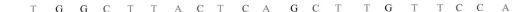

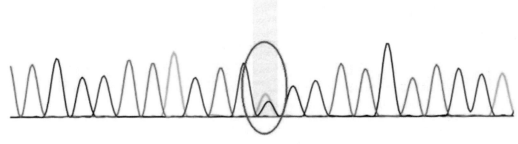

图 34-3　患者基因测序结果

8. **入院诊断**　认知障碍待查：朊蛋白病？路易体痴呆？阿尔茨海默病？

【临床分析与决策】

1. **定位诊断**　结合患者临床症状、神经专科查体及认知量表检测，定位于双侧大脑皮质及小脑。

2. **定性诊断**　患者有主观主诉和客观证实的认知功能下降，明显影响工作和生活能力，致日常生活不能完全自理，认知量表测评示多个认知域受损，痴呆诊断成立，下一步需分析痴呆的病因，是否为可逆性疾病。根据快速进展性痴呆（rapidly progressive dementia，RPD）"VITAMINS" 诊断原则，其中感染（infectious，I）、中毒 / 代谢（toxic-metabolic，T）、自身免疫性脑炎（autoimmune，A）、神经系统变性病（neurodegenerative，N）不能除外，脑血管病（vascular，V），肿瘤（metastasis，M）、系统性疾病 / 癫痫（systemic/seizures，S）、医源性（iatrogentic，I）不考虑。进一步完善梅毒螺旋体抗体、HIV、甲状腺功能七项、叶酸、维生素 B_{12}、血同型半胱氨酸、肝肾功能，均未见异常；脑电图检查大致正常；头颅 MRI 示双侧额叶皮质、枕顶叶、尾状核头部、丘脑多发 DWI 高信号；MRV 未见异常；脑脊液压力及蛋白稍高，余所检未见异常，14-3-3 蛋白阴性，排除感染（细菌、梅毒螺旋体、HIV 及其他病毒等）、代谢、自身免疫性脑炎等相关疾病，初步考虑为朊蛋白病。追问病史，患者无进食活畜、无颅脑手术史，母亲 50 岁时出现快速进展的认知功能障碍伴视幻、视听，当时诊断"海绵状脑病"，半年后死亡。有 1 弟 1 妹，均有行走不稳病史，均已故，考虑患者为家族性朊蛋白病可能性大。征得家属同意后抽取外周血送检中国疾病预防控制中心病毒病预防控制研究所朊病毒病室，结果示与标准序列比对序列出现 P102L 突变，考虑诊断格斯特曼综合征（GSS）。建议近亲属行基因检测明确诊断，其近亲属表示暂拒绝。告知家属，患者罹患疾病为遗传性朊蛋白病，无有效治疗方法，且患者早期即出现快速进展性认知障碍，头颅 MRI 脑实质广泛受累，表型与 sCJD 相似，恐病情快速进展，生存周期短。

【诊断】

格斯特曼综合征（Gerstmann syndrome，GSS）

【诊治过程】

入院后治疗给予单唾液酸四己糖神经节苷脂钠注射液 40mg 静脉滴注，每日 1 次营养神经；丹参川芎嗪注射液 10ml 静脉滴注，每日 1 次改善循环；尼麦角林与多奈哌齐改善认知；以及控制血压，控制心率等对症支持治疗。

【预后及随访】

该患者最终确诊为 GSS 病，为遗传性朊蛋白的一种，建议患者近亲行基因检测，家属表示暂拒绝。出院后口服美金刚 10mg 每日 2 次、多奈哌齐 5mg 每日 2 次，患者认知功能进行性下降，5 月份家属自行停药。2017 年 7 月 10 日患者因不能言语，无法行走再次就诊于笔者所在医院，专科查体示：去皮质强直，双侧额纹对称，双瞳等大等圆，d=3mm，直接与间接对光反射敏感，双眼无震颤，双侧鼻唇沟对称，伸舌不配合。双上肢屈曲强直，双下肢伸直，偶见自主活动，双侧 Babinski 征自发阳性。7 月 11 日复查头颅 MRI 平扫：两侧额颞顶枕叶皮质、尾状核头部、豆状核、海马及两侧丘脑可见多发斑片等 T_1 等 T_2 信号，DWI 呈高信号，与 2017 年 2 月 4 日比较有进展（图 34-4）。

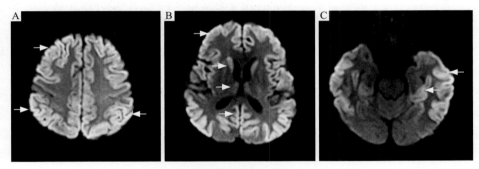

图 34-4　患者头颅磁共振表现（2017-07-11）

A. 额颞顶叶皮质异常信号；B. 双侧丘脑部位异常信号；C. 双侧海马内侧异常信号；箭头所指为 DWI 异常高信号改变。

【讨论】

格斯特曼综合征（GSS）在 1936 年由奥地利内科医生 Josef Gerstmann、Ernst Sträussler、Ilya Scheinker 命名并报道，1989 年首次发现 GSS 家系 *PRNP* 基因突变，证实其为一种罕见的遗传性朊蛋白病。目前诊断 GSS 主要依据临床表现、阳性家族史、基因检测和脑组织病理学，其中脑组织病理学是诊断金标准，病变部位以小脑为主，大脑皮质、纹状体、脑干、丘脑受累较轻，但脑组织活检可能引起继发颅内感染、脑组织进一步破坏，且操作有传染的风险，目前较少应用于临床。

近年来，随着科技的进步，基因检测逐渐成为诊断 GSS 的最重要手段。至今为止已发现 30 多个 *PRNP* 基因突变位点（包括错义突变和重复序列）与遗传性朊蛋白病相关，其中 GSS 家系可见 P102L、P105L、A117V、F198S 等突变。据全世界各国已报道的 GSS 家系统计，GSS 的 *PRNP* 基因突变位点有明显的地域和种族差异：P102L 是白种人和东亚黄种人最常见的基因突变位点，而 P105L 仅见于东亚人群（尤其是日本人），A117V 突变仅发生于白种人。*PRNP* 基因突变位点不同，临床表型有明显差异：P102L 患者发病年龄 48 岁左右，病程约 5 年，大多数表现为缓慢进展的步态异常及共济失调；P105L 患者发病较早，发病年龄 38～48 岁不等（平均 44 岁），平均病程 8.8 年，临床表现为痉挛性截瘫、小脑功能障碍、痴呆等；Federico 等人报道的阿根廷 A117V 家系同既往报道的 A117V 患者一致，平均发病年龄 38 岁，生存周期 3.8 年，表现为进行性发展的痴呆、锥体外系及锥体系症状。即使突变位点一致，但 GSS 的临床表型差异显著，为诊断该病带来一定的难度。随着 MRI 技术的不断进步，DWI 和 FLAIR 诊断朊蛋白病的敏感度高达 92.3%，大大提高了诊出率。近期有研究应用 ^{11}C-PiB-PET 检测 *PRNP* 基因携带者朊蛋白（prion protein，PrP）淀粉样变，追踪 1 年的结果示：无论基线还是随访，均未观察到携带者摄取 ^{11}C-PiB，提示 ^{11}C-PiB-PET 不适用于 GSS 患者体内 PrP 淀粉变评估；但该研究样本量小，随访周期短，有一定的局限性，可进一步扩大样本量、延长随访时间，为 GSS 的早期诊断和干预提供证据。

在我国，目前报道确诊的 GSS 家系仅有 4 个，其中 2009 年由迟等人报道的中国台湾 GSS 家系，基因检测示 *PRNP* 基因 P102L 突变，该家系中首发症状为认知障碍的患者发病年龄 27 岁，伴随出现步态共济失调，头颅 MRI 平扫可见尾状核、壳核、丘脑、枕叶皮质 FLAIR 高信号，而首发表现为共济失调的 2 个患者，同 2016 年冯加纯等人报道经基因确诊 P102L 突变的患者类似，头颅 MRI 平扫均未见异常信号。结合现有资料表明，头颅 MRI 扫描 DWI 和 FLAIR 高信号仅出现于首发症状为认知障碍的 GSS 患者，其临床表型类似于散发型克-雅病。

本例患者发病年龄 52 岁，首发症状为快速发展的认知功能下降，后出现小脑共济失调（步态异常、构音障碍），病程进展迅速，半年时间内病情进行性加重，现不能言语，不能行走，大小便失禁，无延髓麻痹症状，生活完全无法自理，临床表型与其母类似，有阳性家族史，*PRNP* 基因检测示 P102L 突变，诊断 GSS 明确。患者复查头颅 MRI 病灶范围较前明显扩大，考虑病程迅速进展与 PrP^{Sc} 广泛沉积于大脑皮质相关。

（李琳）

【专家点评】

该例患者为中年男性患者，隐匿起病，进行性加重，既往高血压、主动脉夹层动脉瘤、左侧椎动脉搭桥、脑梗死病史，临床主要表现为进行性认知功能减退及小脑性共济失调，认知量表评估可见患者定向力、记忆力等多个认知域受损，根据快速进展性痴呆 "VITAMINS" 诊断原则，定性在感染、中毒 / 代谢、自身免疫性脑炎、神经系统变性病可能。完善相关辅助检查，该患者头颅 MRI 双侧大脑皮质 DWI 高信号，需考虑到朊蛋白病的可能性，随即完善腰椎穿刺，送检脑脊液 14-3-3 蛋白阴性，再次追问病史，该患者的阳性家族史为明确诊断指明方向，但已发病亲属临床表现不一，诊断不尽相同，送检患者血样，最终证实患者为遗传性朊蛋白病中的 GSS。

GSS 作为常染色体显性遗传朊蛋白病，临床罕见，年发病率为 $1/10^8$，发病年龄在 35～55 岁，起病时主要表现为以小脑症状为主的共济失调和构音障碍，随后出现不同程度的锥体系和锥体外系症状，至疾病晚期方进展为痴呆，平均生存期限为 5 年，是病程最长的一类朊蛋白病。GSS 临床表型多样，即使在基因突变位点一致的同一个家系中，临床表现不尽相同，极易与其他疾病如脊髓小脑共济失调等混淆，大大增加了诊断该病的难度，当有认知功能下降、小脑共济失调等典型临床表现时，应考虑到此病的可能性，头颅 MRI 可给予一定的提示作用，而基因检测可确诊该病。目前该病基因型 - 表型的关系及机制尚不确切，有学说认为与 *PRNP* 基因 129 位编码子基因多态性及 PrP^Sc 构象有关，但仍待深入研究。迄今为止，GSS 仍是一种无法治愈的致死性疾病，亦无有效延缓疾病进程的治疗方案，临床主要是对症和支持治疗，提高患者生活质量，延长生存期。未来，免疫治疗和基因治疗有望改善患者症状，延缓病程进展，提高生存率。

（徐俊）

| 参考文献 |

1. 王鸿雁 . 快速进展性痴呆 [J]. 国际神经病学神经外科学杂志 , 2016, 43(1):65-68.

2. JEFFREY G,CAROLYN F,NATASHA R, et al. Development of a Diagnostic Decision Tree for Rapidly Progressive Dementia (P5.182)[J]. Neurology, 2016,86(16 Supplement):P5.182.

3. KOVACS G G, PUOPOLO M, LADOGANA A, et al. Genetic prion disease: the EUROCJD experience[J]. Hum Genet, 2005, 118(2): 166-174.

4. KRETZSCHMAR H A HONOLD G, SEITELBERGER F,FEUCHT M, et al. Prion protein mutation in family first reported by Gerstmann, Sträussler, and Scheinker[J]. Lancet, 1991, 337(8750): 1160.

5. MCKINTOSH E, TABRIZI S J, COLLINGE J. Prion Diseases[J]. Journal of Neurovirology, 2003, 9(2): 183-193.

6. IMRAN M, MAHMOOD S. An overview of human prion diseases[J]. Virol J, 2011,8:559.

7. CHEN C, DONG X P. Epidemiological characteristics of human prion diseases[J]. Infect Dis Poverty, 2016, 5(1): 47.

8. SAENZ-FARRET M, RAMIREZ-GOMEZ C C, ARAOZ-OLIVOS N, et al. Gerstmann-Straussler-Scheinker syndrome in an Argentinean family due to mutationat codon 117 of the Prion Protein Gene (PrPA117V)[J]. J Neurol Sci, 2016, 364: 50-52.

9. DETERS K D, RISACHER S L, YODER K K, et al. [11 C] PiB PET in Gerstmann-Sträussler-Scheinker disease[J]. Am J Nucl Med Mol Imaging, 2016, 6(1): 84-93.

10. 赵明明 , 王爽 , 侯帅 , 等 . Gerstmann-Sträussler-Scheinker 病 1 例报告 [J]. 中风与神经疾病杂志 , 2016, 33(11): 1032-1034.

11. YE J, HAN J, SHI Q, et al. Human prion disease with a *G114V* mutation and epidemiological studies in a Chinese family: a case series[J]. Journal of Medical Case Reports, 2008, 2(1)：331.

12. CHI N F, LEE Y C, LU Y C, et al. Transmissible spongiform encephalopathies with P102L mutation of *PRNP* manifesting different phenotypes: clinical, neuroimaging, and electrophysiological studies in Chinese kindred in Taiwan[J]. J Neurol, 2010, 257(2): 191-197.

13. YOUNG K, JONES C K, PICCARDO P, et al. Gerstmann-Straussler-Scheinker disease with mutation at codon 102 and methionine at codon 129 of *PRNP* in previously unreported patients.[J]. Neurology, 1995, 45(6): 1127-1134.

14. JEONG B H, KIM Y S. Genetic studies in human prion diseases[J]. J Korean Med Sci, 2014, 29(5): 623-632.

病例 35

酷似克-雅病的格斯特曼综合征

导读 本病例首发症状为小脑性共济失调，随后出现快速进展性痴呆，头颅 MRI 弥散加权成像（DWI）/液体衰减反转恢复序列（FLAIR）示双侧额叶、顶叶、颞叶皮质可见异常高信号，呈"花边征"，双侧尾状核可见异常高信号，最终经基因检测确诊为格斯特曼综合征（Gerstmann syndrome, GSS）。各类朊蛋白病在临床表现上有重叠，GSS 综合征在临床上可酷似克-雅病。关于本病例的讨论旨在提高临床医师对 GSS 综合征临床表现的认识。

【病例简介】

1. **主诉** 进行性行走不稳、言语不利 1 年，记忆力下降 4 个月。

2. **现病史** 患者女性，62 岁。于 1 年前无明显诱因出现双下肢力弱，行走不稳，口齿欠清晰，偶尔饮水呛咳。9 个月前行走不稳加重，需要搀扶才能行走，就诊于当地。头颅 MRI 显示双侧大脑半球灰质弥漫性稍长 T_2 信号，DWI 及 FLAIR 高信号。脑电图未见异常。完善脑脊液常规、生化、自身免疫性脑炎抗体、水通道蛋白（AQP）4 抗体、视神经脊髓炎（NMO）-IgG 等均未见异常。考虑"脑梗死"，给予药物治疗无明显效果。4 个月前患者出现明显的记忆减退，表现为近记忆力下降，记不住自己放置的物品，忘记刚刚发生的事情。情绪不稳定，脾气暴躁，近 1 个月来患者症状进一步加重，出现言语混乱、词不达意、构音不清，为系统诊治而入院。

3. **既往史** 高血压病史 20 年，"脊柱后路矫形内固定植骨融合术"1.5 年。否认糖尿病、冠心病病史。

4. **个人史** 生于原籍，无外地久居史，无血吸虫病疫接触史，无地方病或传染病流行区居住史，无毒物、粉尘及放射性物质接触史，生活规律，无吸烟、饮酒史。已婚，配偶健康，无冶游史。

5. **家族史** 患者父亲50多岁时出现类似症状，发病一年左右死亡。母亲因"脑梗死"去世。患者兄弟姐妹 6 人，排行第二，兄弟姐妹无类似症状，子女健康。对患者的家系进行调查（图 35-1）。

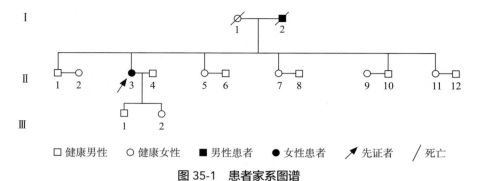

图 35-1　患者家系图谱

6. 查体　一般体格检查未见异常。神经系统检查：神志清楚，体检不合作，高级皮质功能减退，脑神经检查未见异常。感觉系统检查不配合。四肢肌力 5 级、肌张力正常，腱反射正常。双侧巴宾斯基征可疑阳性，指鼻试验、轮替试验、跟 - 膝 - 胫试验欠稳准。脑膜刺激征：颈软，克氏征（ - ），布氏征（ - ）。行走步基宽，需要搀扶，沿直线行走不能。

7. 辅助检查　血常规、动态血细胞沉降率、生化全项、同型半胱氨酸、维生素 B_{12}、叶酸、肿瘤全项、甲状腺功能全项、糖化血红蛋白、风湿三项、免疫五项、自身免疫性抗体等指标均未见异常。

腰穿脑脊液压力 200mmH$_2$O（1mmH$_2$O=0.009 8kPa），白细胞计数 1×10^6/L，蛋白、葡萄糖、氯化物水平均正常，细菌、真菌及结核菌涂片检查均阴性，自身免疫性抗体、脑脊液 TORCH 8 项、寄生虫抗体、布鲁氏菌虎红实验、血和脑脊液副肿瘤抗体、血和脑脊液寡克隆区带均阴性。

头颅 MRI：弥散加权成像（DWI）/ 液体衰减反转恢复序列（FLAIR）上双侧额叶、顶叶、颞叶可见异常高信号，呈"花边征"，双侧尾状核可见异常高信号；表观弥散系数（ADC）上相应脑区为低信号（图 35-2）。

^{18}F-FDG-PET：双侧额叶、颞叶、顶叶中重度代谢减低，以颞叶为著，左侧尾状核头、双侧丘脑代谢重度减低（图 35-3）。

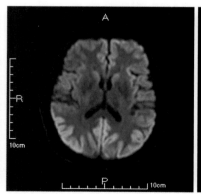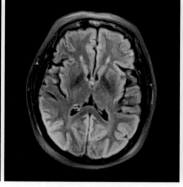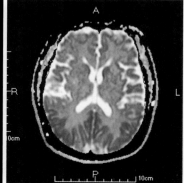

图 35-2　患者头颅磁共振表现

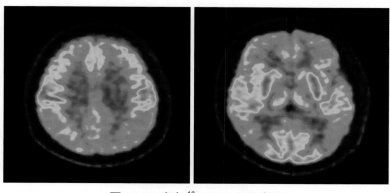

图 35-3　患者 ^{18}F-FDG-PET 表现

脑电图：重度异常 - 全导联中幅慢波，无周期性三相波，无癫痫波。

基因检测：患者样本在 *PRNP* 基因外显子区域发现一处杂合突变：c.305C > T（胞嘧啶 > 胸腺嘧啶），导致氨基酸改变 p.P102L（脯氨酸 > 亮氨酸）（图 35-4）。由中国疾病预防控制中心病毒预防控制所提取患者脑脊液的 14-3-3 蛋白进行蛋白质印迹电泳，结果显示 14-3-3 蛋白阴性。

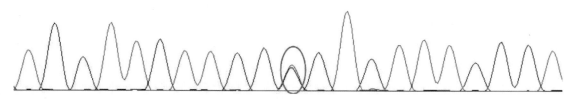

图 35-4　患者基因测序结果

8. **入院诊断**　克 - 雅病（Creutzfeldt-Jakob disease，CJD）。

【临床分析与决策】

本例患者首发症状表现为共济失调，缓慢起病进行性加重。早期共济失调不典型，很容易忽略，随后快速进展性痴呆（rapidly progressive dementia，RPD）为其突出表现，其从近期记忆力下降发展到完全性痴呆仅用了 4 个月时间。神经系统查体提示大脑皮质、小脑受累，双侧锥体束可疑受累。辅助检查未见血管危险因素以及代谢、自身免疫、感染、副肿瘤迹象。RPD 的常见病因包括朊蛋白病、中枢神经系统感染性疾病、自身免疫病、颅内占位性病变等。对于该患者，结合头颅 MRI 特征性"花边征"，诊断指向"克 - 雅病"。尽管这例患者 DWI 有类克 - 雅病样改变，但是患者脑电图未见周期性尖锐复合波，14-3-3 蛋白也是阴性，这些均不支持克 - 雅病诊断，然而周期性尖锐复合波，14-3-3 蛋白在克 - 雅病中的敏感性和特异性目前研究认为并不很高，因此我们没有质疑对该患者"克 - 雅病"诊断。给予 *PRNP* 基因检测后意外发现了 *PRNP* 基因 P102L 杂合突变，这给诊断带来新的方向。因为 P102L 是 GSS 首先报道的突变，也是最常见突变类型，最后对该患者的诊断纠正为 GSS 综合征。各种类型的朊蛋白病之间临床表现存在交叉重叠，典型 GSS

会模拟克 - 雅病的临床谱而发病，尤其是在疾病的中晚期阶段，在临床诊断时给临床医师造成了迷惑。到目前为止并没有针对 GSS 综合征特定具体治疗方法和预防性干预措施，病程一般 5 年左右。即便如此，早期准确诊断仍然可以帮助患者及家属进行风险评估。

【诊断】
格斯特曼综合征（GSS）

【诊治过程】
入院后该患者未给予特殊治疗，给予营养脑细胞等对症支持治疗，症状未得到明显改善。

【预后及随访】
电话随访：患者死亡，从发病到死亡整个病程 22 个月。

【讨论】
格斯特曼综合征（Gerstmann syndrome，GSS）是一种罕见的常染色体显性遗传性朊蛋白病，在中国罕见报道，国内报道不足 10 个家系。其典型的临床特点表现为缓慢进展的小脑性共济失调，随后出现不同程度认知障碍，伴或不伴有锥体束、锥体外系损害。然而其临床特征具有高度异质性，甚至同一家系的成员之间临床特征表现也不一致。不典型 GSS 临床症状可以模拟其他神经系统疾病，比如进行性核上性麻痹、视神经萎缩等疾病。此外，临床特征有时与克 - 雅病也很难区分，这给临床医师诊断带来非常大的难度。研究发现含有 P102L 突变 GSS 综合征的临床特征可分为四型：典型 GSS 综合征、伴反射及感觉异常 GSS 综合征、类克 - 雅病 GSS 综合征及纯痴呆 GSS 综合征。本文报道 GSS 综合征患者的特征表现为发病年龄较晚，62 岁起病，早期即出现快速进展性痴呆，进展速度快，4 个月即发展为完全性痴呆，神经心理学量表测定均不能配合完成，整个病程的时间较 GSS 综合征平均病程要短，这些特征与经典的克 - 雅病类似，因此将其误诊为克 - 雅病。既往研究认为与克 - 雅病相比，GSS 综合征平均病程要较之明显延长，一般在 60 个月（范围数月～10 年），平均发病年龄 52.5 岁（范围 20～70 岁）。

辅助检查方面，GSS 综合征并没有特异性检查方法，并且敏感性明显低于克 - 雅病。大约只有半数的 GSS 患者 14-3-3 蛋白是阳性的，小于 10% 的患者脑电图表现为周期性的尖锐复合波。GSS 患者头颅 MRI 一般表现为全脑或小脑萎缩，有报道 30% 的病例基底节区 FLAIR 或 DWI 高信号，而皮质"花边征"在 GSS 综合征是非常罕见的。^{18}F-FDG-PET 并不是诊断该病的常规检查，研究发现 FDG-PET 显示基底节区、丘脑区和所有皮质区的葡萄糖摄取减少，并且随病程的进展葡萄糖利用率进一步下降，代谢减低区域和程度与临床症状一致。小脑代谢下降被认为是 GSS 综合征的一个特征性表现。本例患者并没有出现小脑区代谢改变，头颅 MRI 却出现了典型的"花边征"，与经典的 GSS 综合征并不一致，这也是导致误诊为"克 - 雅病"的原因之一。

在基因方面，GSS 是由位于 20 号染色体短臂上编码朊蛋白的 *PRNP* 基因突变引起，*PRNP* 突变类型包括点突变、八肽重复序列的插入突变以及沉默突变和删除突变。文献报道，只有 16 种突变（P84S，P102L，P105L，P105S，A117V，G131V，S132I，V176G，H187R，F198S，D202N，E211D，Q212P，Q217R，Y218N，M232T）与 GSS 相关。其中 P102L 是首先报道的突变，也是最常见突变类型，大约占所有 GSS 患者的 80% 以上。

不典型的 GSS 临床表型可以酷似 CJD，遇到以共济失调起病的患者，即使合并快速进展性痴呆也不能排除 GSS，均需要进行 *PRNP* 基因检测，防止临床上出现误诊和漏诊。

（靖冬来）

【专家点评】

本文详细介绍了一例首发症状为小脑性共济失调、随后出现快速进展性痴呆不典型的 GSS 病例，其临床表型和头颅 MRI 酷似 CJD，最终通过 *PRNP* 基因检测确诊为 GSS。该例提示 GSS 和 CJD 临床表型有交叉和重叠，对于怀疑朊蛋白病的患者不能单纯依靠临床表现确定诊断，需要进行 *PRNP* 基因检测。该病例提示临床医师在病史采集和神经系统查体时，需要细致认真，避免错过任何细节，更需要临床医师在疾病诊断时综合分析辅助检查的结果，防止临床诊断的误判。

（武力勇）

参考文献

1. TESAR A, MATEJ R, KUKAL J, et al. Clinical Variability in P102L Gerstmann-Straussler-Scheinker Syndrome[J]. Ann Neurol, 2019,86(5):643-652.

2. KIM M, TAKADA L T, WONG K, et al. Genetic PrP Prion Diseases[J]. Cold Spring Harbor Perspectives in Biology, 2018,10(5):a33134.

3. YOSHIMURA M, YUAN J H, HIGASHI K, et al. Correlation between clinical and radiologic features of patients with Gerstmann-Straussler-Scheinker syndrome (Pro102Leu)[J]. J Neurol Sci, 2018,391:15-21.

病例 36

脑小血管病相关的血管性痴呆

 导读 脑小血管病是临床常见的脑血管疾病，以隐袭起病和缓慢发展为主要特点，部分可急性发作。脑小血管病的影像学特点主要包括脑白质病变、腔隙性脑梗死、脑微出血和血管周围间隙扩大，与认知功能障碍密切相关。各种影像学表现可同时出现及相互作用，进一步加重认知损害，最终可导致血管性痴呆。

【病例简介】

1. **主诉** 反应迟钝半年，加重半个月。

2. **现病史** 患者男性，56岁，初中文化。患者于半年前出现反应迟钝，注意力不能集中，家属诉与其交流时感患者思维不够敏捷，未予重视。半个月前家属发现患者的上述症状较前加重，且走路时方向分不清左右、容易迷路，偶伴有走路不稳，时有小便失禁，无肢体无力麻木、无头晕头痛等不适，遂带患者来笔者所在医院就诊。查头颅 MRI 提示右侧基底节区、侧脑室旁、枕叶多发急性脑梗死（图 36-1 A、B）。病程中患者无明显精神异常，睡眠可，大便无殊，体重无明显下降。

3. **既往史** 3年前有脑梗死病史，但未遗留肢体活动功能障碍，目前服用阿司匹林肠溶片和立普妥；有长期高血压病史，规律服用降压药物治疗。

4. **个人史** 有饮酒习惯，饮果酒，每日50ml，已饮50年，未戒。有吸烟习惯，吸香烟，每日40支，已吸30年，已戒15年。无其他不良嗜好。

5. **家族史** 无特殊。

6. **查体** 体温36.9℃、心率75次/min、血压165/80mmHg、呼吸20次/min，皮肤巩膜无黄染，两肺呼吸音粗，未闻及明显干湿啰音，心律齐，各瓣膜区未闻及杂音，腹平软，无压痛及反跳痛，肝脾肋下未及，移动性浊音阴性，双下肢无明显水肿。

专科查体：神志清，少语，动作迟缓，粗测计算力、近记忆力、定向力下降。双瞳孔等大、等圆，对光反射灵敏，未见眼震。双侧面纹对称，伸舌居中，转颈、耸肩有力。四肢肌力5级，肌张力不高，四肢腱反射两侧对称（++），双侧 Babinski 征（-），掌颌反射（+）。指鼻尚稳准，跟膝胫试验（-），Romberg 征（-）。

7. **辅助检查** 入院后完善相关检查：

（1）血常规、肝肾功能、凝血功能、红细胞沉降率、甲状腺功能等正常范围，血脂 LDL-c 3.32mmol/L，常规心电图提示正常心电图，心脏B超提示左室舒张功能减退二三尖瓣轻度反流。头颅 MRI SWI 示两侧基底节区多发微出血灶（图36-1C）；两侧半卵圆中心、侧脑室旁、基底节区、脑桥、左侧小脑半球多发脑软化灶、脑萎缩；幕上脑白质疏松症

（图 36-1D）。

（2）头颈部 CTA（图 36-1E）：右侧椎动脉颅外段管腔闭塞，基底动脉管腔节段性狭窄。左侧椎动脉颅内段及两侧颈总动脉、两侧颈内动脉虹吸段管壁多发钙化斑块形成。

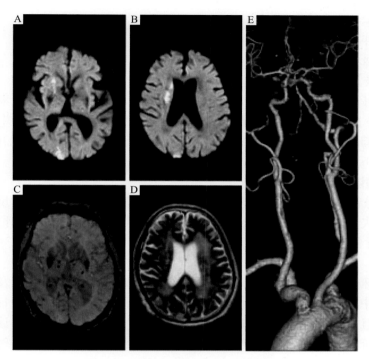

图 36-1　患者头颅 MRI 及 CTA 表现

A、B. 头颅 MRI 弥散序列；C. 头颅 MRI 磁敏感序列；

D. 头颅 MRI T$_2$ 加权序列；E. 颈部及颅内血管 CTA。

（3）简易精神状态检查（MMSE）8 分，其中定向力、记忆力、注意力、执行功能等认知领域均有不同程度损害；蒙特利尔认知评估（MoCA）3 分，基本无法配合。Hachinski 缺血量表评分为 12 分。

8. 入院诊断　认知功能障碍待查（血管性？变性病？）；缺血性脑血管病；高血压 2级（极高危组）。

【临床分析与决策】

患者中年男性，本次主因"反应迟钝半年，加重半个月"入院。既往有脑梗死病史。入院头颅 MRI 可见多发梗死灶、微出血灶及脑白质疏松，但无明显的顶叶、颞叶海马萎缩征象。认知筛查提示痴呆。Hachinski 评分为 12 分。临床考虑为血管性痴呆可能性大，结合影像学阅片，考虑患者为脑小血管病所导致的血管性痴呆。对于该类患者，临床上如何制定优化的药物治疗方案预防卒中再发至关重要，反复的卒中复发会加重认知功能损伤，同时患者颅内有微出血灶，因此需要兼顾抗栓治疗造成颅内出血的风险。该患者既往因服用阿司匹林有过胃出血不能耐受，故一直服用氯吡格雷进行卒中二级预防，在规律服药的情况下，患者卒中再发。考虑氯吡格雷基因多态性影响，改用西洛他唑进行二级预防抗栓治疗，且该药还有一定的扩血管作用，对于脑小血管病的抗栓治疗有一定的证据。同时该患者入院监测低密度脂蛋白偏高，急性期给予他汀强化治疗，强调后期生活方式的干预如低脂饮食。在改善患者认知功能方面，给予多奈哌齐 5mg 每晚 1 次口服治疗。

【诊断】

血管性痴呆（小血管病型）

脑梗死（伴脑微出血）

高血压 2 级（很高危组）

【诊治过程】

入院后给予控制血压治疗、西洛他唑 100mg 每日 2 次口服抗血小板聚集、阿托伐他汀 40mg 每日 1 次口服降脂、丁苯酞改善脑代谢等对症支持治疗 2 周，并给予多奈哌齐 5mg 每晚 1 次口服改善认知功能。患者病情有所好转出院，出院时患者认知功能有所改善（MMSE 11 分）。

【预后及随访】

3 个月后患者来院随访，家属诉患者的认知功能障碍较前有所好转，反应迟钝较前略有减轻，小便失禁次数较前有所减少，行走不稳仍有出现。复测 MMSE 评分 13 分，目前多奈哌齐 10mg 每晚 1 次口服维持。

【讨论】

痴呆的临床表现主要包括记忆（近和远）、认知和语言功能障碍，以及行为和人格改变。上述症状中有 1 项突出（除外谵妄状态等意识障碍），严重影响患者日常生活、职业和社交活动，且历时 2 周以上的应进行痴呆筛选，4 个月以上则支持痴呆诊断。血管性痴呆的临床诊断标准常采用 1993 年美国国立神经系统疾病与卒中研究所和瑞士神经科学研究国际协会（NINDS/AIREN）制定的标准，分为很可能血管性痴呆（vascular dementia，VD），可能 VD 和非 VD。

血管性痴呆的鉴别诊断主要采用 1975 年 Hachinski 缺血量表区别血管性痴呆与阿尔茨海默病，评分 ≥ 7 分者为血管性痴呆，5 ~ 6 分为混合性痴呆，≤ 4 分为阿尔茨海默病。

本病例患者高龄，既往有烟酒史和脑梗病史，存在高血压病、吸烟等动脉粥样硬化高危因素；头颅 MRI 可见多发梗死灶、微出血灶及脑白质疏松，无明显皮质脑萎缩征象。患者经过认知功能筛查，发现存在定向力、记忆力、注意力、执行功能等多个认知领域存在障碍。在整个患者的病程中，存在认知功能的缓慢加重，治疗后又有一定程度的缓解，虽然存在波动性但并非阶梯样进展。患者的认知损害的加重与卒中关系密切，并能排除由意识障碍、谵妄、神经症、严重失语及全身性疾病或脑变性疾病所引起的痴呆，根据 NINDS/AIREN 血管性痴呆标准，符合很可能的 VD。结合影像学评估，该患者有多发梗死灶、脑白质疏松及微出血，提示为脑小血管病（cerebral small vascular diseases，CSVD）。既往有研究显示，CSVD 是血管性认知损害的最常见病因。认知损害作为 CSVD 最常见的临床表现，具有发生率高（约 50%）、不同患者间临床表现及影像学改变高度同质性以及认知损害随 CSVD 的发展而逐渐加重的特点。研究表明，当脑白质疏松造成相关环路纤维完整性破坏时会导致认知功能下降。越来越多的研究提示脑微出血（cerebral micro-bleeding，CMB）可能是脑小血管损害严重程度的一个更为普遍的影像学特征，而且与认知功能可能存在一定的相关性。CSVD 的各种影像学表现并非单一存在，往往同时存在 2 种或以上的影像学改变，其对认知损害的影响通常是多种类型病变之间相互作用的共同结果，而非单个因素所致。本病例同时伴有新近皮质下梗死、脑白质疏松及脑微出血表现，推测其血管性痴呆可能由上述因素综合作用所致。

（计仁杰　彭国平）

【专家点评】

脑小血管病是认知障碍最常见的原因之一，脑小血管病引起的认知功能障碍可占血管性痴呆的 36%～67%。其发病率高，社会负担重，在临床实践中给予合理诊疗至关重要。脑小血管病认知功能障碍可呈现出相似的认知减退模式，常累及注意力、加工速度和执行功能等领域，而记忆任务受损相对较轻。既往众多研究显示新近皮质下梗死、脑白质疏松、腔隙性梗死、脑微出血等脑小血管病亚型均与认知功能障碍存在联系。对于脑小血管病导致的血管性认知功能障碍治疗方面，首先要进行生活方式的干预以及血管性危险因素的控制。在改善认知方面，胆碱酯酶抑制剂可能具有一定的效果。此外，血管性痴呆包括小血管病型患者也较容易出现步态和小便控制的异常，需要注意与路易体痴呆、正常压力脑积水等其他类型的痴呆病因相鉴别，并给予合理的干预措施。

（罗本燕）

参考文献

1. IHARA M. Management of cerebral small vessel disease for the diagnosis and treatment of dementia[J]. Brain Nerve，2013，65(7):801-809.
2. OSTERGAARD L, ENGEDAL T S, MORETON F, et al. Cerebral small vessel disease: Capillary pathways to stroke and cognitive decline[J]. J Cereb Blood Flow Metab，2016，36(2):302-325.
3. GORELICK P B, SCUTERI A, BLACK S E, et al. Vascular contributions to cognitive impairment and dementia: a statement for healthcare professionals from the american heart association/american stroke association[J]. Stroke，2011，42(9):2672-2713.
4. SHIBATA K, NISHIMURA Y, OTSUKA K, et al. Influence of cerebral white matter hyperintensities on cognitive impairment in elderly medical patients[J]. Geriatr Gerontol Int，2017，17(10):1488-1493.
5. YAKUSHIJI Y. Cerebral Microbleeds: Detection, Associations and Clinical Implications[J]. Front Neurol Neurosci，2015，37:78-92.

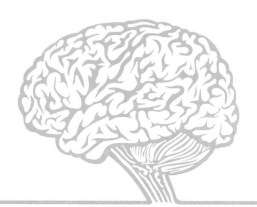

其他类型痴呆篇

病例 37

神经梅毒所致的麻痹性痴呆

导读 麻痹性痴呆（general paresis of insane，GPI）是由梅毒螺旋体侵犯大脑引起的一种晚期梅毒的临床表现，以神经麻痹、进行性痴呆及人格障碍为特点。神经梅毒的晚期表现系中枢神经系统器质性损害所致。阳性的血清学试验和特征性的脑脊液改变有助于确诊。本人报道一例中年男性，表现为缓慢进展的性格改变、痴呆、癫痫，头颅 MRI 及 RPR、TPPA 阳性，诊断为神经梅毒引起的麻痹性痴呆。作为一种可治性痴呆，GPI 早期诊断有着重要的意义。

【病例简介】

1. **主诉** 记忆力下降伴性格改变 1 年，突发抽搐 6 小时。

2. **现病史** 患者男性，46 岁，高中文化，右利手。2009 年 10 月出现性格改变，易怒，记忆力下降，有时甚至不认识亲人，反应迟钝，但未就诊。1 年后症状逐渐加重，并出现幻听、幻视，记忆力减退明显，易激惹，故来笔者所在医院就诊，测试 MMSE 16 分，头颅 MRI 提示"脑内多发性脑梗死，双侧脑室旁及右侧颞叶脑白质变性，脑萎缩"，建议住院治疗，但患者拒绝。6 小时前，患者无明显诱因下突然出现全身抽搐，表现为神志丧失，两眼上翻，口吐白沫，头后仰，双上肢屈曲痉挛性抽动，双下肢伸直，持续 1 分钟后自行停止，随后又反复发作 2 次，发作间歇期神志不清，家人发现后急送至笔者所在医院急诊，急诊予以地西泮静推后抽搐好转，收治入院。发病以来，无肢体活动受限，无恶心呕吐，无大小便失禁，无发热等。

3. **既往史** 否认癫痫病史，有"银屑病"病史两年。

4. **个人史** 出生原籍、长居本市，未到过疫区。无吸烟史，每日饮 100g 黄酒。离异多年，家属不能否认冶游史。

5. **家族史** 否认家族性遗传病病史。

6. **查体**

（1）内科系统体格检查：体温 37.6℃，脉搏 82 次 /min，呼吸 20 次 /min，血压 140/90mmHg，心、肺、腹检查无异常。

（2）神经系统专科检查：神志不清，计算力、定向力等检查不合作。简易精神状态检查（MMSE）16 分。脑神经：双眼各向活动不能配合，双瞳等大圆形，直径 3mm，直接和间接对光反射灵敏，额纹对称，鼻唇沟对称。运动系统：四肢肌张力稍高，四肢肌力 5级。反射：双侧肱二、三头肌反射、跟膝腱反射（++）。感觉系统：深浅感觉检查不配合。病理征：右侧 Babinski（+）。共济运动：不合作。步态正常。脑膜刺激征：颈强，脑膜刺激征检查不合作。

7. 辅助检查

（1）实验室检查：

2010 年 10 月 6 日血常规示白细胞 19.91×10^9/L，血钠 127mmol/L，氯 97mmol/L，余正常；甲状腺功能正常；叶酸正常，维生素 B_{12} 155pg/ml；肝肾功能、肿瘤指标无异常。

2010 年 10 月 7 日血氨 42.2μmol/L ↑（参考值 9.0 ～ 33.0μmol/L）。

2010 年 10 月 9 日抗链球菌溶血素 O 25IU/ml，梅毒螺旋体 RPR（＋），RPR 滴度 1：8，血清抗梅毒螺旋体抗体（TPPA）43.09，血细胞沉降率 24mm/h ↑。

2010 年 10 月 11 日人类免疫缺陷病毒抗体（HIV）阴性，血细胞沉降率 24mm/h ↑。

2010 年 10 月 14 日复查血常规示白细胞计数 5×10^9/L，中性粒细胞 70.2% ↑，乳酸脱氢酶 215IU/L ↑，肌酸激酶 784IU/L ↑。

2010 年 10 月 20 日卡马西平血药浓度 8.3μg/ml（参考值 4.0 ～ 12.0μg/ml）。

2010 年 10 月 28 日脑脊液：有核细胞计数 1.00×10^6/L，蛋白定量 541.00mg/L ↑，糖 4.40mmol/L ↑，脑脊液氯化物 130.60mmol/L。

（2）辅助检查：

2010 年 10 月 6 日头颅 CT 示两侧基底节区多发腔隙性脑梗死，脑萎缩。

2010 年 10 月 29 日头颅 MRI 示右侧基底节区、双侧脑室体旁及额枕顶叶多发腔隙性脑梗死灶及缺血灶；脑萎缩（图 37-1）。

2010 年 9 月 15 日脑电图基本正常。

2010 年 12 月 26 日脑电图示双枕区基本节律为中电位每秒 9 次 α 波，右侧波幅略低，记录中左侧颞区可见散发或短段波每秒 1.5 ～ 3 次慢波活动，视反应存在。

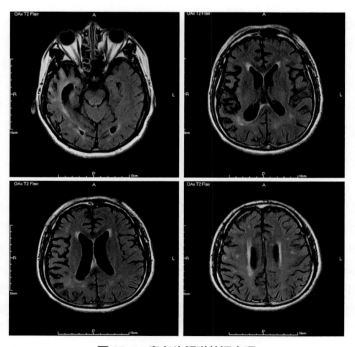

图 37-1　患者头颅磁共振表现

8. **入院诊断**　癫痫持续状态。

【临床分析与决策】

1. **定位诊断**　表现为认知功能进行性减退，急性加重表现为癫痫持续状态，因此，认知减退提示高级皮质受损；癫痫发作提示皮质尤其是皮质运动前区受损。

2. **定性诊断**　中年男性，慢性病程，急性加重，有不洁性生活史可能，表现为缓慢进展的性格改变、痴呆、癫痫（大脑半球弥漫性改变），结合头颅 MRI 以及 RPR、TPPA 阳性，首先考虑神经梅毒引起的麻痹性痴呆（general paresis of insane，GPI）可能。患者大脑半球弥漫的散在病灶则考虑为梅毒继发的小血管炎可能。

3. **鉴别诊断**

（1）CJD：该病为快速进展性痴呆，预后差，发病后平均生存期 3～12 个月，特征性临床表现为肌阵挛、视力障碍、小脑症状、无动性缄默等，脑电图可见到典型的三相波，头颅 MRI DWI 相可见到皮质下和/或脑回高信号（花边征），该患者病程已持续 1 年左右，EEG 尚未见到三相波，MRI 表现右侧基底节区、双侧脑室体旁及额枕顶叶多发腔隙性脑梗死灶及缺血灶；脑萎缩，未见花边征；无明确肌阵挛发作，故不考虑 CJD。

（2）额颞叶痴呆：早期表现为人格改变和精神障碍，而记忆力减退和遗忘出现晚，很少累及锥体束，影像学提示额颞叶脑萎缩突出，结合该患者情况，诊断依据不足。

【诊断】

麻痹性痴呆

梅毒继发性小血管炎

【诊治过程】

患者入院后在原有对症治疗基础上，开始予青霉素小剂量（80 万单位每日 2 次）治疗，并辅以激素；后逐渐增加到 560 万单位每日 4 次静脉滴注，连续使用 15 天。

【预后及随访】

GPI 是目前较少的可治性认知障碍疾病。患者入院后在原有对症治疗基础上，开始予青霉素小剂量（80 万单位每日 2 次）治疗，并辅以激素；后逐渐增加到 560 万单位每日 4 次静脉滴注，连续使用 15 日，出院时患者一般情况可，情绪较前平稳，激惹不明显，时间、空间定向可，计算力及记忆力仍减退，但较前改善，MMSE 22 分，较之前增加 6 分（因时间定向扣 4 分、三个词回忆扣 1 分、100 连续减 7 扣 1 分，三步命令扣 1 分，模仿画图扣 1 分）。

【讨论】

GPI 是神经梅毒的常见表现，男性明显多于女性，其潜伏期通常可达 15～20 年，但亦有感染后 2 年或 30 年发病的病例报道。GPI 的临床症状多变且不典型，缺乏特征性症状，如笔者在国外进修学习期间，曾见到 1 例以急性运动障碍为主要表现的 GPI，单凭临床表现很难诊断，既往冶游史是诊断神经梅毒的重要线索，但在实际工作中难以获得真实可靠的病史。笔者的一项资料分析发现能明确冶游史的患者占 69.8%，可能与部分患者出于各种原因不愿主动提供病史，故意隐瞒病史或因时间久远遗忘等有关，因此冶游史不应作为 GPI 诊断的必要条件。进行性痴呆伴精神障碍是 GPI 的核心症状，其他主要临床表现为脑卒中症状、构音障碍等，至疾病晚期可出现癫痫、偏瘫，最后生活多不能自理，甚至死亡。笔者的资料中有 14.3% 的患者有癫痫发作，说明癫痫发作在 GPI 并不少见，因此对于不能解释的成人癫痫发作，尤其是伴有痴呆表现的要注意排除 GPI。临床体征上出现眼部特征性改变（阿 - 罗瞳孔）最多，发生率为 20.6%。

　　GPI 的实验室检查内容主要涉及血清学和脑脊液检查。人体感染梅毒螺旋体后 4～10 周血液中即可产生抗类脂抗原的非特异性抗体和抗梅毒螺旋体抗原的特异性抗体，故血清学检测有助于明确患者是否感染过梅毒螺旋体。在国家卫生和计划生育委员会颁布的《性病诊断标准和处理原则》中，抗类脂抗体试验——RPR 和 TRUST 被列为常规试验方法，抗梅毒螺旋体抗体试验——TPHA 和 TPPA 则为确认试验方法。故实验室检查是 GPI 的重要诊断依据之一。研究发现，87.3% 患者的头颅 MRI 表现为脑萎缩，且以额颞叶为主，这可能是 GPI 的特征性影像学表现，但 GPI 的患者影像学改变无特异性，其诊断价值不如血清学和脑脊液指标，但若发现与年龄不符的脑萎缩应考虑到 GPI。本文显示，GPI 的患者神经心理学检查提示认知功能都有不同程度的损害，可用来作为判定 GPI 严重程度的指标之一。

　　综合上述分析结果，支持 GPI 的诊断要点有：①有冶游史。②临床症状多表现为进行性痴呆伴精神障碍，和 / 或脑卒中症状、构音障碍及癫痫发作等，临床体征上出现阿 - 罗瞳孔。③实验室检查：血清抗类脂抗体试验阳性，抗梅毒螺旋体抗体试验阳性；脑脊液细胞蛋白测定结果异常，脑脊液 TPPA 阳性。④神经心理学检查提示认知异常。⑤头颅 MRI 示与年龄不符的脑萎缩，以额颞叶为主。

　　鉴别诊断上应与克 - 雅病（Creutzfeldt-Jakob disease，CJD）、额颞叶痴呆（frontotemporal dementia，FTD）、阿尔茨海默病（Alzheimer's disease，AD）、病毒性脑炎等神经系统疾病及躁狂症、精神分裂症等精神系统疾病相鉴别。由于 GPI 临床症状多变且不典型，很多患者由于各种原因隐瞒冶游史等原因，使 GPI 易误诊，误诊率高达 44.0%。故临床医师对 GPI 的认识和掌握亟待加强。

　　目前我国治疗 GPI 多采用国家卫生和计划生育委员会发布的《神经梅毒临床路径（2017 年版）》治疗方案：水剂青霉素（1 800～2 400）万 U/d，静脉滴注（300 万～400 万 U，每 4 小时 1 次），连续治疗 10～14 天；或者普鲁卡因青霉素 2.40×10^6U/d 肌内注射，同时予丙磺舒 2g/d，分 4 次口服，连续治疗 10～14 天，经上述常规治疗后继以肌内注射苄星青霉素 2.40×10^6U，1 次 / 周，连续注射 3 次。经治疗后 98% 的患者临床症状有明显改善，可见 GPI 的治疗效果是十分明显的。但在治疗过程中应注意赫氏反应（Hetxheimer reaction）的发生，赫氏反应即首次使用青霉素治疗梅毒的患者，由于梅毒螺旋体被迅速杀死，释放出大量的异种蛋白，引起急性变态反应，在治疗后数小时出现寒战、高热、头痛、肌肉骨骼疼痛、皮肤潮红、恶心、心悸、多汗等全身症状，或者各种原有梅毒损害的症状也加重，严重的梅毒患者甚至发生主动脉破裂。因此在用青霉素治疗前可用激素预防，同时起始青霉素剂量要小。

（任汝静　谢心怡）

【专家点评】

　　对不明原因、呈进行性恶化的痴呆，且出现精神情感障碍的患者，均应询问有无不安全性生活史、皮肤性病史，并积极筛查血清梅毒抗体，以提高诊断率。并及时予以青霉素治疗，以减轻神经系统症状，减缓或阻止痴呆进展，提高患者的生活质量。作为一种可治性痴呆，GPI 早期诊断有着较重要的意义，医护人员在临床工作中需要细致的观察和判断性思维。

（王刚）

| 参 考 文 献 |

1. AUGENBRAUN M H. Treatment of syphilis 2001: nonpregnant adults[J]. Clin Infect Dis, 2002, 35(Suppl 2):S187-S190.
2. NOGUCHI H, MOORE J W. A demonstration of treponema pallidum in the brain in cases of general paralysis[J]. J Exp Med, 1913, 17（2）: 232-238.
3. SOMASUNDARAM O. Neuro syphilis: portrayals by Sir Arthur Conan Doyle[J]. Indian J Psychiatry, 2009, 51（3）: 235-237.
4. YU Y, WEI M, HUANG Y, et al. Clinical presentation and imaging of general paresis due to neurosyphilis in patients negative for human immunodeficiency virus[J]. J Clin Neurosci, 2010, 17（3）:308-310.

病例 38
被隐瞒的"可逆性痴呆"

导读　本例患者虽隐瞒了关键病史，但结合认知功能下降、阿 - 罗瞳孔及体液梅毒螺旋体血清学试验阳性，同时完善 PiB-PET 检查排除阿尔茨海默病后最终被诊断为麻痹性痴呆（general paresis of insane，GPI），在接受青霉素治疗后症状明显改善。因此，对痴呆病因不清患者进行病原体检查十分必要。

【病例简介】

1. **主诉**　认知功能下降 15 天。

2. **现病史**　患者男性，50 岁。于 15 天前无明显诱因出现认知功能下降、反应迟缓，表现为外出找不到回家的路，记忆力以远期记忆力下降更明显，同时出现语速减慢，随后计算力、理解力亦逐渐下降。病程中无头痛、恶心、呕吐，无视物旋转、复视、视力减退及视野异常，无听力下降，无睡眠习惯改变，无幻觉及精神行为异常。起病以来，患者体重无明显变化，精神尚可，睡眠及饮食如常，大小便正常。

3. **既往史**　既往体健。否认"高血压、糖尿病、心脏病"等病史。否认"肝炎、结核、疟疾"等传染病病史。否认手术史，否认外伤史。否认输血及血液制品史。否认药物、食物过敏史。

4. **个人史**　生于四川德阳，久居于当地。否认疫区居住史，否认疫水、疫源接触史。否认放射物、毒物、毒品接触史。否认冶游史。无烟酒嗜好。适龄结婚，夫妻关系和睦，妻子及儿子体健。

5. **家族史**　否认家族性传染病及遗传病史。

6. **查体**　心、肺、腹查体无异常。生殖器外观正常，未见硬性下疳。全身皮肤未见皮疹。专科查体：神志清楚，步入病房，步态平稳。查体配合欠佳。语速慢，粗测记忆力、计算力、定向力稍差。颈软无强直，克氏征（-），布氏征（-）。嗅觉正常；粗测视力视野正常，双侧瞳孔等大等圆，直径约 3.0mm，直接、间接对光反射消失，调节反射存在。双眼睑无下垂，双眼球居中，各向活动自如，无斜视；角膜反射灵敏，双面部感觉灵敏对称，双侧咀嚼肌有力；双眼裂大小正常，额纹对称，鼻唇沟对称存在，示齿口角无歪斜，鼓腮无漏气；听力粗测正常，气导＞骨导，韦伯试验（Weber test）居中，无眼震；发音正常，饮水无呛咳；胸锁乳突肌肌力正常；伸舌居中，无舌肌萎缩。四肢肌容积均等，无萎缩，四肢肌张力正常，肌力 5 级，指鼻试验、轮替试验、对指试验均正常，无不自主运动。昂伯氏征（-）。全身皮肤痛温觉正常，触觉正常，关节位置觉正常。双侧腹壁反射对称引出，双侧肱二头肌肌腱反射、肱三头肌肌腱反射、膝反射、踝反射（++），对称。双侧霍夫曼征（-），Babinski 征（-），戈登征（-），欧本汉姆征（-）。

7. 辅助检查   头颅 MRI 示双侧额叶皮质下、侧脑室旁腔隙性脑梗死；轻度脑萎缩，以颞叶萎缩为主；双侧侧脑室对称性扩大，基底池、侧裂池增宽，脑沟增宽（图 38-1）。脊髓 MRI 示全脊柱退行性变；颈 3/4、颈 6/7 椎间盘轻度突出；腰 4/5 椎间盘膨出。头颈部 CTA 示左侧胚胎型大脑后动脉；左侧优势型椎动脉；余未见明显异常。心电图、胸片、心脏彩超未见明显异常。

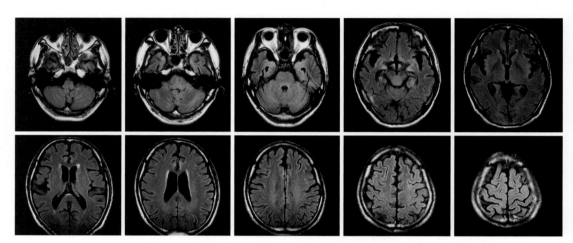

图 38-1   患者头颅 MRI FLAIR 可见脑萎缩（颞叶为主）

输血前检查：梅毒螺旋体抗体（化学发光法，TP-Ab）阳性；梅毒螺旋体抗体（凝集法，TPPA）阳性；不加热血清反应素实验（TRUST）结果为 1：128；余为阴性。三大常规、肝肾功能、生化、凝血象、甲状腺功能、贫血全套、肿瘤标志物均未见明显异常。

8. 入院诊断   快速进展性痴呆，麻痹性痴呆？

【临床分析与决策】

本患者为中年男性，临床表现为短期内出现并进行性加重的认知障碍，根据《2018中国痴呆与认知障碍诊治指南》可诊断为快速进展性痴呆。快速进展性痴呆的常见病因包括：克 - 雅病、自身免疫相关痴呆、非朊蛋白变性病、中枢神经系统感染和其他原因（血管性疾病、中毒或代谢性疾病、肿瘤等）。针对本患者而言，现有证据中具有高度指向性的线索为：①阿 - 罗瞳孔，对光反射消失、调节反射存在；②血液梅毒血清学试验阳性，TP-Ab 阳性、TPPA 阳性、TRUST 阳性（1：128）。虽然询问病史时患者否认冶游史，但不排除其故意隐瞒或时间久远无法准确描述的可能性，故高度怀疑神经梅毒所致麻痹性痴呆，需要进一步完善脑脊液常规检查及梅毒血清学试验，以及详细的神经心理量表检测，评估患者认知功能受损程度，协助判断预后。

进一步完善腰穿检查，初压 150mmH$_2$O，脑脊液常规：WBC 0.024×10^9/L；脑脊液生化：总蛋白 0.88g/L，氯 116.3mmol/L；脑脊液 TP-Ab 阳性、TRUST 阳性。神经心理量表评估提示：简易精神状态检查（MMSE）24 分，蒙特利尔认知评估（MoCA）16 分，日常生活活动能力（ADL）20 分，功能活动调查表（POD）2 分，缺血指数量表（HIS）0 分，临床痴呆评定量表（CDR）0.5 分。为排除阿尔茨海默病或神经梅毒合并阿尔茨海默病的可能性，为其进一步完善 *APOE* 基因型检测和 PiB-PET 检查，结果显示 *APOE* 基因型为 ε3/ε3，PiB-PET 未见脑实质内 PiB 滞留（图 38-2）。故该患者最终诊断为麻痹性痴呆。鉴于患者病程较短，且认知功能损害程度相对较轻，积极采用青霉素治疗应能改善其预后。

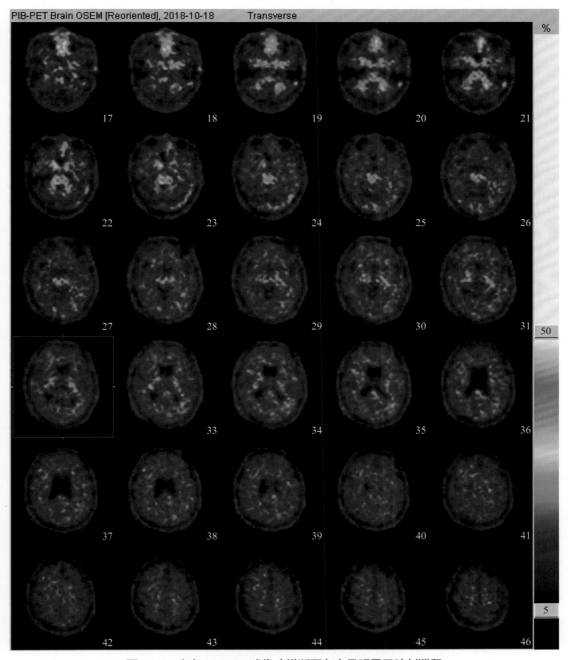

图 38-2　患者 PiB-PET 成像（横断面）未见明显示踪剂滞留

【诊断】

麻痹性痴呆

【诊治过程】

诊断明确后，参照国家卫生健康委员会发布的《神经梅毒临床路径（2017 年版）》予以青霉素钠 320 万单位每 4 小时 1 次，连续 14 天的治疗，后患者认知障碍明显好转出院。治疗期间患者未出现赫氏反应或其他药物不良反应。

【预后及随访】

该患者长期居住在外地，出院 1 周及半年后对其进行了两次电话随访，患者自述几乎完全恢复至发病前状态。但较遗憾的是，在反复强调足疗程治疗和复查相关指标的重要性后，其仍由于个人原因拒绝再次来笔者所在医院或到当地医院接受后续的苄星青霉素肌内注射治疗和复查梅毒血清学试验。

【讨论】

神经梅毒（neurosyphilis）是梅毒螺旋体 [又称苍白密螺旋体（treponema pallidum）] 感染所致脑、脑膜和脊髓损害的一组临床综合征，是晚期（Ⅲ期）梅毒的重要表现之一。其临床表现包括无症状性神经梅毒、脑膜梅毒、脑膜血管梅毒、麻痹性痴呆、脊髓痨等。儿童或青春期发病的先天性麻痹性痴呆为垂直传播所致，目前临床已非常罕见。而获得性麻痹性痴呆发病年龄多在 35 ~ 50 岁，主要通过性传播致病，通常在梅毒感染后 15 ~ 20 年发病，但亦有感染后 2 年或 30 年发病的报道。

麻痹性痴呆在临床上可表现为构音不良、癫痫、记忆力减退、人格和情绪改变、精神行为异常等。其影像学表现主要为全脑萎缩，以额颞叶萎缩为主，典型者颞叶下内侧呈长 T_1、长 T_2 信号。可见麻痹性痴呆的临床和影像学表现均不典型，而神经梅毒相对典型的体征——阿 - 罗瞳孔更常见于脊髓痨。加之患者常由于各种原因隐瞒冶游史，其临床诊断往往较为困难。此外，在感染 HIV 的人群中，约 15% 梅毒螺旋体血清学检查呈阳性，约 1% 患有神经梅毒。因此，对于原因不明的首诊痴呆患者进行输血前检查非常必要。

对于临床上常见的神经变性病痴呆如阿尔茨海默病、帕金森病痴呆、额颞叶变性等，目前尚无有效的治疗措施以阻止病情进展，预后均较差。而麻痹性痴呆患者如能在病程早期进行规范的驱梅治疗，大多数病情可改善，乃至逆转。因此，麻痹性痴呆作为少有的"可逆性痴呆"之一，需要受到足够的关注。

（曾凡）

【专家点评】

本例患者是一位考虑快速进展性痴呆的中年男性，在查找病因时经管医师抓住了"阿 - 罗瞳孔"和"血液梅毒螺旋体血清学试验阳性"两个关键线索，在个人史不明确的情况下及时完善了脑脊液梅毒螺旋体血清学指标和较全面的神经心理量表评估，同时在排除合并阿尔茨海默病的可能性后，作出麻痹性痴呆的诊断。患者在接受 14 天的青霉素治疗后症状明显好转，且出院半年后电话随访情况良好。整体而言，本病例在决策、诊治和结局方面均取得了理想效果。

值得注意的有以下三点：

1. 快速进展性痴呆病因复杂，需要医师详细采集病史并做全面的痴呆病因排查。

2. 经管医师在明确患者患有梅毒后，应通过合理、合法的途径引导其配偶排查梅毒，否则在其配偶同时患有梅毒却未行正规诊治的情况下，二者病情均难以完全缓解。

3. 正如文中讨论所言，本例患者并未遵医嘱接受出院后的苄星青霉素肌内注射治疗，也拒绝复查梅毒螺旋体血清学试验，不排除梅毒尚未根治而导致病情反复或再次加重的可能性，需继续随访。在神经梅毒患者进行驱梅治疗时，如对青霉素过敏或无法耐受时，可考虑换用头孢曲松 2g，每日 1 次静脉给药，维持 10～14 天；或换用多西环素 100mg，每日 2 次，连服 30 天。

（王延江）

| 参考文献 |

1. 中国痴呆与认知障碍诊治指南写作组 .2018 中国痴呆与认知障碍诊治指南（八）：快速进展性痴呆的诊断 [J]. 中华医学杂志 , 2018,98(21): 1650-1652.
2. 张帆娟 , 李玲 , 张波 , 等 . 神经梅毒 52 例临床分析 [J]. 中国现代神经疾病杂志 , 2008,8(1):48-51.
3. YU Y, WEI M, HUANG Y, et al. Clinical presentation and imaging of general paresis due to neurosyphilis in patients negative for human immunodeficiency virus[J].J Clin Neurosci, 2010,17(3): 308-310.
4. 王维治 . 神经病学 [M].3 版 . 北京：人民卫生出版社，2021.

病例 39

以认知减退发病的成人型神经元核内包涵体病

导读 成人型神经元核内包涵体病（adult-onset neuronal intranuclear inclusion disease, NIID）是一类认知功能下降为主要或首发表现的少见神经系统疾病，临床易误诊为缺血性脑血管病、正常压力脑积水等，影像学可见侧脑室扩大，T_2WI 和 FLAIR 见侧脑室旁高信号，DWI 见大脑皮髓质交界区线样高信号提示该病可能，临床需与脆性 X 相关的震颤 / 共济失调综合征等疾病相鉴别。

【病例简介】

1. **主诉** 自诉记忆力下降 2 年余。

2. **现病史** 患者男性，65 岁，中学教师。患者于 2 年前自觉记忆力没有以前好，记不住背诵的诗词，但日常生活不受影响，无明显性格改变。1 年前曾在当地行头颅 MRI 检查提示脑室旁缺血性改变，曾给予活血化瘀类中药治疗，但症状缓解不明显。近 1 年患者觉有时记不住要做的事，有时忘记关门，但是外出能回家，人际交流可，有时出现双下肢麻木感，行走后明显，无头晕，无行走不稳等情况。为进一步诊治来笔者所在医院门诊，遂收住入院。发病来，神志清楚、胃纳可、二便无殊。

3. **既往史** 高血压史 8 年，血压控制可。3 年前因神经源性膀胱于笔者所在医院泌尿外科行膀胱造瘘治疗。

4. **个人史** 初中文化，长期居住当地，无烟酒嗜好，无疫水疫区接触史。

5. **家族史** 有一姐一弟，高血压史，身体健康。否认家族性遗传病史。

6. **查体** 体温 37℃，呼吸 20 次 /min，脉搏 80 次 /min，血压 135/80mmHg。神志清楚，对答尚可，近期记忆力下降、远期记忆力可，计算力下降（计算里测验患者答案"100−7=93，93−7=85，85−7=77"），双侧瞳孔直径 1mm，余脑神经阴性，四肢肌力可，肌张力不高，双手平举见细颤。双上肢腱反射（++），双下肢腱反射（+），双侧病理征阴性，双侧浅感觉对称。指鼻可，昂伯氏征阴性，直线行走尚可。

7. **辅助检查**

（1）血尿粪三大常规无殊，生化示 LDL 3.5mmol/L（略高），余指标未见明显异常。术前四项、抗核抗体谱、甲状腺功能全套等均未见明显异常。

（2）头颅 CT 示侧脑室扩大，脑室旁低密度灶。头颅 MRI 脑室旁 T_2WI 示大片状异常高信号，侧脑室扩大，双侧大脑皮髓质交界处见线状 DWI 高信号，以额叶为主（图

39-1）。

（3）神经心理测试：简易精神状态检查（MMSE）22 分。

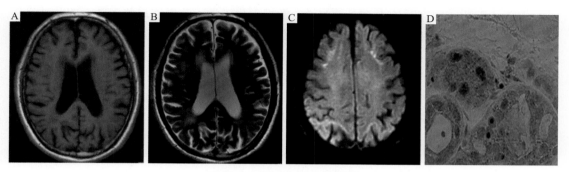

图 39-1　患者头颅 MRI 表现

A、B.示侧脑室偏大，侧脑室旁异常信号，T_1 为信号，T_2 为高信号；C.DWI 示双侧额叶皮髓质交界处线
头高信号；D.HE 染色在部分汗腺细胞核内可见嗜酸性包涵体（箭头所示）。

8. **入院诊断**　认知功能下降原因待查；膀胱造瘘术后。

【临床分析与决策】

1. **定位诊断**　患者以记忆力下降为主要表现，MMSE 22 分，定位于皮质或皮质下白质；双下肢麻木感，查体腱反射下降，定位于周围神经；双侧瞳孔缩小，小便不利，行膀胱造瘘，考虑自主神经受累。

2. **定性诊断**　患者老年人，慢性起病，进展缓慢，临床以认知功能下降为主，累及自主神经和周围神经，提示多系统均有受累，结合头颅 MRI 示脑室旁 T_2WI/FLAIR 示大片状异常高信号，侧脑室扩大，双侧大脑皮髓质交界处见线状 DWI 高信号，首先考虑成人型神经元核内包涵体病可能性大，可进一步完善腰穿，四肢神经传导速度，皮肤活检和 *FMR1* 基因检测。

3. **鉴别诊断**

（1）脑白质疏松症（leukoaraiosis，LA）：常见于老年人，且发病率与年龄密切相关。临床可以有认知功能下降，病理上该病主要原因是脑缺血所致的神经传导纤维脱髓鞘改变。MRI 表现为在侧脑室周围深部脑白质见片状长 T_1 长 T_2 信号，FLAIR 为高信号，边界模糊，常累及两侧半卵圆中心、基底节区及放射冠等，通常伴多发性腔隙性脑梗死。但是本患者 DWI 见皮髓质交界区高信号，不符合脑白质疏松的影像学表现。

（2）正常压力脑积水（normal pressure hydrocephalus，NPH）：该病是一种可逆的神经退行性疾病，以步态不稳、进行性痴呆和排尿障碍三联征为典型临床表现，影像学表现为随脑室系统扩大而颅内压正常的脑交通性脑积水综合征。因 NIID 患者影像学可出现侧脑室扩大，易误诊为该病。但是 NPH 患者影像学未见皮髓质交界处 DWI 高信号，可作鉴别。

（3）脆性 X 相关的震颤／共济失调综合征（fragile X-related tremor／ataxia syndrome，FXTAS）：此病是一种罕见的遗传性神经退行性疾病，主要表现为小脑性共济失调和或震颤，亦可表现为痴呆和脑白质病变，病理切片可见神经元、胶质细胞和体细胞内与 NIID 类似的嗜酸性泛素化阳性的核内包涵体。*FMR1* 基因检测有助于二者鉴别。

【诊断】

成人型神经元核内包涵体病可能大

【诊治过程】

患者入院后查腰穿示压力 130mmH$_2$O，常规生化正常，脑脊液培养无殊。四肢神经传导速度示双下肢运动和感觉神经传导速度轻度受累。取患者外踝上 10cm 处均行皮肤活检，术后病理提示苏木精 - 伊红染色在部分汗腺细胞核内可见嗜酸性包涵体（见图 39-1D），包涵体 P62 抗体、嗜酸性泛素抗体呈强阳性染色。患者 FMR1 基因检测无突变。结果支持临床成人型神经元核内包涵体病的诊断。入院后给予氨氯地平控制血压、胞磷胆碱和尼莫地平改善认知等对症支持治疗，患者症状无明显变化，复测 MMSE 23 分。

【预后及随访】

出院后患者继续口服氨氯地平、胞磷胆碱等药物，3 个月后随访情况稳定。

【讨论】

NIID 曾被认为是一种罕见病，病因尚不明确，病理发现中枢、周围神经、自主神经和内脏器官存在嗜酸性透明核内包涵体，分为家族型和散发型。最初本病仅通过尸检确诊，近年研究表明皮肤细胞可发现核内包涵体，与神经元的核内包涵体形态一致，皮肤活检可作为常规诊治方法，使该病确诊数量较前增加。散发性 NIID 最主要的临床表现是痴呆，其次是瞳孔缩小，共济失调、膀胱功能障碍和肢体无力等。NIID 患者的影像表现有以下特点：①脑白质异常信号，在 T$_2$WI 可见两侧皮质下及深部脑白质区弥漫性对称性斑片状高信号灶；② DWI 沿着皮髓交界区呈曲线样分布的高信号，此特点是该病经典的影像表现；③幕上脑室扩大；④小脑萎缩，FLAIR 序列小脑齿状核斑片状的高信号；⑤脑膜强化或皮质脑回样强化；⑥ FLAIR 序列可见胼胝体压部边界清楚的高信号。

认知功能下降可能是散发型成人 NIID 首诊的原因，因此对于老年人出现认知功能下降，应完善头颅 MRI DWI 检查，以排除 NIID 可能。由于嗜酸性核内包涵体可影响自主神经系统，易出现尿失禁症状，导致患者在泌尿外科首诊，如本例患者在 3 年前曾行膀胱造瘘术，临床需引起重视。部分患者可出现脑炎样表现、癫痫或者锥体外系表现，DWI 序列对于识别本病非常重要。需要注意的是，仅凭临床、影像学和皮肤病理结果仍不足以完全确诊 NIID，由于 FXTAS 可以出现相同的临床和病理表现，FMR1 基因检测非常重要。

本病目前暂无特异性的有效治疗药物或手段。

（梁辉　彭国平）

【专家点评】

随着对 NIID 的认识增加，NIID 的发病率远较预想的更高。NIID 的临床表现没有特异性，尤其是老年患者出现认知功能下降，在选择头颅磁共振检查时，应该常规加作头颅 DWI 序列。若头颅 DWI 示大脑皮髓质交界处线样高信号，需高度怀疑该病，并进一步完善皮肤活检和基因检测。同时需要注意的是，有些患者早期可以没有影像学异常，是临床诊断的难点。国内外学者发现 NIID 致病机制与 NOTCH2NLC 基因中 GGC 异常重复扩增相关，这在某些常见神经退行性疾病如阿尔茨海默病、帕金森综合征患者中同样存在。国内学者因此提出 "NIID 相关疾病" 这一新概念，提示类似患者未来可能可以从相同的疗法中受益。

（罗本燕）

| 参考文献 |

1. SONE J, TANAKA F, KOIKE H, et al. Skin biopsy is useful for the antemortem diagnosis of neuronal intranuclear inclusion disease[J]. Neurology, 2011, 76（16）: 1372-1376.

2. SONE J, MORI K, INAGAKI T, et al. Clinicopathological features of adult-onset neuronal intranuclear inclusion disease[J]. Brain, 2016, 139（Pt12）:3170-3186.

3. 楼海燕，严志强，王小丽，等 . 成人神经元核内包涵体病的脑部 MRI 表现 [J]. 中华放射学杂志 , 2019, 53(9): 772-774.

4. SONE J, MITSUHASHI S, FUJITA A, et al. Long-read sequencing identifies GGC repeat expansions in *NOTCH2NLC* associated with neuronal intranuclear inclusion disease[J]. Nat Genet,2019, 51(8):1215-1221.

5. TIAN Y, WANG J L, HUANG W, et al. Expansion of human-specific GGC repeat in neuronal intranuclear inclusion disease-related disorders[J]. Am J Hum Genet,2019,105(1): 166-176.

病例 40
疑似阿尔茨海默病的神经元核内包涵体病

导读 以认知障碍起病的神经系统疾病种类较多、临床诊断较困难，本病例在疾病初期从年龄、起病形式、临床表现、影像学等综合考虑临床诊断为最常见的痴呆类型——"阿尔茨海默病"，但随着病程进展、转归及伴随症状的出现，最终结合影像、分子和病理诊断明确其最终诊断为相对罕见且表型复杂的神经变性病——神经元核内包涵体病。

【病例简介】

1. **主诉** 渐起记忆力下降19年，加重伴排尿障碍9年。

2. **现病史** 患者男性，79岁。家属代诉患者于60岁左右无明显诱因渐起记忆力下降，以近记忆力下降为主，如忘记刚发生的事、找不到东西存放的位置等，远期记忆力尚可，可正常交流，日常生活可自理，外院诊断为"阿尔茨海默病"，间断服用促认知药物（多奈哌齐、美金刚），上述症状缓慢进展；于70岁左右出现远近记忆力明显衰退，走失数次，并出现尿潴留，予以留置尿管；75岁起情感较前淡漠，不认识家人，无法交流，长期卧床。自发病以来无幻觉、妄想等精神症状，睡眠、饮食可，留置导尿管，大便正常。

3. **既往史** 高血压病10余年，不规律服用降压药"氨氯地平片"，血压控制可，5年前诊断为"食管癌"，接受"食管部分切除术"及放化疗治疗。

4. **个人史** 否认吸烟、饮酒史，无毒物、毒品接触史。

5. **家族史** 患者家族中其他六位亲属均有记忆力下降病史（图40-1）。

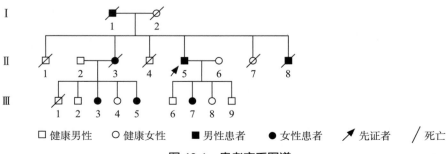

□ 健康男性　○ 健康女性　■ 男性患者　● 女性患者　↗ 先证者　／ 死亡

图 40-1　患者家系图谱

6. 查体　体温 36.2℃，心率 62 次 /min，血压 130/70mmHg，心律齐，未闻及杂音，双下肺可闻及细湿啰音，腹部检查（-）。神志清楚，言语少，远、近记忆力减退，计算力和理解力差。脑神经检查（-）。四肢肌力、肌张力正常，腱反射（++），感觉检查及共济运动检查无法配合。

7. 辅助检查　无。

8. 入院诊断　认知障碍查因：家族性阿尔茨海默病？

【临床分析与决策】

患者就诊后亟待解决的问题是：根据 2014 年 IWG-2 典型阿尔茨海默病诊断标准，患者目前已存在早期及显著情景记忆障碍，并在疾病进展过程中出现了其他认知域的损害，但缺少阿尔茨海默病病理改变的证据（下述之一）：①脑脊液中 Aβ42 水平的下降以及 T-tau 或 p-tau 蛋白水平的上升；②淀粉样 PET 成像，示踪剂滞留增加；③阿尔茨海默病常染色体显性突变的存在（*PSEN1*、*PSEN2*、*APP* 突变）。患者发病年龄为 60 岁，为早发认知障碍患者，且具有阳性家族史，根据《2018 中国痴呆与认知障碍诊治指南》，可优先选择基因检测明确诊断。

【诊断】

神经元核内包涵体病

【诊治过程】

1. 完善相关检验检查

（1）实验室检查：血常规、尿常规、粪便常规、肝肾功能、血脂、血糖、电解质、糖化血红蛋白、贫血四项、甲状腺功能、梅毒螺旋体抗体、HIV 抗体等无异常。

（2）神经心理评估：家系中主诉有记忆力下降的患者完成了简易精神状态检查（MMSE）和蒙特利尔认知评估（MoCA），见表 40-1。

表 40-1　患者亲属 MMSE 和 MoCA 评估结果

编号	性别	年龄 / 发病年龄	学历	MMSE	MoCA
Ⅱ5	男	79 岁 /60 岁	初中	无法完成	无法完成
Ⅲ3	女	63 岁 /62 岁	文盲	10/30 分	3/30 分
Ⅲ5	女	56 岁 /51 岁	初中	26/30 分	20/30 分
Ⅲ7	女	62 岁 /59 岁	专科	29/30 分	26/30 分

（3）头颅 MRI 检查：脑萎缩，脑室扩大，脑白质病变，DWI 可见皮质髓质交界处对称性高信号（图 40-2）。

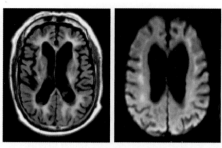

图 40-2　患者头颅 MRI 检查见皮质髓质交界处对称性高信号

（4）基因诊断：①利用痴呆与认知障碍靶向测序基因芯片筛查，未发现患者携带阿尔茨海默病致病基因 *PSEN1*、*PSEN2*、*APP*，额颞叶痴呆致病基因 *MAPT*、*GRN*、*C9orf72*、*CHCHD10* 等，以及血管性认知障碍致病基因 *NOTCH3*、*GLA*、*TREX1*、*COL4A1*、*HTRA1* 致病突变；②通过 RP-PCR 和 GC-PCR 发现Ⅱ 5、Ⅲ 3、Ⅲ 5、Ⅲ 7 均携带 *NOTCH2NLC* 基因 GGC 三核苷酸重复扩展突变，基因诊断符合 *NOTCH2NLC* 基因突变相关神经元核内包涵体病（图 40-3）。

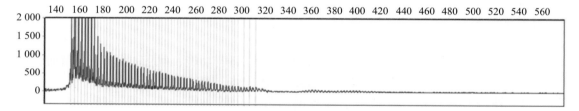

图 40-3　RR-PCR 提示患者携带 GGC 重复扩展突变

（5）肌电图：Ⅲ 3、Ⅲ 5、Ⅲ 7 肌电图均提示周围神经病变和括约肌功能障碍。

（6）头颅 MRI：Ⅲ 3、Ⅲ 5、Ⅲ 7 三位患者头部磁共振 DWI 均未见皮髓交界处高信号，即绸带征（图 40-4）。

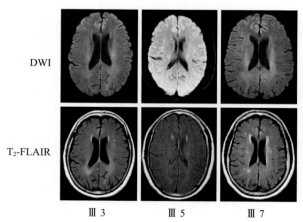

图 40-4　Ⅲ 3、Ⅲ 5、Ⅲ 7 头颅 MRI 表现

均可见轻度脑白质病变，DWI 未见皮髓交界处高信号。

（7）皮肤活检：免疫组化染色在Ⅲ5、Ⅲ7两位患者中均发现 p62（+）包涵体（图 40-5）。

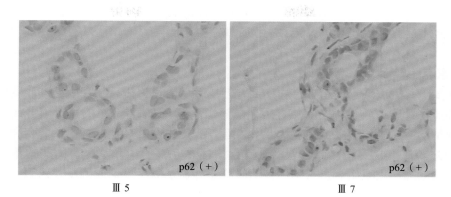

Ⅲ 5　　　　　　　　　　　　　Ⅲ 7

图 40-5　Ⅲ 5、Ⅲ 7 皮肤活检可见 p62（+）包涵体

2. **治疗**　入院后予以促认知、降压、抗感染、改善循环及对症支持治疗，患者病情稳定，认知障碍无明显改善。

【**预后及随访**】

半年后随访：先证者Ⅱ5因长期卧床继发严重肺部感染离世；另外三位患者Ⅲ3、Ⅲ5、Ⅲ7仍以近记忆力下降为主要表现，病情进展缓慢，其中Ⅲ3记忆力下降较严重，但三位患者均未出现肢体无力、尿潴留等周围神经病和自主神经症状。

【**讨论**】

神经元核内包涵体病（neuronal intranuclear inclusion disease，NIID）是一种以中枢和周围神经系统神经元细胞核内嗜酸性透明包涵体形成为特征的慢性进展性神经系统退行性疾病。NIID 临床表型具有明显异质性：儿童及青少年患者常以共济失调或精神行为异常为首发表现，而成年起病者常以痴呆或肢体无力为早期症状。以本病例为例，当 NIID 患者以痴呆症状为主要临床表现时，仅靠临床表型难以与阿尔茨海默病、额颞叶痴呆等变性性痴呆相鉴别。

虽然 NIID 临床表型多种多样，但其多数具备以下共同特征：

1. **影像学特征**　皮髓交界区的弥散加权成像（DWI）高信号是 NIID 特征性影像表现，当然并不绝对，日本学者报道脑室旁白质病变也是 NIID 影像学的重要特征。本例先证者的头颅 MRI 早期除脑萎缩外，并未见明显异常改变，随着病情进展到后期 DWI 上方出现皮髓交界区高信号；而家系中其他患者因在疾病早期尚未呈现该特征，提示该征象与病程及认知障碍严重程度相关，对疑似病例及家系病例的影像学随访非常重要。

2. **病理学特征**　皮肤活检的组织病理学特点为广泛存在于中枢、周围、自主神经系统神经元细胞核内的嗜酸性透明包涵体，免疫组化染色可见泛素和 p62 阳性的包涵体，这是诊断 NIID 非常重要的依据，本家系中两例患者完成了皮肤活检，均发现 p62 阳性包涵体，进一步证实该家系诊断为家族性 NIID。

3. **基因检测**　2019 年，中南大学湘雅医院唐北沙教授、沈璐教授团队首次利用长读长测序方法定位并克隆了 NIID 首个致病基因——*NOTCH2NLC*，该基因 5'UTR 区异常

GGC 重复是导致 NIID 相关疾病（包括认知障碍、运动障碍及肌无力型）的主要病因。该家系中四位患者均携带 GGC 重复扩展突变，无论从病理还是基因水平，均明确其诊断为家族性 NIID。除此之外，NIID 患者可伴随周围神经病变和自主神经症状，但很多患者上述症状较轻不易察觉或仅能依靠实验室检查如肌电图等发现临床下损害。

（田芸　焦彬）

【专家点评】

该认知障碍病例系家系患者，病程长（近 20 年）、进展慢，早期影像学改变以脑萎缩为主，临床医师常常首诊为"家族性阿尔茨海默病"。但值得注意的是，随着疾病进展，患者出现了不明原因的自主神经症状（尿潴留）以及头颅 MRI 上的脑白质病变和绸带征，无法用阿尔茨海默病解释。此时获取特殊组织标本完善病理和基因检测非常重要。临床上，对于认知障碍家系患者进行基因检测时除全外显子测序或靶向测序外，须同时完善毛细管电泳、RP-PCR 等针对特殊基因如 *NOTCH2NLC*、*C9orf72*、*HTT* 的重复扩展突变检测。

神经元核内包涵体病是一种罕见的以中枢和外周神经系统及内脏器官内嗜酸性透明包涵体为特征的慢性进展性神经退行性疾病，常见症状包括认知障碍、肢体无力、自主神经功能障碍、发作性症状等。该病临床异质性大，无特异性，神经科医师对其认识有限，对疑似病例的影像学随访，在有条件的医院开展皮肤活检和基因检测将有助于进一步增进对NIID 相关疾病的临床诊断水平。

（唐北沙　沈璐）

| 参考文献 |

1. TIAN Y, WANG J L, HUANG W,et al.Expansion of Human-Specific GGC Repeat in Neuronal Intranuclear Inclusion Disease-Related Disorders[J]. Am J Hum Genet，2019，105(1)：166-176.

2. SONE J, MITSUHASHI S, FUJITA A, et al. Long-read sequencing identifies GGC repeat expansions in *NOTCH2NLC* associated with neuronal intranuclear inclusion disease[J]. Nature genetics，2019，51(8),1215-1221.

3. SONE J, MORI K, INAGAKI T, et al. Clinicopathological features of adult-onset neuronal intranuclear inclusion disease[J]. Brain，2016，139(Pt 12)：3170-3186.

病例 41

以认知障碍发病的遗传性弥漫性白质脑病合并轴索球样变

导读　遗传性弥漫性白质脑病合并轴索球样变（hereditary diffuse leukoencephalopathy with axonal spheroids，HDLS）是一种罕见的集落刺激因子 1 受体（*CSF1R*）基因突变导致的常染色体显性遗传性脑白质病，因其基因遗传可不全外显，部分病例临床无明确的家族史，且 HDLS 临床异质性强，症状多样，常被误诊。本例患者以记忆力减退为首发症状，逐渐出现言语障碍、行动缓慢和小便失禁，容易与阿尔茨海默病、Binswanger 病等常见痴呆亚型疾病相混淆。但 HDLS 具有典型的影像学特征，头颅 MRI 显示侧脑室周边累及深部白质、胼胝体和锥体束的多发斑片状长 T_1、长 T_2 信号，尤其是 DWI 持续高信号，对诊断本病具有重要提示意义。本病例详细展示了一例 HDLS 患者从发病到确诊的诊治过程和预后，为临床医师认识和掌握该病以及与其他痴呆亚型疾病的鉴别提供非常好的范例。

【病例简介】

1. **主诉**　记忆力下降、言语减少 2 年，行动迟缓 9 个月，加重 2 个月。

2. **现病史**　患者男性，52 岁，2 年前被家属发现记忆力下降，如易忘开会时间、孩子放学时间等。1 年半前患者出现与人主动沟通交流明显减少，语句简短，性格较前内向，并逐渐出现计算力下降，表现为购物时不能计算账目。9 个月前出现行动迟缓、易疲劳，行走较前明显缓慢、行走短距离路程即需要休息，近 2 个月来出现行动缓慢、言语减少逐渐加重，并有小便次数增多，尿急，且难以自控，外出时常出现小便失禁，无明显肢体无力、肢体麻木、幻觉等。现为进一步诊治收入院。

3. **既往史**　高血压 20 余年，最高收缩压大于 170mmHg，平素口服缬沙坦、乐卡地平控制，平素收缩压控制在 130mmHg 左右，睡眠呼吸暂停综合征 1 年，脂肪肝、肝功能不全 4 个月，肾结石、肾多发囊肿 4 个月。既往有维生素 B_1 过敏史。

4. **个人史**　生活较规律，无吸烟史，有饮酒史约 30 年，有 10 余年每日饮白酒 50 ~ 500g，发病前 2 年停用。

5. **家族史**　父亲因食管癌去世，母亲健在有胆结石，有 1 弟、2 妹、1 子、1 女体健，否认家族遗传病史及类似疾病史。

6. **查体**　血压 130/75mmHg，神志清楚，构音正常，自发言语流利，理解力正常，阅读欠流利，复述正常，书写、命名正常。远近记忆力下降，时间、空间定向力下降，人物定向力可，计算无法完成。脑神经查体未见明显异常，四肢肌力 5 级，肌张力正常，腱反射对称存在，病理征阴性，深浅感觉未见异常，共济稳准，脑膜刺激征阴性。

7. 辅助检查

血液：糖化血红蛋白：6.8%↑；肿瘤全项（男）：癌胚抗原 5.08ng/ml↑；生化：谷丙转氨酶 132IU/L↑，γ-谷氨酰转肽酶 96IU/L↑，天冬氨酸氨基转移酶 64IU/L↑；血气分析：二氧化碳分压 43.4mmHg，氧分压 81.9mmHg，实际碳酸氢根 28.5mmol/L↑，标准碳酸氢根 28.0mmol/L↑，剩余碱 4.1mmol/L↑。余血常规、凝血四项、红细胞沉降率、抗中性粒细胞胞浆抗体、叶酸、维生素 B_{12}、同型半胱氨酸、甲状腺功能全项、风湿三项、免疫五项均未见异常。

头颅 MRI：脑萎缩，双侧脑室旁、放射冠及胼胝体可见斑片样异常信号，T_1WI 为等、稍低信号，T_2WI/FLAIR 为高信号，DWI 为稍高信号。左侧颞角较对侧扩大，大枕大池，双侧乳突炎（图 41-1）。

颈动脉超声：双侧颈动脉内中膜不均增厚伴斑块（多发），右侧锁骨下动脉斑块。

TCD：双侧颈内动脉虹吸部、双侧椎动脉、基底动脉超声未见明显异常。

超声心动图检查：左房轻大，左室壁肥厚，左室舒张功能下降，射血分数为 70%。

肝胆胰脾肾超声检查：脂肪肝（中~重度），右肾结石，右肾多发囊肿。

脑电图：轻度异常脑电图（基本节律欠佳，慢波稍多）。

肌电图：所检神经感觉、运动传导速度均正常。F 波、H 反射：右胫神经未见异常。

睡眠呼吸监测：睡眠呼吸暂停低通气指数 38.9，属重度睡眠呼吸暂停低通气综合征；睡眠呼吸紊乱事件以阻塞性为主；最低血氧饱和度为 84.0%，属中度低氧血症。

鼻咽喉镜检查：阻塞性睡眠呼吸暂停低通气综合征（OSAHS），慢性咽炎。

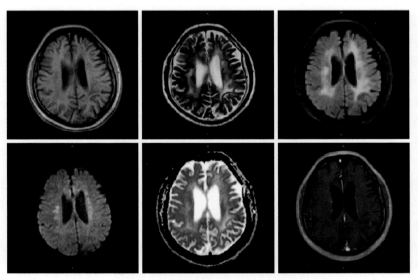

图 41-1　患者头颅 MRI 表现

8. 入院诊断　认知障碍查因；脑白质病变；高血压 2 级，极高危；颈动脉斑块、右锁骨下动脉斑块；睡眠呼吸暂停综合征；脂肪肝、肝功能不全；结石、肾多发囊肿。

【临床分析与决策】

患者中年男性，隐匿起病，逐渐进展，主要表现为认知功能下降、行动缓慢等，头颅 MRI 显示脑萎缩，双侧放射冠及胼胝体多发斑片状异常信号，脑白质变性。脑白质病是一类病因复杂的疾病，其获得性原因包括血管性、感染性、免疫性、中毒性、代谢性、外伤性、肿瘤等，而遗传性原因更为复杂，包括 X- 连锁肾上腺脑白质营养不良、异染性脑白质营养不良、球形细胞脑白质营养不良、亚历山大病、白质消融性白质脑病、遗传性弥漫性白质脑病合并轴索球样变等。入院后完善认知量表评估认知损害程度，完善腰椎穿刺排除感染或免疫因素，完善脑代谢六项、极长链脂肪酸及基因检测寻找遗传代谢因素，完善脑血管检查评估血管情况，完善血尿重金属毒筛排除中毒，复查头颅磁共振，完善头颅 PiB-PET 和头颅 FDG-PET，完善变性病痴呆分子影像标志物检测。

1. **定位诊断**　记忆力下降定位于颞叶海马及其联系纤维，计算力及定向力差定位于顶叶，小便失禁，尿急有尿意，定位旁中央小叶，综合定位双侧大脑半球。

2. **定性诊断**　患者中年男性，隐匿起病，逐渐进展，主要表现为认知功能下降、行动缓慢等，头颅 MRI 双侧放射冠及胼胝体多发白质脱髓鞘改变，DWI 持续高信号，需考虑遗传性弥漫性白质脑病合并轴索球样变，基因检测结果支持诊断。

3. **鉴别诊断**

（1）阿尔茨海默病：患者中年男性，隐匿起病，逐渐进展，主要表现为进行性记忆力下降，伴有定向力、计算力减退，既往有高血压等血管危险因素，结合头颅MRI脑萎缩，阿尔茨海默病不能除外。但患者起病年龄较轻，无明确痴呆家族史，不支持早发型阿尔茨海默病。PiB-PET 阴性除外此诊断。

（2）血管性痴呆：患者中年男性，既往有高血压病史，头颅 MRI 提示双侧放射冠、胼胝体脑白质多发腔隙性脑梗，需考虑脑小血管病引起痴呆中的 Binswanger 病，但 Binswanger 病认知功能障碍往往以执行功能障碍为主，但该患者主要表现为记忆力障碍，与该病不符。

（3）酒精中毒性脑病：中年男性，既往曾有大量饮酒史、并有肝功能异常，需考虑本病可能，但患者无幻觉、谵妄、无共济失调等表现，头颅 MRI 主要为脑白质变性，无丘脑、小脑、脑干病灶，且患者已戒酒 2 年，病情仍逐渐加重，暂不考虑该病。

【诊断】

遗传性弥漫性白质脑病合并轴索球样变

【诊治过程】

入院后完善神经心理检查：简易精神状态检查（MMSE）12 分（异常）；蒙特利尔认知评估（MoCA）7 分（异常）；画钟试验（clock drawing test，CDT）1 分（异常）；即刻记忆回忆总数 3；延迟记忆回忆总数 0（异常）；数字广度测验（digital span test，DST）：正向 7（正常），逆向 41 分（异常）；波士顿命名测验（Boston naming test，BNT）20（异常）；Hachinski 缺血量表：0 分（正常）；神经精神量表（neuropsychiatric inventory，NPI）0 分（正常）；老年抑郁量表 2 分（正常），受试者合作评分：欠合作；临床痴呆评定量表（clinical dementia rating，CDR）2 分。

腰穿脑脊液（CSF）检查：外观透明清亮，压力 210mmH$_2$O。CSF 常规：细胞数 50×10^6/L，其中白细胞数为 0；CSF 生化：蛋白 68mg/dl↑，葡萄糖 82.62mg/dl↑，氯

126mmol/L；寡克隆带阴性（CSF+血清）；24小时CSF IgG鞘内合成率为6.44mg/24h。革兰氏染色，抗酸染色，新型隐球菌、病理等均为阴性；TORCH抗体、自身免疫性脑炎相关抗体、神经系统副肿瘤综合征相关抗体、视神经脊髓炎谱系疾病相关抗体（血＋脑脊液）均为阴性。

查脑代谢六项、血尿有机酸筛查、血尿重金属毒筛未见异常。

头＋颈CTA示头颈动脉硬化。

头颅MRI平扫＋增强：双侧脑室旁、双侧放射冠及胼胝体片状异常信号范围及信号特点较前无著变，DWI仍可见散在高信号，左侧颞角仍较对侧大，左侧乳突内异常信号较前减少，余基本同前；静脉注射Gd-DTPA后，脑内未见明显异常强化。

头颅PiB-PET：大脑皮质未见异常放射性滞留，考虑PiB阴性。

头颅FDG-PET：①左侧额叶皮质葡萄糖代谢中度减低；②双侧颞叶、顶叶皮质代谢轻中度减低，以左侧为著；③右侧小脑半球代谢重度减低，交叉性小脑失联络；④大枕大池，轻度脑白质变性。

二代测序发现*CSF1R*基因c.2552T > G杂合突变（类型：VUS，sift及polyphen-2预测有致病性），其母、其子、其女携带突变，其弟无突变。

根据患者2018年Konno等人提出的参考诊断标准，患者符合HDLS的明确的诊断标准。给予银杏叶提取物改善循环，奥拉西坦、胞磷胆碱等改善智能，丁苯酞软胶囊改善线粒体功能，葡醛内酯保肝及吸氧等对症治疗。

【预后及随访】

出院一年后患者症状进行性加重，患者母亲（81岁）一年内逐渐出现记忆力下降、行为幼稚及运动缓慢，目前患者及其母亲丧失生活自理能力。

【讨论】

遗传性弥漫性白质脑病合并轴索球样变（HDLS）是一种罕见的疾病，通常为常染色体显性遗传，散发性病例占所有家系的40%，高散发比例的原因除了存在新发突变外，与年龄相关的基因外显率起一定作用。一项来自90个家系的122例患者的研究表明，*CSF1R*突变外显率与年龄相关：27岁的外显率为10%，43岁为50%，60岁为95%。家系内成员可有不完全外显表现，有69岁和79岁的无症状的基因携带者被报道。HDLS临床表现多样，可表现为性格行为改变（易激惹、攻击行为、缺乏主动性、孤僻、淡漠）、精神症状（抑郁、焦虑）、认知功能衰退（计算力、定向力障碍、记忆力减退，执行功能障碍）、运动障碍，锥体束征、癫痫等，患者起病后病情迅速进展。HDLS磁共振表现为脑白质异常，以额顶叶为著，主要累及脑白质深部、环侧脑室区域，包括胼胝体和锥体束，随着疾病进展加重导致脑室扩大和继发性脑萎缩改变，一般没有脑干萎缩，小脑多正常，DWI弥散受限是疾病进展期患者的典型表现。HDLS致病基因为集落刺激因子1受体（*CSF1R*），包含22个外显子，972个氨基酸。CSF1调节单核巨噬细胞的增殖和分化，在脑内主要表达于小胶质细胞，CSF1R是CSF1的细胞表面受体，*CSF1R*突变导致小胶质细胞增殖分化受阻，小胶质细胞的功能障碍可能为HDLS的发病机制。在发现*CSF1R*突变之前，该疾病确诊的唯一方法就是通过组织病理学，显微镜下可见白质区域髓鞘广泛缺失和轴索破坏，轴索球样变，胶质增生以及存在吞噬大量脂质的巨噬细胞。2018年Konno等人提出了特异性较高（＞96%）的参考诊断标准，除了临床症状和影像学改变，确诊必

需 *CSF1R* 基因突变证据。目前支持性治疗是该患者唯一可选的治疗措施。患者预后差，一般多在 6 年内因各种并发症而死亡。

（鹿媛媛）

【专家点评】

该例患者临床以进行认知功能障碍为主要表现，慢性起病，病程 2 年渐进发展，头颅 MRI 显示弥漫性脑萎缩，诊断首先会考虑常见的中枢神经系统变性病性痴呆，结合患者无肢体运动障碍，无姿势步态异常，无明显锥体外系症状，发病中无性格和精神行为学改变，诊断阿尔茨海默病可能性大。分析该患者发病年龄小于 60 岁，需考虑早发型阿尔茨海默病，但追问病史无明确痴呆家族史，不支持早发型阿尔茨海默病，且患者发病 2 年内就出现小便失禁的括约肌功能障碍，与阿尔茨海默病病程发展规律不符，加查 ^{11}C-PiB-PET 脑显像为阴性，故可除外阿尔茨海默病。患者临床表现有认知功能障碍、行动迟缓和小便失禁，既往有长期高血压病史，临床特点与小血管病性痴呆的 Binswanger 脑病相似，但患者入院多次头颅 MRI 显示持续 DWI 高信号，影像不支持此诊断。患者既往有慢性饮酒史，需考虑酒精中毒性脑病，但患者病程中无妄想、幻觉等精神症状、无共济失调、肢体感觉障碍等表现，故可除外该病。患者既往病史无 CO 中毒、无特殊药物、毒物接触史，中毒性脑病也可除外。入院后行腰穿脑脊液常规、生化、病原学检查及脱髓鞘相关抗体、副肿瘤抗体检查结果均为阴性，进一步除外了中枢神经系统感染、炎性脱髓鞘疾病、副肿瘤综合征等可表现为痴呆的疾病。入院血液检查如血常规、生化、甲状腺功能、维生素 B_{12}、叶酸、HIV、梅毒抗体等排除贫血、甲状腺功能减退、维生素 B_{12} 缺乏、HIV 脑病和麻痹性痴呆。患者中年发病，病程中多次头颅 MRI 检查均有明确的脑白质异常信号，尤其是 DWI 持续高信号，符合成人型遗传性弥漫性白质脑病合并轴索球样变（HDLS）的影像学特点，经全外显基因测试为 *CSF1R* 基因 c.2552T > G 杂合突变，明确诊断为该病。

这个病例展现了成人起病的晚发型遗传性脑白质病的临床特点，这一类疾病往往因为临床罕见，因此不为临床医师所认识。HDLS 无特征性临床表现，且基因遗传可不全外显，往往无明确家族史，临床症状的多样性为诊断该病带来难度。但 HDLS 患者在神经影像方面典型的影像学特征即：头颅 MRI 具有弥漫性脑白质异常信号，特别是 DWI 持续高信号对诊断该病具有重要提示意义。因此，青、中年以认知功能下降或者精神行为学改变为主要表现患者，神经影像学伴有 HDLS 特征性改变时，临床应该考虑到本病，应尽快完善基因检测以尽早明确诊断。该病目前尚无有效治疗方法，预后较差。

（魏翠柏）

｜参考文献｜

1. BENDER B, KLOSE U, LINDIG T, et al. Imaging features in conventional MRI, spectroscopy and diffusion weighted images of hereditary diffuse leukoencephalopathy with axonal spheroids (HDLS)[J].J Neurol，2014，261(12):2351-2359.
2. CHITU V, GOKHAN S, NANDI S, et al. Emerging Roles for CSF-1 Receptor and its Ligands in the Nervous System[J].Trends Neurosci，2016，39（6）:378-393.

3. KONNO T, YOSHIDA K, MIZUTA I, et al. Diagnostic criteria for adult-onset leukoencephalopathy with axonal spheroids and pigmented glia due to *CSF1R* mutation[J]. Eur J Neurol，2018，25(1):142-147.

4. KONNO T, YOSHIDA K, MIZUNO T, et al. Clinical and genetic characterization of adult-onset leukoencephalopathy with axonal spheroids and pigmented glia associated with *CSF1R* mutation[J]. Eur J Neurol，2017，24（1）：37-45.

5. KARLE K N, BISKUP S, SCHULE R, et al. De novo mutations in hereditary diffuse leukoencephalopathy with axonal spheroids (HDLS) [J]. Neurology，2013，81（23）：2039-2044.

6. LA PIANA R, WEBBER A, GUIOT M C, et al. novel mutation in the *CSF1R* gene causes a variable leukoencephalopathy with spheroids[J]. Neurogenetics，2014，15(4):289-294.

7. LYNCH D S, JAUNMUKTANE Z, SHEERIN U M, et al. Hereditary leukoencephalopathy with axonal spheroids: a spectrum of phenotypes from CNS vasculitis to parkinsonism in an adult onset leukodystrophy series[J]. J Neurol Neurosurg Psychiatry，2016，87(5):512-519.

8. SUNDAL C, BAKER M, KARRENBAUER V, et al. Hereditary diffuse leukoencephalopathy with spheroids with phenotype of primary progressive multiple sclerosis[J]. Eur J Neurol，2015，22(2):328-333.

病例 42

以痴呆为主要表现的遗传性弥漫性白质脑病合并轴索球样变

 导读　本文报道了以记忆力下降和动作不协调为首发症状，后逐渐出现认知功能减退和癫痫为主要表现的病例。早期被诊断为阿尔茨海默病，最后通过头颅 MRI 发现双侧对称性脑白质变性萎缩，基因检测发现为集落刺激因子受体 -1（colony stimulating factor 1 receptor gene，*CSF1R*）基因第 3 号外显子 c.220G > A（鸟嘌呤 > 腺嘌呤），导致氨基酸改变 p.A74T（丙氨酸 > 苏氨酸）新发突变，最后诊断为 *CSF1R* 基因新位点突变所致的遗传性弥漫性白质脑病合并轴索球样变。本病虽不常见，但需提高对本病的认识，以便早期诊断和正确治疗。

【病例简介】

1. **主诉**　记忆力减退 10 年，间断抽搐 4 年，加重 2 个月。

2. **现病史**　患者女性，68 岁。家属代诉患者于 2010 年无明显原因出现记忆力减退，以近期记忆力减退为主，事情转身即忘，呈进行性加重，并出现四肢动作不协调，起床穿衣笨拙，偶有走失，逐渐丧失生活自理能力，出现穿衣顺序颠倒，2011 年 10 月曾在罗湖区某医院神经内科门诊诊断为"阿尔茨海默病"，予以多奈哌齐 5mg/d 口服至 2014 年，病情无明显改善，并且进行性加重，出现学习能力下降，对周围事物失去兴趣，生活能力越来越差；2014 年开始予以美金刚每日 2 次、每次 10mg 口服用至 2018 年，病情一直未见明显改善；2015 年 5 月患者突发神志丧失，四肢抽搐，牙关紧闭，口吐白沫，双眼上翻，持续约 2 ~ 3 分钟，予以丙戊酸钠每日 2 次、每次 0.5g 口服，后仍间断反复发作；2017 年患者因一次抽搐发作后出现语言功能丧失和行走不能，逐渐不认识家人，偶有肢体轻微抽搐，2 个月前患者家属发现其双上肢抽搐次数增加，不伴口吐白沫和牙关紧闭，每次持续约 20 ~ 30 分钟，可自行停止，一直服用丙戊酸钠每日 2 次、每次 500mg 口服，遂来笔者所在医院住院。入院时患者饮食正常，偶有呛咳，夜间睡眠差，大便正常，小便失禁，用尿不湿。

3. **既往史**　有高脂血症病史，无高血压病、糖尿病、冠心病和哮喘病史，否认肝炎和结核病史。无脑外伤、输血和手术病史。

4. **个人史**　出生广东省梅州市，长期在深圳工作生活，无疫区疫水接触史，无食生鱼片史，无烟酒嗜好，无冶游史和吸毒史。

5. **家族史**　父母目前 90 岁仍健在，无痴呆家族史，兄妹及子女健康。

6. 查体　体温 36.4℃，血压 146/80mmHg，脉搏 94 次 /min，呼吸 20 次 /min。发育正常，营养中等，心、肺、腹未见明显异常，卧床。神志缄默状态，四肢肌张力增高和屈曲，四肢腱反射亢进，双侧 Babinski 征阳性。

7. 辅助检查　血常规、肝肾功能和甲状腺功能均正常，免疫球蛋白：IgG 24.4g/L（正常范围：8.6 ~ 17.4g/L）明显升高，余 IgA、IgM、C3 和 C4 均正常。

心脏彩超：主动脉硬化，主动脉瓣退行性改变，未见明显节段性室壁运动异常，左室舒张功能减退，左室收缩功能正常。血管彩超：双下肢动脉粥样硬化及斑块形成，双侧颈动脉粥样硬化及左侧斑块形成，双侧椎动脉阻力指数增高，右侧锁骨下动脉起始处斑块形成。

认知量表检测：因患者处于缄默状态，无法检测。

脑电图：异常脑电图，弥漫性慢波活动为主。

头颅 MRI：双侧大脑半球广泛对称性脑白质变性和萎缩、侧脑室扩大（图 42-1）。

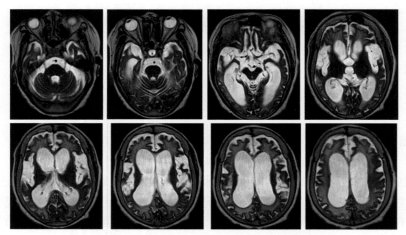

图 42-1　患者 2020 年 1 月头颅 MRI T₂ 序列表现

全外显子基因测序：*CSF1R* 基因 3 号外显子 c.220G > A（鸟嘌呤 > 腺嘌呤），导致氨基酸改变 p.A74T（丙氨酸 > 苏氨酸）（HGMDpro 数据库未见报道）（图 42-2）。

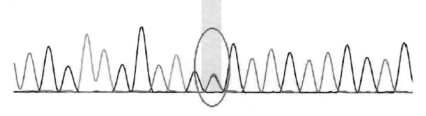

T G G A A G G T A G T G T T G T T G G T G

图 42-2　患者全外显子基因测序结果

CSF1R 基因 3 号外显子存在 c.220G > A，chr5-149460417p.A74T 突变。

8. 入院诊断　痴呆查因，遗传性脑白质病？

【临床分析与决策】

该患者为早发型痴呆患者，10年前的首发症状为近期记忆力减退，符合阿尔茨海默病的特点，但是患者在疾病早期同时出现四肢动作不协调，通常在阿尔茨海默病晚期才出现运动障碍，并且患者在疾病中晚期出现频繁的癫痫发作，在阿尔茨海默病临床中并不多见，一些 *APP*、*PSEN1* 和 *PSEN2* 基因突变导致的家族性阿尔茨海默病患者可以伴随锥体外系症状和癫痫，但是患者无痴呆家族史，父母90岁依然健在，因此也不符合家族性阿尔茨海默病。遗憾的是没有患者10年前的头颅 MRI，发病10年后的头颅 MRI 显示患者双侧大脑半球广泛对称性变性和萎缩，胼胝体萎缩，但是无软化灶，可以排除脑小血管病，例如 CADASIL 和 CARASIL，因此该患者重点要考虑遗传性、代谢性和中毒性脑白质病所致痴呆，由于该患者无毒物接触史，故重点应该放在基因检测方面，通过全外显子测序最后明确为遗传性弥漫性白质脑病合并轴索球样变（HDLS）。

【诊治过程】

入院后予以，多奈哌齐每日1次、每次5mg 口服，美金刚每日2次、每次10mg 口服改善认知功能；丙戊酸钠每日2次、每次500mg 口服抗癫痫；以及营养支持等对症治疗。

【预后及随访】

患者目前处于缄默状态，一直卧床，在深圳市一家养老机构全护理养老照料，目前给予每日2次、每次丙戊酸钠0.5g 口服抗癫痫治疗。

【讨论】

遗传性弥漫性白质脑病合并轴索球样变（hereditary diffuse leukoencephalopathy with axonal spheroids，HDLS）是一种罕见成年起病的常染色体显性遗传的白质脑病。临床表现多样，主要表现为进行性认知功能障碍、性格改变、精神异常、运动障碍和癫痫等，容易误诊为额颞叶痴呆、阿尔茨海默病、抑郁症、多发性硬化、伴皮质下梗死和白质脑病的常染色体显性遗传性脑动脉病（cerebral autosomal dominant arteriopathy with subcortical infarcts and leukoencephalopathy，CADASIL）、帕金森综合征甚至脑梗死。发病年龄从15～78岁，多在40～50岁发病，平均发病年龄43岁，平均生存期约6.8年。目前认为 HDLS 发病率被严重低估，有研究显示 HDLS 约占成人白质脑病的10%。病理学特征为：广泛脑白质脱髓鞘和轴突球样体。其磁共振特征为：早期表现为双侧、非对称性、片状脑白质异常信号，以额叶或额顶叶显著，累及深部脑白质和皮质脑室周围白质纤维束，亦可见皮质脊髓束受累，弥漫性脑萎缩和脑室扩大，伴胼胝体发育不良和异常信号。随着病情进展，病灶逐渐融合呈片状，并呈对称性分布；但是一般不累及皮质下 U 型纤维、脑干和小脑皮质。

2012年，该病的致病基因被确定为 *CSF1R* 基因突变所致。CSF1R 是一种完整的跨膜糖蛋白，由含有5个免疫球蛋白样结构域的细胞外配体结合部分、一个跨膜结构域和一个胞内酪氨酸激酶结构域三部分组成，其基因突变位点集中在12号至22号外显子，属于高度保守的酪氨酸激酶结构域。*CSF1R* 基因对单核巨噬细胞和小胶质细胞生成、增殖和分化发挥重要作用。部分未发现 *CSF1R* 基因的 HDLS 患者可能为烯丙基转移 tRNA 合成酶2（alanyl-transfer（t）RNA synthetase 2，*AARS2*）基因突变所致，*AARS2* 基因突变导致的 *HDLS* 与 *CSF1R* 基因突变的临床表现、影像学改变和神经病理改变非常相似，只是在所有女性患者中卵巢功能早衰是一个显著特征。

2018 年欧洲神经病学杂志发表了 HDLS 的诊断标准，尤其对 CADASIL 的鉴别诊断具有很高的敏感性（表 42-1）。

表 42-1 HDLS 诊断标准

一、核心特征
1. 发病年龄 ≤ 60 岁
2. 至少具备以下 2 种临床症状和体征：
a. 认知损害或精神症状；b. 锥体束征；c. 帕金森病症状；d. 癫痫发作
3. 常染色体显性遗传或散发病例
4. 头颅 CT 或 MRI：a. 双侧脑白质病变；b. 胼胝体变薄
5. 排除导致脑白质病变的其他原因，包括血管性痴呆、多发性硬化和脑白质营养不良（如肾上腺脑白质营养不良、Krabbe 病、异染性脑白质营养不良）等

二、排除性发现包括
1. 发病年龄 ≤ 10 岁
2. 除癫痫外，卒中样发作超过两次
3. 突出的周围神经病变

三、支持性发现包括
1. 临床表现或认知功能评价提示额叶功能障碍
2. 病情进展迅速（发病 5 年内卧床）
3. 头颅 CT 显示脑白质斑点状微小钙化灶
4. 神经病理发现符合遗传性弥漫性白质脑病合并轴索球样变

根据上述特征可以分为
1. 确定的诊断，即满足核心特征中的"2、3 和 4a"，并且存在 *CSF1R* 基因的突变
2. 很可能的诊断，即满足核心特征中的"1 ~ 5"，但未行基因检测
3. 可能的诊断，即满足核心特征中的 2a、3 和 4a，但未行基因检测

尽管以上标准将 HDLS 病理改变限制在中枢神经脱髓鞘和轴突变性，但是也有报道 HDLS 显著累及视神经和周围神经病的病例报道，国内陆正齐教授团队发表 1 例 30 岁女性，以进行性下肢无力、步态不稳和视力障碍起病的病例，视神经、光学相干断层扫描、视觉诱发电位和视野均发现明显异常，基因检测为 *CSF1R* 第 18 号外显子突变。意大利学者报道 1 例 35 岁男性 HDLS 患者，为 19 号外显子突变，肌电图显示感觉运动神经轴突变性，以运动神经为主。

本例患者 58 岁时开始出现近期记忆力下降，伴随行动障碍，后进展为痴呆和出现癫痫发作，曾被诊断为"阿尔茨海默病"，予以多奈哌齐和美金刚治疗无明显疗效。发病 10 年后才通过基因全外显子测序发现 *CSF1R* 基因 3 号外显子 c.220G > A（鸟嘌呤 > 腺嘌呤，导致氨基酸改变 p.A74T（丙氨酸 > 苏氨酸）。该患者的临床症状特点、发病过程及头颅磁共振广泛的脑白质脱髓鞘和萎缩均符合 HDLS，但是其 *CSF1R* 基因突变的位点是 3 号外显子，属于含有 5 个免疫球蛋白样结构域的细胞外配体结合部分，不是导致 HDLS 疾病 *CSF1R* 基因突变的热点外显子 12 ~ 22 号外显子。2016 年首都医科大学宣武医院贾建平教

授团队报道 1 例散发性 HDLS 病例的 *CSF1R* 突变位点为 2 号外显子和 3 号内含子（C.49G > T）之间外显子剪接供体位点的杂合突变。*CSF1R* 基因 12 号外显子前的基因突变位点报道很少，但是含有 5 个免疫球蛋白样结构域的细胞外配体结合部分基因突变可能影响 CSF1R 蛋白的定位和在细胞膜表面的定位。本例患者父母近 90 岁，目前均健在，其兄弟姊妹均无类似发病，由于该患者家属成员拒绝完善基因检测，因此无法了解该患者直系亲属的 *CSF1R* 基因情况。尽管 HDLS 通常为常染色体显性遗传，但是 HDLS 也有散发病例，以及携带 *CSF1R* 基因杂合突变，但是并不发病的病例。还有 *CSF1R* 基因的新生突变（de novo mutation）导致 HDLS 的病例，成红江等报道 1 例 26 岁女性患者，其父母和弟弟 *CSF1R* 基因检测正常，但是该患者为 *CSF1R* 基因 19 号外显子杂合突变。华西医院神经科研究者曾报道 1 例 24 岁 HDLS 患者，该患者的母亲携带同样的 *CSF1R* 基因突变位点，但是该患者母亲无发病，并且头颅 MRI 正常。最近国内另有 1 例 29 岁女性 HDLS 患者，其父亲携带同一 *CSF1R* 基因突变位点，但也未发病。*CSF1R* 基因同一位点突变的临床表现也差异很大，因此 *CSF1R* 基因突变导致 HDLS 的机制非常复杂，需要进一步研究。

2016 年 *Brain* 和 2019 年 *JNNP* 均报道了采用异体造血干细胞移植治疗 HDLS 取得成功的个案报道，分别随访 15 年和 3 年，异体造血干细胞移植治疗 HDLS 可以长期保持 HDLS 患者病情的稳定和好转。有研究显示 HDLS 患者血浆和脑脊液中神经丝轻链蛋白显著升高，是 HDLS 的生物标志物。由于 HDLS 患者通常病情进展较迅速，预后极差，因此早期正确诊断，及早采用异体造血干细胞移植治疗可能显著改善 HDLS 的预后。

【总结】

CSF1R 基因突变所致的遗传性弥漫性白质脑病合并轴索球样变（HDLS）是一种临床罕见病，早期表现各异，有研究认为本病可能被临床严重低估，容易误诊。目前对于本病的诊断标准包括临床特征、影像学、基因检测和治疗已经非常清晰，因此提高对本病的认识，早期诊断和早期通过异体造血干细胞移植治疗可能能够显著改善 HDLS 患者的预后。

（朱飞奇）

| 参考文献 |

1. 詹飞霞，曹立.遗传性弥漫性白质脑病合并轴索球样变研究进展 [J].中国现代神经疾病杂志,2019, 19(2):125-131.

2. KONNO T, KASANUKI K, IKEUCHI T, et al. *CSF1R*-related leukoencephalopathy: A major player in primary microgliopathies[J]. Neurology，2018，91(24): 1092-1104.

3. KONNO T,YOSHIDA K,MIZUNO T,et al. Clinical and genetic characterization of adult-onset leukoencephalopathy with axonal spheroids and pigmented glia associated with *CSF1R* mutation[J]. Eur J Neurol, 2017,24(1):37-45.

4. RADEMAKERS R, BAKER M, NICHOLSON A M, et al. Mutations in the colony stimulating factor 1 receptor(*CSF1R*) gene cause hereditary diffuse leukoencephalopathy with spheroids[J]. Nat Genet，2011，44(2): 200-205.

5. LYNCH D S, ZHANG W J, LAKSHMANAN R, et al. Analysis of Mutations in AARS2 in a Series of

CSF1R-Negative Patients With Adult-Onset Leukoencephalopathy With Axonal Spheroids and Pigmented Glia[J]. JAMA Neurol，2016，73(12): 1433-1439.

6. KONNO T, YOSHIDA K, MIZUTA I, et al. Diagnostic criteria for adult-onset leukoencephalopathy with axonal spheroids and pigmented glia due to *CSF1R* mutation[J]. Eur J Neurol，2018，25(1): 142-147.

7. SHU Y, LONG L, LIAO S, et al. Involvement of the optic nerve in mutated *CSF1R*-induced hereditary diffuse leukoencephalopathy with axonal spheroids[J]. BMC Neurol，2016，16（1）: 171.

8. DI DONATO I, STABILE C, BIANCHI S, et al. A Novel *CSF1R* Mutation in a Patient with Clinical and Neuroradiological Features of Hereditary Diffuse Leukoencephalopathy with Axonal Spheroids[J].J Alzheimers Dis，2015，47(2):319-322.

9. WU L, LIU J, SHA L, et al. Sporadic Cases with Novel Mutations and Pedigree in Hereditary Leukoencephalopathy with Axonal Spheroids[J]. J Alzheimers Dis，2017，56(3):893-898.

10. KARLE K N, BISKUP S, SCHÜLE R, et al. De novo mutations in hereditary diffuse leukoencephalopathy with axonal spheroids (HDLS) [J]. Neurology，2013，81(23): 2039-2044.

11. 成红江，赵豆豆，王国印，等.CSF1R 基因突变致遗传性弥漫性球体细胞白质脑病 1 例 [J]. 中国神经精神疾病杂志,2019,45(11):673-676.

12. DU Q, CHEN H, SHI Z, et al. A novel mutation in the *CSF1R* gene causes hereditary diffuse leukoencephalopathy with axonal spheroids[J]. Neurol Sci，2019，40(6):1287-1290.

13. 刘蓥琪，张立霞，邱志皓，等.遗传性弥漫性白质脑病合并轴索球样变 1 例报告及文献复习 [J]. 中风与神经疾病杂志,2020,37(1):55-57.

14. 白艳艳，陆璐，崔玥，等.遗传性弥漫性脑白质病变合并球状轴索一家系临床和影像学特征分析 [J]. 中华神经科杂志,2018,51(11):877-881.

15. 程欣欣,申玮,邹海强，等.一个遗传性弥漫性脑白质病变合并球状轴索家系的 *CSF1R* 基因突变分析 [J]. 中华医学遗传学杂志,2015,32(2):208-212.

16. EICHLER F S, LI J, GUO Y, et al. *CSF1R* mosaicism in a family with hereditary diffuse leukoencephalopathy with spheroids[J]. Brain，2016. 139(Pt 6): 1666-1672.

17. MOCHEL F, DELORME C, CZERNECKI V, et al. Haematopoietic stem cell transplantation in *CSF1R*-related adult-onset leukoencephalopathy with axonal spheroids and pigmented glia[J]. J Neurol Neurosurg Psychiatry，2019，90(12): 1375-1376.

18. HAYER S N, KREY I, BARRO C, et al. NfL is a biomarker for adult-onset leukoencephalopathy with axonal spheroids and pigmented glia[J]. Neurology，2018，91(16)：755-757.

病例 43

误诊为"脑梗死"和"多发性硬化"的遗传性弥漫性白质脑病合并轴索球样变

导读　认知障碍的疾病谱多样，其中一些罕见病早期极易误诊，明确诊断需要抓住疾病的特征，如核心临床症状、特征性神经影像表现等；病史的全面询问，比如家族史，也至关重要。本文呈现一个以体重减轻 7 个月，口齿不清 4 个月，反应迟钝 2 个月，曾先后被误诊为"脑梗死"和"多发性硬化"，最终明确诊断为遗传性弥漫性白质脑病合并轴索球样变（hereditary diffuse leukoencephalopathy with axonal spheroids，HDLS），本病例可提高临床医师对 HDLS 临床表现的认识。

【病例简介】

1. **主诉**　体重减轻 7 个月，口齿不清 4 个月，反应迟钝 2 个月。

2. **现病史**　患者男性，37 岁，2017 年 7—9 月患者无明显诱因下体重减轻 10kg，9 月就诊于当地医院，胸部、腹部、盆腔 CT 提示双肺上叶小结节，边界清楚；胃大弯局部胃壁可疑增厚。神经元烯醇化酶（NSE）60ng/ml，进一步完善胃镜显示慢性浅表性胃炎伴糜烂。头颅 MRI 意外发现双侧半卵圆中心、胼胝体体部及压部多发异常信号（T_1 低信号，T_2、FLAIR、DWI 高信号），头颅 MRA 和弓上 MRA 未见异常，诊断"多发性亚急性脑梗死"，予以抗血小板聚集、改善循环治疗。2017 年 10 月患者逐渐出现口齿不清，偶有饮水呛咳，伴右手活动不灵，表现为右手旋转健身球缓慢、抓握力器笨拙。2017 年 12 月患者逐渐出现反应迟钝、易怒。2018 年 1 月再次就诊于当地医院，完善腰穿，脑脊液：有核细胞数 1.00×10^6/L，总蛋白 0.48g/L，脑脊液 CNS 脱髓鞘疾病抗体、自身免疫性脑炎抗体、副肿瘤综合征抗体均（-）；血及脑脊液 IgG 型寡克隆带（-）。诊断"脑梗死、认知障碍"，予以抗血小板聚集、改善循环、多奈哌齐改善认知等治疗，患者症状无明显好转。之后患者口齿不清症状逐渐加重，2018 年 2 月再次就诊于当地医院，完善头颅 MRI 增强，颅内多发异常信号较前进展（病灶无强化）。当地医院考虑"多发性硬化"可能，予以甲泼尼龙冲击治疗（500mg×7 日→240mg×3 日→120mg×3 日→60mg×3 日），后改甲泼尼龙每日 1 次 48mg 口服，每周减量 4mg，患者症状无明显好转。现为进一步明确诊断，于 2018 年 3 月收入笔者所在科室。患者自起病以来，精神好、睡眠佳、胃纳可，便秘 1 个月，3～4 天排便 1 次，为黄色稀便，小便正常。

3. 既往史　2004 年发现梅毒螺旋体感染，氨苄西林肌内注射 1 周；2015 年青霉素静脉滴注 2 周；2016 年青霉素静脉滴注 3 天；2017 年氨苄西林肌内注射 1 次 / 周 ×3 次；2018 年 1 月复查血 TPPA（+），TRUST（-）；脑脊液 TPPA（-），TRUST（-）。

4. 个人史　长期生活于原籍，否认疫水疫区接触史。无吸烟或饮酒嗜好。

5. 家族史　患者的母亲、二哥及三姐均有轻度反应迟钝的表现，但不影响生活，从未就诊。育有 1 子，体健。

6. 查体　体温 37.0℃，脉搏 94 次 /min，呼吸 20 次 /min，血压 127/81mmHg，心、肺、腹检查无异常。神志清楚，精神好，反应迟钝。

脑神经：双眼各向活动自如，无眼震，双瞳等大等圆，直径 3mm，直接和间接对光反射灵敏，双侧额纹对称，鼻唇沟对称，伸舌居中，悬雍垂居中，声音嘶哑、言语含糊，双侧咽反射迟钝，双侧软腭弓上抬差。

运动系统：双手握力 5- 级，余肌力 5 级。眉心征（+），颈部肌张力显著增高，右上肢肌张力轻度增高，左上肢及双下肢肌张力正常，右上肢联动少，双侧快速轮替动作迟缓，双上肢姿势性震颤。反射：双侧肱二头肌、肱三头肌反射及桡骨膜反射（++），双侧膝及踝反射（++++），可见短阵挛。

感觉系统：浅、深感觉正常。

病理征：未引出。

共济运动：双侧指鼻试验、跟膝胫试验稳准。闭目难立征（-）。

步态：正常步态。

脑膜刺激征：阴性。

7. 辅助检查

（1）实验室检查：血常规、尿常规、粪便常规正常；血糖、血脂、肝功能、肾功能、电解质正常；出凝血指标正常；肿瘤指标正常；血、尿 M 蛋白正常；人类免疫缺陷病毒（HIV）抗体阴性；梅毒螺旋体：血 TPPA（+）11.87，RPR（-），脑脊液 TPPA（-），TRUST（-），VDRL（-）。叶酸、维生素 B_{12} 正常。内分泌指标：甲状腺功能、PTH、ACTH 正常；血、尿皮质醇正常；肾素 - 血管紧张素 - 醛固酮系统正常；性激素正常。脑脊液：压力 130mmH$_2$O，有核细胞计数 1.00×10^6/L，蛋白定量 581.93mg/L↑，糖 3.80mmol/L，氯化物 129.00mmol/L，三涂一培阴性，流式细胞分型未见异常，脑脊液 IgG 型寡克隆带（-），脑脊液 CNS 脱髓鞘疾病抗体、自身免疫性脑炎抗体、副肿瘤综合征抗体（-）。

（2）其他辅助检查：

脑电图：两侧半球轻度慢波活动。

肌电图 + 神经传导速度：四肢 NCV、F 波潜伏期、EMG 监测未见异常。

肾上腺 CT 增强：左侧肾上腺稍粗。

头颅 MRI 增强：双侧半卵圆中心、胼胝体体部及压部多发异常信号（T_1 低信号，T_2、FLAIR、DWI 高信号，较前明显进展），无强化（图 43-1）。

神经心理测验：SAS，无焦虑症状，SDS，无抑郁症状。MMSE 18 分（小学组异常范围 ≤ 20 分），MoCA 15 分，定向力可，计算力、记忆力欠佳。

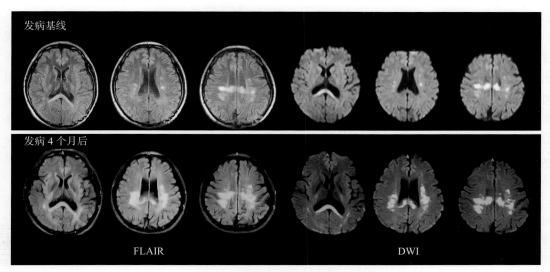

图 43-1　患者头颅磁共振表现

双侧斑片状脑白质病变，DWI 持续高信号，病灶短时间内进展增多、无强化，胼胝体萎缩变细。

8. **入院诊断**　脑白质病。

【临床分析与决策】

患者反应迟钝，计算力、记忆力减退，性格改变，定位于高级皮质；动作笨拙、姿势性震颤、肌张力增高，定位于锥体外系；声音嘶哑、饮水呛咳、言语含糊，双侧咽反射迟钝，双侧软腭弓上抬差，提示延髓麻痹，结合双上肢肌力下降，双下肢腱反射亢进，可见短阵挛，定位于双侧锥体束。综上所述，定位于高级皮质、锥体外系、双侧锥体束。

患者偏亚急性起病，症状进行性加重，表现为认知障碍、帕金森样症状、锥体束症状。患者头颅 MRI 影像呈现双侧斑片状脑白质病变，DWI 持续高信号，病灶短时间内进展增多、无强化，胼胝体萎缩变细等改变。患者属于快速进展的认知障碍疾病，需要考虑：

1. **特殊病原体感染**　首先，该患者既往有梅毒螺旋体感染病史，需考虑是否为梅毒螺旋体感染导致血管树胶种样改变致血管狭窄引起的脑梗死。腰穿检查结果显示细胞、蛋白均正常，血清 RPR 阴性，脑脊液 TPPA、TRUST、VDRL 均阴性，无梅毒螺旋体感染中枢神经系统依据，且头颅 MRA 及弓上 MRA 未见血管狭窄，故予以排除。其次，该患者头颅 DWI 像不符合朊蛋白病影像特点。朊蛋白病最常累及部位为皮质、基底节和丘脑。表现为单侧或双侧皮质飘带征或花边征；基底节尾状核、壳核对称或不对称累及；丘脑曲棍征等，故不考虑朊蛋白病。

2. **其他免疫性因素导致的血管炎**　未发现免疫指标异常及血管狭窄表现，且激素冲击治疗无效，故不考虑。

3. **多发性硬化（MS）**　该患者虽然发病年龄、起病形式及影像上显示侧脑室旁脱髓鞘样病灶似乎提示 MS，但 MS 病程多表现为复发 - 缓解型，仅有少数表现为原发进展型。影像上主要表现为散在分布于脑室周围、胼胝体、脑干与小脑的白质内长 T_1、长 T_2 异常信号，病灶直径一般 0.3 ~ 1.0cm，很少融合。该患者病灶进展增多、融合、整个胼胝体累及，不符合 MS 特点，且激素治疗无效，脑脊液未见明显寡克隆带，予以排除。

4. 遗传性脑白质营养不良　如 X- 连锁肾上腺脑白质营养不良（X-ALD），主要表现为双侧额叶白质先受累，对称性的由前向后进展，呈蝶样分布，病灶周围可呈镶边样强化；球形细胞脑白质营养不良（GLD），临床主要表现为慢性进行性痉挛性截瘫或行走困难，视觉障碍，顶枕叶长束累及等。该患者影像学表现不符合。该患者的临床特点为：病程快速进展，头颅 MRI 影像呈现双侧斑片状脑白质病变，逐渐进展融合，且 DWI 持续高信号，这种影像学特征符合"遗传性弥漫性白质脑病合并轴索球样变（hereditary diffuse leukoencephalopathy with axonal spheroids，HDLS）"的表现，进一步确诊需要行基因检测及脑活检。

根据 HDLS 的诊断标准（见表 42-1），患者及家属行集落刺激因子 1 受体（colony stimulating factor 1 receptor，*CSF1R*）基因检测，患者及其母亲、二哥、三姐、儿子均检测出 *CSF1R* 基因 13 号外显子 c.1858+1G ＞ T 位点杂合突变（图 43-2）。患者进一步完善脑活检，病理特征示广泛性髓鞘缺失、轴索破坏；大量轴索球；胶质增生（图 43-3）。患者母亲、二哥、三姐头颅 MRI 均可见双侧脑白质 DWI 高信号（图 43-4）。综上所述，该患者确诊为 HDLS。

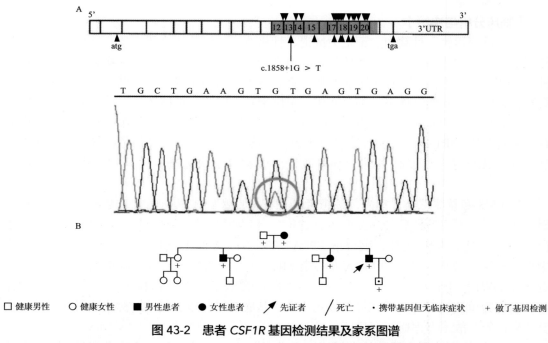

□ 健康男性　　○ 健康女性　　■ 男性患者　　● 女性患者　　↗ 先证者　　╱ 死亡　　· 携带基因但无临床症状　　+ 做了基因检测

图 43-2　患者 *CSF1R* 基因检测结果及家系图谱

A. 患者 *CSF1R* 基因 13 号外显子 c.1858+1G ＞ T 位点杂合突变；B. 患者母亲、二哥、三姐、儿子均检测出 *CSF1R* 基因相同位点突变，其中儿子尚无临床症状。

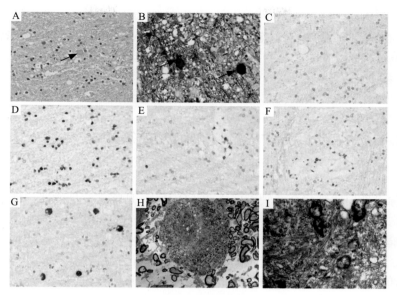

图 43-3　脑活检病理

A.HE 染色示轴索球（箭头所示），胶质细胞轻度增生，个别淋巴细胞浸润，间质水肿变性；B.NF 免疫组化示轴索球（箭头所示），神经纤维；C.Neuron 免疫组化示神经元阴性；D.Olig2 免疫组化示胶质细胞增生；E.CD3 免疫组化示少量 T 淋巴细胞；F.CD20 免疫组化示少量 B 淋巴细胞；G.PGM1 可见巨噬细胞；H. 电镜可见轴索肿胀，呈球形体，其髓鞘变薄或未见髓鞘；I. 电镜可见轴浆内可见大量神经丝及细胞器。

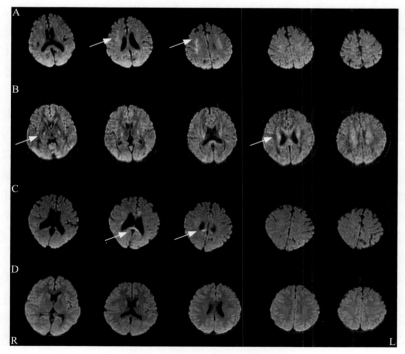

图 43-4　患者亲属头颅磁共振

A～C. 患者母亲、二哥、三姐头颅 MRI 均可见双侧脑白质 DWI 高信号（箭头所示）；D. 患者儿子头颅 MRI 正常。

【诊断】

遗传性弥漫性白质脑病合并轴索球样变（hereditary diffuse leukoencephalopathy with axonal spheroids，HDLS）

【诊治过程】

给予长春西汀、胞磷胆碱、奥拉西坦、多巴丝肼对症治疗。

【预后及随访】

出院时患者症状无明显好转，出院后1个月随访，患者反应迟钝、饮水呛咳症状较前加重。

【讨论】

遗传性弥漫性白质脑病合并轴索球样变（HDLS）是临床罕见的遗传性中枢神经系统白质变性病，临床表现多样，主要包括性格改变、精神行为异常、认知功能障碍、帕金森样症状和癫痫发作等。HDLS的发病年龄平均35~40岁，临床首发症状主要是显著的神经精神症状，包括性格和行为改变（如易激惹、攻击行为、缺乏主动性、孤僻、淡漠）、精神症状（如焦虑、抑郁）、进行性认知功能障碍（计算力、定向力、记忆力减退和执行功能障碍）。随后或同时出现运动障碍和步态障碍，包括非对称性帕金森综合征（如运动迟缓、姿势性震颤、肌强直）、锥体束征、步态拖曳等。随着病情进展，逐渐出现皮质功能障碍，包括失用症（如失语、偏盲）、癫痫发作、共济失调、构音障碍、吞咽困难等，最终丧失运动功能、缄默、长期卧床，死于各种并发症。

典型MRI表现为早期双侧、非对称性、局限性T_2或FLAIR成像高信号和T_1低信号，以额叶或额顶叶显著，累及深部脑白质和皮质下脑室周围白质纤维束；亦可见皮质脊髓束受累，弥漫性脑萎缩和脑室扩大，伴胼胝体发育不良和异常信号（通常认为是疾病早期影像学特征）。随着病情进展，病灶逐渐融合呈片状，并呈对称性分布。头颅CT可见多发点状钙化灶，具有一定诊断价值，但与疾病进展无关。DWI呈小点状高信号，同时伴水分子扩散受限被认为是该病的特征性影像学表现。

遗传性弥漫性白质脑病合并轴索球样变的临床表现多样，且部分呈非典型，故临床极易误诊。加之临床医师对该病的认识不足，其发病率远被低估。如果出现进行性认知功能下降、记忆力减退和人格障碍，结合可疑阳性家族史和典型脑白质改变，可以考虑遗传性弥漫性白质脑病合并轴索球样变，应注意与多种其他遗传性脑白质病变或伴脑白质病变的遗传性脑小血管病等相鉴别。该病例表现为进行性认知功能障碍、帕金森样症状、双侧锥体束症状，存在阳性家族史，头颅MRI呈典型脑白质改变，结合患者*CSF1R*基因检测存在突变，脑活检提示广泛性髓鞘缺失、轴索破坏、大量轴索球、胶质增生。根据2018年HDLS诊断标准，确诊该病例为HDLS。

目前尚无针对HDLS的有效治疗方法，通常采取对症支持治疗。多巴胺类药或抗抑郁药对HDLS患者的帕金森样症状和抑郁症状的有效性尚未证实。随着疾病进展，患者性格、心理和运动功能显著改变，并影响生活质量，应监测患者行为改变并定期进行临床评估，同时辅以适当康复治疗，提高生活质量。有文献报道1例接受经异基因造血干细胞移植治疗的遗传性弥漫性白质脑病合并轴索球样变患者，其病情得到了有效控制和延缓，但其长期疗效尚待进一步研究。

（黄沛　谭玉燕）

【专家点评】

这是一例以认知障碍、帕金森样症状起病的患者，发病后疾病快速进展，影像学表现具有特征性，经过层层分析，最后确诊 HDLS。HDLS 作为临床罕见的遗传性中枢神经系统白质变性病，很多临床医师对其认识不足，容易误诊，该患者早期被误诊为脑梗死、多发性硬化。在病史询问过程中，要注意询问的技巧。该患者入院时否认家族史，待疾病确诊后再去询问，直系家属中是否有动作慢、记忆力减退等病史，家属才告知患者的母亲、二哥及三姐均有轻度反应迟钝的表现，但不影响生活，家属认为是年龄增长的缘故，所以从未就诊。该病例的阳性家族史能够为诊断疾病提供重要线索，所以在以后的临床工作中注意询问技巧。

（陈生弟）

参考文献

1. KONNO T, YOSHIDA K, MIZUTA I, et al. Diagnostic Criteria for Adult-Onset Leukoencephalopathy With Axonal Spheroids and Pigmented Glia Due to *CSF1R* Mutation[J]. Eur J Neurol，2018, 25 (1): 142-147.
2. 詹飞霞，曹立. 遗传性弥漫性白质脑病合并轴索球样变研究进展 [J]. 中国现代神经疾病杂志，2019,19(2):125-131.
3. EICHLER F S, LI J, GUO Y, et al. *CSF1R* mosaicism in a family with hereditary diffuse leukoencephalopathy with spheroids[J]. Brain, 2016, 139 (Pt6):1666-1672.

病例 44

以认知障碍发病的
皮质基底节综合征

皮质基底节综合征（corticobasal syndrome，CBS）是一种罕见的缓慢进展性神经变性疾病。以往认为认知功能障碍在 CBS 患者的病程晚期才出现，但近年来研究发现半数以上的 CBS 患者在发病早期即可出现认知损害。本病例临床上也以记忆力下降为首发症状，之后逐渐出现锥体外系症状，需要注意与路易体痴呆（dementia with Lewy body，DLB）等疾病的鉴别。

【病例简介】

1. **主诉** 记忆力下降 5 年，肢体僵硬 2 年。

2. **现病史** 患者女性，59 岁，右利手，受教育 5 年，个体户。5 年前家属发现患者出现记忆力下降，表现为反复告知的信息仍重复提问，钱物不记得放到哪里，不记得当前日期及重要节日，经营的小卖部在给顾客找钱时经常出错。3 年前出现做饭时电饭锅盖子盖不严，晾晒衣服挂钩撑不到衣绳上，拉链的衣服找不到拉链。2 年前开始出现动作迟缓及肢体僵硬，表现为走路时右臂无摆动、右下肢拖曳，穿鞋费力，穿袜子反穿，家用电器如洗衣机等逐渐不会使用。1 年前患者在熟知的路线走丢一次，同时家属发现患者眼球转动缓慢，杯子在眼前找不到，推拉门找不到门缝，不知道跨越门槛，坐椅子经常坐不全甚至坐不到。1 年前就诊于外院，考虑"帕金森病"，给予多巴丝肼 125mg 每日 3 次口服，6 个月前于外院调整多巴胺能药物为恩他卡朋 0.2g 每日 3 次，普拉克索早晚 0.375mg、中午 0.25mg，并加用卡巴拉汀 1.5mg 每日 1 次改善认知功能，患者的运动迟缓有所缓解，但记忆力减退无显著改善，为求进一步诊治来笔者所在医院。患者自发病以来，精神饮食睡眠可，大小便正常，体重无明显减轻。

3. **既往史** 否认高血压、糖尿病、冠心病史，否认药物过敏史，否认手术外伤史。否认肝炎、结核等传染病病史及密切接触史。

4. **个人史** 原籍出生，无外地久居史，无地方病或传染病流行区居住史，无毒物、粉尘及放射性物质接触史，无吸烟、饮酒史。平素月经规律，G_5P_5，53 岁绝经，配偶及子女体健，无冶游史。

5. **家族史** 父亲因脑梗死去世，母亲健在，否认家族遗传病及类似疾病史。

6. **查体** 血压 120/80mmHg，心、肺、腹查体无异常。神志清楚，语言欠流利，记忆力、定向力、计算力均下降。面具脸，双眼扫视延迟，上视时明显，余脑神经查体未见异常。四肢肌力5级，四肢肌张力铅管样增高，右肢为著，四肢腱反射（+++），双侧掌颌反射（+），双侧Rossolimo征（+），双侧Babinski征（±）。躯干和肢体图形觉正常。脑膜刺激征阴性。共济运动正常。

7. 辅助检查

（1）神经心理学检查：整体认知评估：简易精神状态检查（MMSE）8/30分，蒙特利尔认知评估（MoCA）3/30分；临床痴呆评定量表（CDR）整体评价2分，各域总分9分。

各个认知域的评估：世界卫生组织-加州大学洛杉矶分校听觉词语学习测验（WHO-UCLA AVLT）：即刻记忆5/45分，自由延迟回忆0/15分，再认0/15分。数字广度测验（DST）：顺向4/10分，逆向2/8分。连线测验（TMT）：无法完成。波士顿命名测验（BNT）：初始命名8分，线索提示1分，多选8分。神经精神量表（NPI）2分。

日常生活能力评估：日常生活活动能力量表（ALT）41分。

后皮质认知功能的评估：患者存在完全性Gerstmann综合征（失算、失写、手指失认、左右失认）、部分性Balint综合征（同时性失认、眼球运动失用）和失用（穿衣失用、肢体失用）。

（2）神经影像学检查：头颅MRI检查提示双侧额顶部脑沟增宽；双侧海马体积缩小，双侧侧脑室颞角扩大；双侧侧脑室周围脑白质内可见斑点状异常信号（图44-1）。

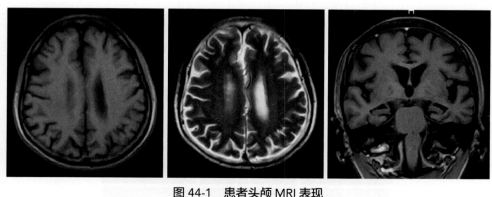

图44-1 患者头颅MRI表现

双侧额顶部脑沟增宽；双侧海马体积缩小，双侧侧脑室颞角扩大。

^{18}F-FDG-PET脑代谢检查：双侧顶叶、后颞叶、枕叶皮质葡萄糖代谢对称性减低（图44-2）。

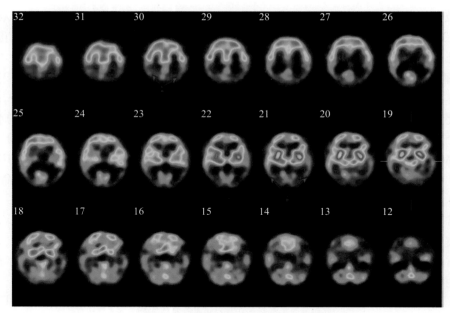

图 44-2　患者头颅 ^{18}F-FDG-PET 表现

双侧顶叶、后颞叶、枕叶皮质葡萄糖代谢对称性减低，余双侧额叶，双侧丘脑、基底节区葡萄糖代谢大致正常。

淀粉样蛋白（PiB）PET 检查：大脑皮质弥漫性放射性滞留，考虑为显示 PiB 阳性（图 44-3）。

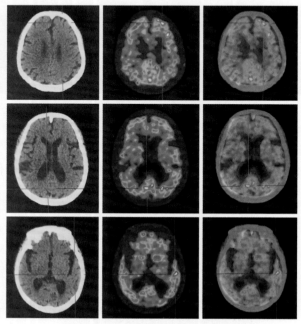

图 44-3　患者头颅 PiB-PET 表现

双侧额叶、顶叶、颞叶及后扣带回放射性摄取显著增加。

8. **入院诊断**　皮质基底节综合征（corticobasal syndrome，CBS）。

【临床分析与决策】

1. **定位诊断**　依据患者记忆力、定向力、视空间功能和运用能力等高级认知功能障碍，定位于颞叶、顶叶等大脑皮质；双侧病理征阳性，定位于锥体系；肢体僵硬和运动迟缓，定位于锥体外系。

2. **定性诊断**　患者为中老年女性，呈隐匿起病和缓慢进展型病程，主要表现为记忆力下降、视空间障碍和失用等高级皮质功能障碍以及不对称性肢体僵硬和运动迟缓等锥体外系症状体征，依据 2013 年 Armstrong 等提出的诊断标准，诊断为"可能的"皮质基底节综合征，淀粉样蛋白 PET 检查阳性，提示为 AD 病理改变。

3. **鉴别诊断**

（1）后皮质萎缩（posterior cortical atrophy，PCA）：患者中老年起病，隐匿起病，病程逐渐进展，临床表现为视空间障碍、失用等后皮质认知功能损害，脑代谢检查显示后头部代谢减低，应考虑后皮质萎缩的可能。然而本例患者锥体外系显著受累，不符合 PCA 的临床表现。

（2）路易体痴呆（dementia with Lewy body，DLB）：患者中老年起病，具有认知功能障碍和锥体外系症状体征，且认知症状早于锥体外系症状出现，应考虑路易体痴呆的可能。然而该患者缺乏幻觉，波动性认知障碍和 REM 期睡眠行为障碍等 DLB 典型的临床表现，淀粉样蛋白 PET 检查阳性，提示为 AD 病理改变，此为不支持点，故除外 DLB 的诊断。

（3）进行性核上性麻痹（progressive supranuclear palsy，PSP）：患者中老年起病，隐匿起病，病程逐渐进展，同时具有皮质和基底节受累的表现，并且伴有双眼扫视缓慢以上视为主，应考虑 PSP 的可能。然而该患者临床上缺乏步态障碍跌倒以及中轴运动障碍症状的临床表现，锥体外系受累以单侧更为突出，淀粉样蛋白 PET 检查提示为 AD 病理改变，不符合 PSP 诊断标准。

【诊断】

皮质基底节综合征（corticobasal syndrome，CBS）

【诊治过程】

对于皮质基底节综合征患者目前主要是对症和支持治疗。

1. **改善运动症状**　给患者予以多巴丝肼 0.25g 每日 3 次口服，以改善患者的运动障碍。

2. **改善认知症状**　PiB-PET 提示为 AD 病理改变，予以多奈哌齐 5mg 每日 1 次口服，美金刚 10mg 每日 1 次口服改善患者的认知功能。

【预后及随访】

该患者出院后家属需注意患者的日常照料，24 小时陪护，并联合应用多奈哌齐和美金刚治疗，有助于改善患者的生活质量，减少并发症及摔伤、走失等意外发生。

【讨论】

皮质基底节综合征是一种缓慢进展的神经退行性疾病，临床上以锥体外系症状如肌强直、肌张力障碍、震颤和皮质功能障碍如失用、异己肢现象、皮质感觉缺失、肌阵挛、失语为特征。1968 年 Rebeiz 等首次报道 3 例临床表现为不对称性肢体强直和失用等皮质和基底节同时受累的患者，当时命名为"皮质齿状核黑质变性伴神经元色素缺失"，后来改为皮质基底节变性（corticobasal degeneration，CBD）。2003 年 Doran 等建议将临床诊断的 CBD 病例诊断为 CBS，以强调其诊断基于临床表现，而 CBD 则用于诊断特指具有典型病理改变的病例。

CBD 的病理表现以过度磷酸化的 4 重复序列 tau 蛋白在神经元和胶质细胞内异常聚集为特征，后者称为"星形细胞斑"，可由 Gallyas 染色 /tau 蛋白免疫组化染色显示具有 CBD 病理特征的患者可出现多种临床表现。2013 年 Armstrong 等从 210 个 CBD 病例中总结归纳了 5 种表型，包括 CBS、额叶行为 - 空间综合征（frontal behavioral-spatial syndrome，FBS）、非流利性 / 语法错误性原发性进行性失语（NAV）、PSP 以及 AD 样痴呆，并建议使用很可能 CBD 和可能 CBD 两种诊断标准（表 44-1）以描述其诊断的明确程度，前者多用于临床研究，后者可提高 CBD 的诊断率，但因常包括了其他病理改变的 CBS，而增加了假阳性率。

表 44-1　Armstrong 等提出的 CBD 诊断标准

项目	很可能 CBD	可能 CBD
临床表现	隐匿起病, 逐渐进展	隐匿起病, 逐渐进展
病程	至少 1 年	至少 1 年
起病年龄	≥ 50 岁	无年龄限制
家族史	无	可以有
临床表型	①很可能 CBS[1] ；② FBS[2] 或 NAV[3] 加上至少 1 项 CBS 特征(a ～ f)[1]	①可能 CBS[1] ；② FBS[2] 或 NAV[3] ；③ PSP[4] 加上至少 1 项 CBS 特征(a ～ f)[1]
tau 基因突变	无	可以有

注：[1] 很可能 CBS 为同时满足 a～c 和 d～f 中的各 2 项，可能 CBS 为同时满足 a～c 和 d～f 各 1 项：a 肢体僵硬或运动困难；b 肌张力障碍；c 肌痉挛；d 口面或肢体失用；e 皮质感觉缺失；f 异己肢。
[2] FBS 需要满足其中 2 项：执行功能障碍；行为或人格改变；视空间障碍。
[3] NAV 需要满足言语费力、语法错误，以及下述中的 1 项：语法 / 句子理解障碍而单个词语理解相对保留；言语失用。
[4] PSP 需要满足其中 3 项：躯干或对称性肢体僵硬或运动困难；姿势不稳或跌倒；尿失禁；行为改变；核上性垂直凝视麻痹或垂直扫视速度减慢。

根据 Armstrong 等提出的诊断标准，CBS 通常呈隐匿起病和缓慢进展性，病程至少在 1 年以上，其临床表现包括：运动特点，如肢体强直、运动迟缓、步态异常、震颤、肌张力障碍、肌阵挛；高级皮质特点，如认知功能障碍、行为改变、抑郁、失用、失语、皮质感觉缺失、异己肢现象；其他表现如眼球活动障碍、锥体束征等。CBS 的运动特点包括单侧起病的帕金森症状、肌张力障碍和肌阵挛。几乎所有 CBS 患者均出现至少 2 项帕金森症状，最主要的帕金森症状是肢体强直，其次是运动迟缓、步态异常和震颤。肌张力障碍在上肢较多见，可逐渐向下肢或对侧肢体进展。肌阵挛大多出现在上肢，可被叩击样刺激或运动触发，称为"刺激敏感性肌阵挛"或"动作性肌阵挛"。失用症是 CBS 最特征性的临床表现之一，而观念运动性失用是其中最常见的类型，常双侧受累。异己肢现象也很常见，表现为患肢忽视，患者觉得"一侧肢体不是自己的，有它自己的意志"，出现不能控制的运动或干扰对侧肢体的自主运动。皮质感觉缺失早期表现为患肢麻木、刺痛，随着疾病进展出现两点辨别觉、图形觉和实体觉损害，而无初级感觉障碍。

以往认为认知功能障碍在 CBS 患者的病程晚期才出现，但近年来研究发现半数以上的 CBS 患者在发病早期即可出现认知损害。认知损害主要表现在记忆、语言、视空间、执行功能和社会认知等领域。视空间障碍可非常突出，甚至发展为 Balint 综合征。本例患者以记忆力下降为首发症状，病情进展逐渐出现不对称性帕金森样症状体征，满足 CBS 的诊断标准。由于本例患者后皮质认知症状突出，出现失用、Gerstmann 综合征和部分性 Balint 综合征的表现，容易与 PCA 混淆，然而本例患者早期出现显著的情景记忆障碍，且伴有不对称性帕金森症状，因此不符合 PCA 的诊断标准。有研究显示，早期出现情景记忆障碍提示 CBS 患者具有 AD 的病理改变，因此本例患者进一步行淀粉样蛋白 PET 检查，结果证实为 AD 病理改变。

对于 CBS 患者目前主要是对症和支持治疗，部分 CBS 患者使用左旋多巴有短暂轻到中度的疗效。巴氯芬有助于改善肌强直。出现肌阵挛者可给予苯二氮䓬类药物，特别是氯硝西泮效果较好，左乙拉西坦也可能有效。肉毒毒素肌内注射可以减轻肌张力障碍引起的疼痛。认知功能障碍者可试用胆碱酯酶抑制剂和美金刚，但是否可以改善患者的认知功能可能取决于其组织病理改变，对具有 CBD 病理表现的患者是否有效尚且未知。出现抑郁症状者可用 5- 羟色胺再摄取抑制剂，对认知行为治疗也可能有效。患者在疾病晚期可能出现吞咽困难，需注意调整饮食，必要时应用鼻饲或经鼻内镜进行营养支持治疗。

（杨坚炜）

【专家点评】

本例患者以情景记忆和定向力减退起病，在病程早期难以与阿尔茨海默病鉴别，这凸显了神经变性病的两个特点：①不同神经变性病类别之间神经病理改变和临床症候群的叠加；②长期随访对神经变性病诊断的价值。患者在就诊时表现为认知功能障碍和锥体外系症状的表现，且认知症状出现早于锥体外系症状，应考虑路易体痴呆的可能。然而该患者缺乏幻觉、波动性认知障碍和 REM 期行为障碍等路易体痴呆典型的临床表现，且锥体外系受累两侧不对称，这些均不支持路易体痴呆的诊断。同时患者在就诊时有视空间障碍、失用等突出的后部皮质受累的表现，应注意和后皮质萎缩鉴别。但患者锥体外系受累显著，不支持后皮质萎缩诊断。

2013 年 Armstrong 诊断标准扩展了 CBS 的临床表型范围，并描述了诊断的明确程度，显著提高在疾病早期的诊断灵敏度，有助于临床早期识别和干预。临床表现和影像学检查对鉴别 CBS 患者潜在的病理改变具有提示作用，依据现有的生物标志物手段可进一步明确诊断，从而调整适当的治疗方案。但需要注意的是，①在没有神经病理诊断支持的情况下，临床只能诊断皮质基底节综合征（CBS），不能诊断皮质基底节变性（CBD）；②目前 CBS 的临床诊断标准与 CBD 病理诊断相比，其特异度仍有很大差距，还需要开展更多的临床研究对诊断标准不断进行更新。

（唐毅）

参考文献

1. ARMSTRONG M J, LITVAN I, LANG A E, et al. Criteria for the diagnosis of corticobasal degeneration[J]. Neurology, 2013,80(5):496-503.

2. MAHAPATRA R K, EDWARDS M J, SCHOTT J M, et al. Corticobasal degeneration[J]. Lancet Neurol, 2004,3(12):736-743.

3. MATHEW R, BAK T H, HODGES J R. Diagnostic criteria for corticobasal syndrome: a comparative study[J]. J Neurol Neurosurg Psychiatry, 2012,83(4):405-410.

4. BURRELL J R, HODGES J R, ROWE J B. Cognition in corticobasal syndrome and progressive supranuclear palsy: a review[J]. Mov Disord, 2014,29(5):684-693.

5. KOURI N, WHITWELL J L, JOSEPHS K A, et al. Corticobasal degeneration: a pathologically distinct 4R tauopathy[J]. Nat Rev Neurol, 2011,7(5):263-272.

6. 齐俊佳, 张杰文. 皮质基底节变性的临床特点及诊断研究进展 [J]. 中国实用医刊, 2015,42(6): 封 3- 封 4.

7. 唐毅, 杨坚炜, 郭冬梅, 等. 皮质基底节综合征四例临床分析 [J]. 中华医学杂志, 2017,97(17):1343-1345.

8. 张美云, 张本恕, 王颖, 等. 皮质基底节变性综合征四例临床及影像学分析 [J]. 中华神经科杂志, 2012,45(8):595-599.

病例 45
以认知障碍发病的大脑淋巴瘤病

导读 亚急性起病的进行性痴呆病因较多，临床诊疗复杂。进行性萎缩性脑白质病变患者经规范免疫治疗无效，不能排除大脑淋巴瘤病可能。疑肿瘤的患者，建议结合临床症状、体征、血液及 CSF 检验、彩超、影像学、PET/CT、活检等全方位评估；活检虽是金标准，由于脑活检取材的局限性，仍会有误差，可能需多次进行；同时，疑颅内淋巴瘤，建议完善脑组织基因重排及二代测序，有助于发现基因突变，辅助诊断。

【病例简介】

1. **主诉** 渐起认知功能下降并右侧肢体无力 5 个月余。

2. **现病史** 患者男性，42 岁。于 5 个月余前渐起记忆力下降，情绪低落，懒言，兴趣丧失，易怒，同时出现不能胜任工作，不能使用交通工具等，日间思睡；4 个月前认知功能进行性下降，不能认识熟悉的人，迷路，答非所问，并出现右侧肢体无力。住院后头颅 MRI 示"左侧额颞岛叶、丘脑、基底节及胼胝体多发脑白质病变"；完善脑活检，考虑"中枢神经系统血管炎"，予以甲泼尼龙针冲击治疗后序贯甲泼尼龙片口服，并联合环磷酰胺针 0.6g 每周 1 次静脉注射治疗后，临床症状好转。1 个月前复查头颅 MRI 病灶较前缩小，强化减少，左侧病灶区脑萎缩，甲泼尼龙及环磷酰胺逐渐减量。半个月前患者病情加重，无法与人交流，不能使用手机等工具，性格退缩易激惹，日常生活完全需家人照料，右侧肢体乏力较前加重至不能行走。起病以来，患者无头痛、呕吐等，体重无减轻，大小便失禁。

3. **既往史** "湿疹"多年，长期外用激素类药物，间断口服小剂量激素。

4. **个人史** 出生于原籍，体质偏弱。否认吸烟、饮酒史，无毒物、毒品接触史。

5. **家族史** 父母体健，否认家族中有类似病史。

6. **查体** 体温 36.1℃，心率 72 次 /min，血压 110/65mmHg，心、肺、腹查体未见异常。神志清楚，混合性失语，记忆力、计算力、定向力检查无法完成。双侧瞳孔等大等圆，直径约 3mm，对光反射灵敏，眼球运动可。右侧鼻唇沟变浅，口角左歪。颈软。右侧肢体肌力近端 3⁻ 级，远端 0 级；左侧肢体肌力 5 级。右侧肢体腱反射（++++），左侧肢体腱反射（+++），右踝阵挛（＋），右 Babinski 征（＋）。

7. **辅助检查** 头颅 MRI：左侧额颞岛叶、丘脑、基底节及胼胝体多发异常信号灶，考虑脑炎可能。脑活检：胶质细胞增生，血管壁内及血管周见较多淋巴细胞浸润，倾向炎性病变，不排除血管炎可能。

8. 入院诊断　颅内病变查因：中枢神经系统血管炎？血管内淋巴瘤？大脑淋巴瘤病？大脑胶质瘤病？

【临床分析与决策】

患者入院后亟待解决的问题：初次诊断是否正确？患者为 42 岁中年男性，亚急性起病，临床症状表现为进行性认知障碍与右侧肢体乏力，神经系统查体亦有相关体征；头颅 MRI 示颅内广泛白质病变，可见点状和斑片状强化；脑活检考虑中枢神经系统血管炎。根据 2017 年《原发性中枢神经系统血管炎诊断和治疗中国专家共识》，患者接受规范的免疫治疗后，病情仍在加重，高度提示临床医师须重新审视初次诊断的准确性。

本例患者住院后复查头颅 MRI 提示病灶区域明显增大，并向右侧侵袭，强化较前明显，病灶区域明显萎缩。再次申请病理会诊后完善脑组织基因重排：*IGH* 基因重排克隆阳性；病理复核后考虑弥漫大 B 细胞淋巴瘤（生发中心来源）。结合患者影像学特点为弥漫性脑白质病变，未见局部结节样病灶，更改诊断为：大脑淋巴瘤病。

【诊断】

大脑淋巴瘤病 [弥漫大 B 细胞淋巴瘤（生发中心来源）Ⅳ期，国际预后指数（international prognostic index，IPI）评分 3 分，累及左额颞叶、左基底节区及侧脑室旁。

【诊治过程】

1. 完善相关检验检查

（1）检验：血常规，尿常规，粪便常规、肝肾功能、血糖血脂 + 电解质、心肌酶、甲状腺功能五项、多肿瘤标志物 C12、副肿瘤抗体、输血前四项、凝血功能、血同型半胱氨酸、抗心磷脂抗体、免疫全套 + 风湿全套、抗 CCP 抗体 + 狼疮全套 +ANCA+ 血管炎抗体 + ANA 谱、ESR、结核抗体、T-SPOT、维生素全套、JC 病毒等均未见异常。血 EBV-DNA：2 807IU/ml。

（2）腰穿：多次完善腰穿检查，CSF 压力、白细胞计数均正常，蛋白轻度升高（0.5～0.8g/L）；寡克隆检测、自身免疫性脑炎抗体、脱髓鞘抗体、GFAP 抗体均阴性；淋巴瘤流式免疫分型：未见异常细胞。

（3）动态 EEG：中度异常（左侧各导可见对称欠佳慢波，以额极、额区、中央区、枕区稍著）。

（4）肺部 CT 平扫增强、腹部彩超、生殖系统彩超：未见异常。

（5）神经心理评估：MMSE 等量表无法完成。

（6）头颅 MRI：左侧额颞枕叶广泛白质病变（图 45-1 A～C）。

（7）脑活检病理：淋巴细胞集聚灶伴血管周淋巴细胞浸润，结合免疫组化和分子检测结果，考虑弥漫大 B 细胞淋巴瘤（生发中心来源）（图 45-1 D、E）。

（8）PET/CT：脑内多处糖代谢异常增高，相应区域病灶密度稍高，左额颞叶、左基底节区及侧脑室旁低密度灶。

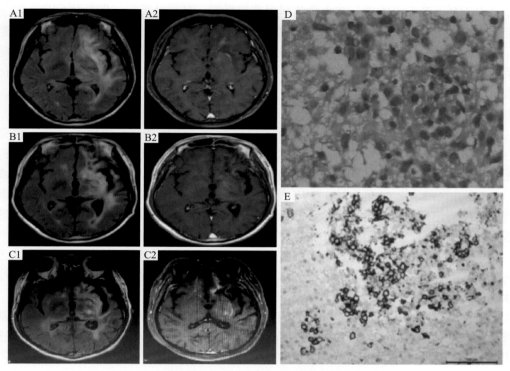

图 45-1　患者头颅 MRI 比 AOXIAN 与脑活检病理学结果

A. 发病 3 个月头颅 MRI：左额颞岛叶、基底节和丘脑融合性白质高信号，伴有轻度颞叶萎缩和斑片状强化；B. 发病 5 个月头颅 MRI：病灶区域强化消失，左侧颞叶明显萎缩；C. 发病 5 个月余头颅 MRI：病灶区域增大，向右侧侵袭，强化较前明显，病灶区域明显萎缩；D. 病理：胞质稀少、细胞核大的非典型淋巴细胞弥漫性实质和血管周围浸润（苏木精 - 伊红染色，×400）；E. 病理：CD20 免疫染色阳性。

2. **治疗**　治疗方案：利妥昔单克隆抗体联合大剂量甲氨蝶呤（R-HD-MTX）。治疗期间出现症状性癫痫，予以对症处理后未再发作。

【预后及随访】

大脑淋巴瘤病预后差，总生存时间为 0.33 ~ 56 个月。本例患者已随访 13 个月，经规范化疗方案治疗后病情尚稳定，但遗留有严重的认知功能障碍，日常生活能力未改善。

【讨论】

原发性中枢神经系统淋巴瘤（primary central nervous system lymphoma，PCNSL）是结外非霍奇金淋巴瘤的一种少见变异型，约占原发性中枢神经系统肿瘤的 4%。临床分型：①以脑神经受累为特征的神经性淋巴瘤病；②淋巴瘤性脑膜炎 - 脑室炎；③主要表现为卒中的血管内淋巴瘤；④大脑淋巴瘤病（lymphomatosis cerebri，LC）。其中 LC 是 PCNSL 的一种罕见类型，特征为弥漫浸润性病变而不形成局部肿块及组织结构破坏，影像学主要表现为双侧弥漫性脑白质病变。

LC 临床表现多样且无特异性，常见表现是进行性认知功能下降或痴呆及步态异常，其他症状有局灶性神经功能缺损、癫痫发作及头痛等颅内高压症。

该患者以亚急性进行性认知功能下降为主要临床表现，考虑年龄因素（中青年）、病程（＜6个月）及无家族史，基本排除阿尔茨海默病、额颞叶痴呆、路易体痴呆、帕金森病痴呆等神经变性性痴呆；重点考虑非变性性痴呆。正常颅压性脑积水以进行性智能减退、共济失调和尿失禁为特点，头颅 MRI 示脑积水，结合患者特点可排除。多种中枢神经系统感染性疾病如获得性免疫缺陷综合征、神经梅毒、朊蛋白病、脑炎，亦无证据；维生素 B_{12} 缺乏、甲状腺功能减退、酒精中毒、一氧化碳中毒、重金属中毒等也可排除。结合患者痴呆特点，需进一步考虑血管炎、自身免疫性疾病及肿瘤等。

LC 特征性影像学表现为双侧弥漫性脑白质病变，病灶涉及双侧大脑半球、脑室周围、基底节、丘脑、脑干，呈不完全对称性分布。增强后一般无强化或呈点片状强化；或从无强化到出现强化，从轻度强化发展为斑片状或结节样强化。在 MRI 上 T_1WI 呈低或等信号，T_2WI 及 FLAIR 呈高信号，DWI 及 ADC 呈稍高信号。临床上与 LC 具有相似影像学特征的疾病包括中枢神经系统感染、炎症、中毒、代谢性疾病及自身免疫性脑炎、进行性多灶性白质脑病、脱髓鞘脑病、血管性白质脑病、大脑胶质瘤病等。

由于 LC 罕见，临床表现及影像学表现无特异性，容易误诊或漏诊。目前 LC 缺乏明确的临床诊断标准，仅根据临床及影像学资料诊断比较困难，确诊需依据组织病理活检或尸体解剖。

本例患者自年少有湿疹病史，长期间断外用及口服激素类制剂，有轻度的免疫抑制状态背景。起病表现为进行性认知功能下降及右侧肢体乏力，头颅 MRI 示颅内双侧广泛白质病变，以左侧为主，呈少许点状或斑片状强化，无占位效应。前后两次脑活检后倾向炎性病变，不排除血管炎可能，从而临床考虑为中枢神经系统血管炎，予以甲泼尼龙针冲击序贯甲泼尼龙片口服，联合环磷酰胺免疫治疗。随访患者症状较前明显好转，复查头颅 MRI 示颅内病灶较前减少，强化明显减轻，值得注意的是原病灶区域出现脑萎缩。

正当诊疗曙光初现时，患者病情急转直下，再次认知障碍加重，仅能发单音，右侧肢体无力明显致卧床。再次复查头颅 MRI 颅内病灶较前明显增多，左侧额叶、左侧大脑脚尤其明显，并可见大脑脚结节样强化，余部位亦强化较前明显，脑萎缩亦加重。住院期间多次进行了多学科会诊，再次申请病理会诊后完善脑组织基因重排；病理复核后考虑弥漫大 B 细胞淋巴瘤（生发中心来源）。最终依据病理结果结合临床及影像学表现明确诊断为LC。

（周亚芳　周琳　许宏伟）

【专家点评】

亚急性起病的进行性痴呆病因较多，临床诊疗复杂。

对于进行性萎缩性脑白质病变的患者，在规范免疫治疗后症状加重，需考虑 LC 可能，病灶区域萎缩可提示 LC 倾向。

罕见疾病需要临床医师、病理科、放射科、肿瘤科多学科合作，更多地了解疾病的差异性，不可禁锢思维，同一种疾病有多种表现模式，需不断增长见识，脑海里多些可能的诊断，才能及早诊断，帮助患者解除病痛。

（沈璐）

│ 参考文献 │

1. SAMANI A, DAVAGNANAM I, COCKERELL O C, et al. Lymphomatosis cerebri: a treatable cause of rapidly progressive dementia[J].J Neurol Neurosurg Psychiatry，2015，86(2):238-240.

2. IZQUIERDO C, VELASCO R, VIDAL N, et al. Lymphomatosis cerebri: a rare form of primary central nervous system lymphoma. Analysis of 7 cases and systematic review of the literature[J]. Neuro Oncol，2016，18(5):707-715.

3. SHIMATANI Y, MIYAMOTO R, MURAYAMA S, et al. Rapidly progressive dementia and brain atrophy caused by primary central nervous system extranodal NK/T-cell lymphoma, nasal type (P4.096) [J]. Neurology，2015，84(14 Supplement): P4.096.

4. KOUZMITCHEVA E, STERIADE C, PRICA A, et al. Clinical Reasoning: A 66-year-old man with recurrent multi-territory infarcts[J]. Neurology，2015，84(23): e195-e201.

5. RANJAN S, WARREN K E. Gliomatosis Cerebri: Current Understanding and Controversies[J].Front Oncol，2017，7:165.

病例 46

以共济失调和认知障碍为主要表型的尼曼－皮克病 C 型

导读　本病例表现为言语不利、行走不稳、认知障碍，基因检测证实为尼曼－皮克病 C 型。尼曼－皮克病 C 型是由鞘磷脂沉积引起的罕见常染色体隐性遗传性疾病。尼曼－皮克病分为酸性鞘磷脂酶缺陷型（包括临床分型 A 型和 B 型）和尼曼－皮克病 C 型（包括临床分型 C 型和 D 型），尼曼－皮克病 C 型具有很强的临床异质性，发病年龄广，可从围生期到成年期，甚至到 70 多岁。疾病的不同时期表现出不同的症状，可有肝、脾、肺、神经或精神异常等。神经系统受累的表现主要是小脑性共济失调、构音障碍、吞咽困难和进行性痴呆。通过对本案例的学习，可增加临床医师对共济失调和认知障碍诊断思路的梳理。

【病例简介】

1. **主诉**　言语不利 6 年，加重伴行走不稳、记忆力减退 2 年。

2. **现病史**　患者男性，18 岁。于 6 年前逐渐开始出现言语不利，表现为说话断续、速度缓慢，情绪激动时明显，未予重视。言语不利逐渐加重，表现为吐字不清、流涎、音调减低。2 年前开始出现行走不稳、左右摇晃，上下楼梯时、道路不平坦时明显，伴有跌倒，2 次 / 年。同时有穿衣、系扣、穿鞋等精细动作缓慢、不协调及书写困难，表现为书写缓慢，字体较大；伴双上肢及头部意向性震颤，持物及情绪激动时明显，活动时加重，睡眠时消失。2 年前逐渐出现记忆力减退，表现为记不住别人刚说过的话，忘记东西摆放位置，忘记每日是否服药，自觉计算能力减退明显，不能算清简单加减法，同时伴有睡眠中大喊大叫。1 个月前起开始服用苯海索每次 1mg 每日 2 次，奥拉西坦每次 0.8g 每日 2 次，辅酶 Q10 每次 10mg 每日 3 次，自觉无明显改善。病程中偶有头晕，有下视困难，无嗅觉减退、便秘、小便失禁、饮水、饮食呛咳和情绪改变。为进一步诊治收入笔者所在科室。

3. **既往史**　否认高血压、糖尿病、心脏病等慢性疾病病史。否认肝炎、结核等传染病病史。否认脑外伤、脑炎、脑卒中病史。否认毒物接触史。否认 CO 中毒史。

4. **个人史**　否认吸烟饮酒史。否认食物、药物过敏史。

5. **家族史**　患者父亲 2013 年因突发心脏病去世，去世时 39 岁。姑姑 50 岁发现运动神经元病，已于 1 年前去世（发病 2 年后）。母亲体健。否认家族中其他成员类似病史。

6. **查体**

（1）内科系统查体：血压 139/79mmHg，心率 76 次 /min；右侧立位即刻血压

139/80mmHg，心率 130 次 /min；右侧立位 1 分钟血压 137/93mmHg，心率 109 次 /min；右 侧 立 位 3 分钟 血 压 127/96mmHg，心 率 108 次 /min；右 侧 立 位 5 分钟 血 压 131/72mmHg，心率 111 次 /min。双肺呼吸音清，未闻及干湿啰音，心律齐，未及明显杂音。腹软，无压痛及反跳痛，肝脾肋下未触及。

（2）神经系统查体：神志清楚，构音障碍，时间、地点、人物定向力粗测正常，记忆力、计算力粗测减退。双侧瞳孔等大等圆，直径 3mm，双侧瞳孔直接及间接对光反射灵敏，左眼下视困难，未见眼震。双侧面部针刺觉对称，双侧角膜反射正常引出，双侧咀嚼对称有力。双侧额纹、面纹对称，闭目及示齿有力。双耳粗测听力可，Weber 征居中，Rinne 试验双侧气导＞骨导。双侧软腭上抬有力，双侧咽反射存在。双侧转颈、耸肩有力，伸舌居中，未见舌肌纤颤。四肢肌容积正常，四肢肌力 5 级，四肢肌张力减低。双侧轮替试验笨拙，双侧指鼻、跟膝胫试验欠稳准，左侧明显，闭目难立征阴性。双上肢可见意向性震颤。行走时左右摇晃，宽基步态，直线行走不能，后拉试验阴性。双侧针刺觉及音叉振动觉对称。双上肢腱反射对称减弱，双下肢腱反射引出。双侧掌颌反射、Hoffmann 征阴性。双侧 Babinski 征阴性。颈软，脑膜刺激征阴性。

7. 辅助检查

（1）血液系统、蛋白电泳、甲状腺功能、抗链球菌溶血素 O（anti-streptolysin O，ASO）、类风湿因子、乙肝五项、心肌酶谱、心肌梗死三项均未见异常。凝血四项：凝血酶原时间 13.7 秒↑，国际标准化比值 1.25↑。生化全项：载脂蛋白 -A1 1g/L↓，血清同型半胱氨酸 48.05μmol/L↑，钾 3.43mmol/L↓。肿瘤标志物：神经元特异性烯醇化酶 18.73ng/ml↑。

（2）光镜下白细胞分类：中性分叶 38%，淋巴细胞 44%，单核细胞 8%，嗜酸性粒细胞 3%，杆状核细胞 7%。未见异形细胞或泡沫细胞。

（3）电镜下可见送检外周血淋巴细胞及单核细胞内见大量含有致密团块物的次级溶酶体（图 46-1）。

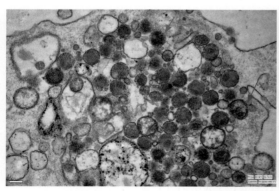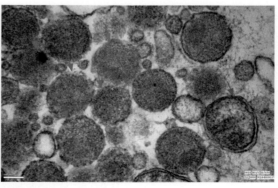

图 46-1　外周血电镜下结果

红色箭头示溶酶体，蓝色箭头示线粒体（电镜，×400 00）。

（4）心电图及超声心动图：窦性心律，前壁心外膜下心肌损伤的可能性（可能的急性心肌梗死）；复查心电图：窦性心律，Ⅱ、Ⅲ、avF 及 V3 ～ V6 导联 J 点上移。目前心内主要结构及血流未见明显异常；左心功能正常。

（5）超声：TCD：颅内血管超声未见明显异常。泌尿系彩超：膀胱内点状回声堆积，多考虑尿盐沉积，建议复查；前列腺增大，前列腺回声不均；残余尿小于 5ml。颈动脉 + 椎动脉 + 锁骨下动脉血管超声示血流通畅。腹部 B 超：肝、胆、胰、脾、双肾未见明显异常。其母亲完善腹部超声未见异常。

（6）胸片：双肺、心、膈未见明显异常。

（7）磁共振：2016 年 8 月头颅磁共振示右侧小脑半球蛛网膜囊肿，蝶窦炎，右侧乙状窦旁蛛网膜间隙增宽，蛛网膜囊肿；幕上脑室略增大鼻窦黏膜增厚，左侧上颌窦黏膜下囊肿；MRA：右侧大脑前动脉 A1 段略纤细；双侧后交通动脉开放，显影纤细。

（8）脑电图：不正常脑电图，双额、前中颞区非同步性慢波。

（9）肌电图：SEP：双顶皮质（P40）波形未引出。提示：T_{12} 以上至双顶皮质深感觉传导通路障碍。CPT 检测：左侧示指无髓神经纤维感觉减退，左侧拇指近端有髓神经纤维及无髓感觉纤维感觉减退，右侧拇趾近端无髓鞘及薄髓鞘感觉神经纤维感觉减退（患者配合不佳，结果仅供参考）。余未见异常。

（10）精神心理测试：汉密尔顿抑郁量表 6 分；汉密尔顿焦虑量表 6 分；简易精神状态检查（MMSE）17 分；计算机蒙特利尔认知量表（MoCA）15 分（患者大学文化）；爱泼沃斯嗜睡量表 5 分；匹兹堡睡眠质量指数量表 6 分；快速眼动期睡眠行为筛查量表 1 分。

（11）眼科会诊意见：视力右眼 0.4，左眼 0.2；眼压右眼 11.1，左眼 12.1；OCT 未见异常；视野：右眼上方及颞侧暗点，左眼上方暗点，下方相对暗点（配合较差，仅供参考）；眼底未见异常；未见 K-F 环。

（12）完善基因检测：该样本在尼曼 - 皮克病 C1 型 /D 型相关基因 *NPC1* 存在三处杂合突变：*NPC1* 基因 c.178C > T 位点，c.2366G > A 位点，c.110A > G 位点存在三杂合突变。其母亲基因检测结果：*NPC1* 基因 c.2366G > A 位点，c.110A > G 位点存在双杂合突变。突变位点 c.2366G > A 已报道为致病突变，突变位点 c.178C > T 位点为终止突变，对蛋白功能影响可能较大，为致病性突变，突变位点 c.110A > G 未见报道（图 46-2）。

患者 chr18:21153418 存在 c.178C > T 的杂合突变

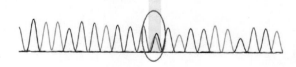

患者母亲 chr18:21153418 无突变

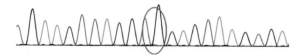

图 46-2　患者基因检测结果

患者 chr18:21121277 存在 c.2366G > A 的杂合突变

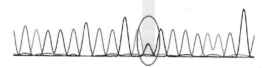

T A C C T C T T G A C G T T T A A T G T

患者母亲 chr18:21121277 存在 c.2366G > A 的杂合突变

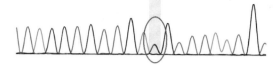

T A C C T C T T G A C G T T T A A T G T

患者 chr18:21153486 存在 c.110A > G 的杂合突变

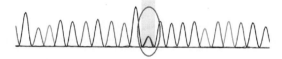

G T A C C T C T T G C C C C C A T A T G C

患者母亲 chr18:21153486 存在 c.110A > G 的杂合突变

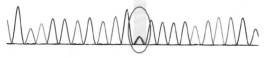

G T A C C T C T T G C C C C C A T A T G C

图 46-2（续）

8. 入院诊断　尼曼 - 皮克病 C 型。

【临床分析与决策】

该患者少年起病，慢性病程，逐渐进展，主要表现为运动症状（言语不利、共济失调），另有认知功能减退，查体有相应的体征。家族史中有父亲心源性猝死，姑姑运动神经元病死亡，无其他出生疾患和发育异常。辅助检查主要异常有：电镜下可见大量含有致密团块物的次级溶酶体；基因检测提示尼曼 - 皮克病 C1 基因突变，且突变基因具有致病性。结合该患者的发病特点及辅助检查结果考虑定位为小脑及广泛大脑皮质，定性诊断为尼曼 - 皮克病 C 型明确。

【诊断】

尼曼 - 皮克病 C 型

【诊治过程】

该患者以共济失调和认知功能损害为主要表现，可以从共济失调的病因分析入手。结合患者的起病年龄，考虑遗传性共济失调可能性大。最常见的遗传性共济失调是脊髓小脑性共济失调，但该患者头颅磁共振并没有显示明显的小脑萎缩，且家族中并不存在小脑性共济失调的患者，因此需要排除的是其他遗传基因引起的常染色体隐性遗传性共济失调。经过全面的基因检测，最终确定为尼曼 - 皮克病 C 型（NP-C）。NP-C 的诊断需要结合临床和基因的结果，尤其是骨穿发现泡沫细胞和海蓝组织细胞对诊断帮助较大。但患者及家属在诊疗过程中拒绝骨穿检查。同时 NP-C 是一种非典型溶酶体脂质沉积疾病，因此行电镜检查发现白细胞中含有大量致密团块物的次级溶酶体，结果支持了我们的临床诊断。入院后主要给予对症支持治疗。

【预后及随访】

半年后随访症状无明显变化。

【讨论】

尼曼 - 皮克病是一种罕见病，又称鞘磷脂沉积病，是一组由鞘磷脂沉积引起的罕见常染色体隐性遗传疾病，其发病率低于 1/120 000。自 1914 年首次报道以来，亚洲人发病率最低，本病在我国非常罕见，其特点是全单核巨噬细胞和神经系统含大量神经鞘磷脂的泡沫细胞。

自 20 世纪 80 年代早期，尼曼 - 皮克病一般分为：

1. **酸性鞘磷脂酶（ASM）缺陷型（包括临床分型 A 型和 B 型）** 酸性鞘磷脂酶缺陷型尼曼 - 皮克病（ASM 缺陷型 NPD 或 ASM 缺陷）是一种由 *smpd1* 基因突变引起的常染色体隐性脂类沉积疾病。ASM 溶酶体酶缺乏可以导致全身器官，包括大脑中的鞘磷脂的沉积，其他脂质的二次沉积也会发生。ASM 缺陷分为严重的急性神经病变型（即 A 型）和非神经病变型（即 B 型）。中间型病例已被报道过，表明其疾病临床谱是一个连续的。A 型在德系犹太人中非常常见，B 型泛民族化，据统计该病在法国的新生儿的发病率为1/20 万，在中欧更常见。

2. **尼曼 - 皮克病 C 型（包括临床分型 C 型和 D 型）** 由 NPC1 或 NPC2 转运蛋白缺陷所致，为常染色体隐性遗传的非典型溶酶体脂质沉积疾病，是由于 *NPC1*（95% 的家系）或 *NPC2* 基因突变所致。NPC1 和 NPC2 蛋白功能尚未完全阐明，其主要神经病理学特征包括神经元沉积、前体神经损伤（特别是浦肯野细胞），异位树突、神经轴突营养不良及阿尔茨海默病样改变。没有临床或生化特征可以清晰区分是占主导的 *NPC1* 基因突变还是罕见的 *NPC2* 基因突变。尼曼 - 皮克病 C 型是泛民族化，发病率在活产新生儿中为 1/10万。目前尼曼 - 皮克病 D 型归于 *NPC1* 基因突变疾病谱。尼曼 - 皮克病 C 型是由第 18 号染色体 *NPC1*（95%）和 / 或 14 号染色体 *NPC2*（5%）基因突变引起胆固醇从溶酶体到细胞溶质的转运障碍，导致胆固醇和鞘磷脂贮积在溶酶体内沉积，并逐渐导致致命性的神经退行性改变。

尼曼 - 皮克病 C 型具有很强的临床异质性，表现为发病年龄广：可以从围生期到成年期，甚至到 70 多岁。患者的寿命可以是出生后几天，也可以是 60 多岁，大部分病程在

10～25 年。另外，疾病的不同时期可以表现出不同的症状，受累的脏器包括肝、脾、肺（有时），以及神经系统受累或精神状态异常等不同表现形式；另外约 15% 的尼曼 - 皮克病 C 型患者，以及近一半的成年起病的患者中，就诊时系统性症状及体征尚未出现或极少。神经系统受累的表现：小脑性共济失调、构音障碍、吞咽困难和进行性痴呆。大多数病例表现为典型的垂直性核上性注视麻痹（VSGP）。猝倒、癫痫和肌张力障碍是其他相当常见的临床表现，而精神障碍是迟发患者的常见症状。尼曼 - 皮克病 C 型在各个年龄段表现不一，总体而言，发病年龄越小，肝脾大等全身系统病变更加明显和严重，而发病年龄越大，神经系统病变表现就更加明显和严重。

尼曼 - 皮克病 C 型的实验室检查包括：① NP-C 血浆代谢产物测定：3β，5α，6β 三羟胆甾烷，溶血鞘磷脂亚型，胆汁酸代谢产物。②骨髓中通常存在泡沫细胞和海蓝组织细胞。③细胞培养（皮肤成纤维细胞）中细胞内胆固醇转运受损。④经菲律宾菌素（filipin）染色的 NP-C 细胞可见大量强荧光（充满胆固醇）的核周小囊泡。在 85% 的患者中可以观察到这种"经典"表现，其余患者的脂质沉积水平较低（由特定突变决定）或呈"变异"模式，最终诊断可能需要进行基因突变分析。⑤目前已知有 300 多个 *NPC1* 突变。*NPC1* 和 *NPC2* 基因突变与疾病的神经系统表现相关，而与系统性症状无关。

尼曼 - 皮克病 C 型目前无法治愈。对症治疗可以进行多学科综合管理，包括生长发育、运动功能、吞咽和饮食、语言、听力治疗、尿便管理、流涎、认知功能和精神症状等；对于痉挛，可使用巴氯芬、苯二氮䓬类、替扎尼定、丹曲林钠、肉毒毒素等；对于猝倒和癫痫：普罗替林等三环类药物或莫达非尼可治疗猝倒，抗癫痫药物（除卡马西平外）。另外有麦格司他（miglustat）可用于延缓疾病进展，治疗进行性神经系统症状，已在我国上市，用法 0.2g 每日 3 次，但价格昂贵。

（王展　赵惠卿）

【专家点评】

该病例留给我们的思考就是如何对于共济失调和认知障碍梳理诊断思路和进行病因分析。从共济失调方面，我们首先需要区分为哪种类型的共济失调，即小脑性、前庭性、脊髓性或者额叶性。如果确定为小脑性共济失调，可以通过多种思路进行分析，确定共济失调的病因。另外对于青年起病，或有家族遗传病史的小脑性共济失调来说，需要强烈怀疑遗传性小脑共济失调，从而需要进行全面的基因筛查，包括二代测序的全外显子测定以及脊髓小脑性共济失调的三核苷酸重复序列的拷贝数测定。如果对于散发性小脑性共济失调来讲，最多见的病因为多系统萎缩 - 小脑型，而其他继发因素引起的小脑性共济失调比例较少，但对于亚急性起病的小脑性共济失调来讲，需要进行免疫指标和副肿瘤综合征指标的检查以明确病因。另外从认知障碍的诊断方面，首先需要确定是否存在认知障碍，认知障碍的程度以及寻找认知障碍的病因。认知障碍病因的确定需要详细采集病史、进行详细的体格检查，同时进行相关的认知心理评估、体液检查和影像学检查。一般来说急性或亚急性起病、快速进展的认知障碍往往有继发性因素，如感染、免疫等，而隐匿性起病、慢性病程的认知障碍很大一部分原因为神经退行性疾病，就起病年龄来讲，青年起病的更应该关注遗传性因素。本病例患者以小脑性共济失调起病，逐渐合并认知功能障碍，慢性病程，结合患者起病年龄，更多地应该关注遗传性因素。

（冯涛）

参考文献

1. GEBERHIWOT T, MORO A, DARDIS A, et al.Consensus Clinical Management Guidelines for Niemann-Pick Disease Type C[J]. Orphanet J Rare Dis,2018，13(1):50.
2. KIM JS, KWON S, KI CS, et al. The Etiologies of Chronic Progressive Cerebellar Ataxia in a Korean Population[J]. J Clin Neurol, 2018, 14(3):374-380.

55